Irina André-Lang

Kap meiner Hoffnung

Irina André-Lang
mit Harald Rast

Kap meiner Hoffnung

Als Kinderärztin in Südafrika

A1 Verlag

Dieses Buch ist John Daries gewidmet.
Er hat meinem Leben
die entscheidende Richtung gegeben.

Inhalt

Auf der Suche

Die winzigen schwarzen Ärmchen und Beinchen der schlafenden Kinder faszinieren mich immer wieder. Sie ragen oft durch die Stäbe der Gitterbetten im Krankenhaus hindurch. Manche Babys ballen ihre zierlichen Hände zu putzigen Fäusten. An dieser Szenerie kann ich mich nicht sattsehen, wenn ich nachts leise durch meine Station gehe, für die ich als Kinderärztin die Verantwortung trage. Die vielen Betten sind alle belegt mit kranken Mädchen und Jungen. Wenn sie friedlich schlummern, erscheinen sie mir wie kleine dunkelhäutige Engel und ihr Anblick macht mich zutiefst glücklich. Diese niedlichen Wesen sind alle in meiner Obhut, geht es mir durch den Kopf.

Für Momente wie diese bin ich vor fünfeinhalb Jahren von Regensburg nach Südafrika gegangen. Doch trotz des friedlichen Bildes ist mir die Herausforderung immer bewusst: Ich bin für eine große Gruppe von Kindern verantwortlich. Das ist gleichermaßen beängstigend und befriedigend. Denn ich vertraue auf meine Fähigkeiten. »Ihr habt Glück gehabt, dass ihr in meine Hände geraten seid«, flüstere ich meinen Patienten oft im Vorbeigehen zu.

Der tägliche Umgang mit den Kleinen tröstet mich, die Single-Frau, auch ein wenig über meine eigene Kinderlosigkeit hinweg. Ich wollte immer selbst Nachwuchs, doch im Alter von nur achtundzwanzig Jahren war ich bereits Witwe. Mein geliebter Mann Wilhelm ist vor sechzehn Jahren gestorben. Seit damals engagiere ich mich für die Schwarzen in Südafrika – auch um meinen unendlichen Schmerz über Wilhelms Tod zu überwinden. Ich weiß: Es gibt so viele Kinder, die ohne meinen Einsatz nicht mehr auf der Welt wären.

Am Abend dieses 10. Mai 2004 jedoch habe ich mich relativ früh von meinen Lieblingen getrennt. Denn eigentlich feiere ich gerade meinen vierundvierzigsten Geburtstag. In meinem geräumigen Traumhaus mit 180-Grad-Panorama-Blick auf die Weiten des Indischen Ozeans, das ich erst vor vier Wochen in Port Shepstone gekauft habe, steigt heute eine Geburtstagsparty zu meinen Ehren.

Kurz nach Beginn der Feier musste ich meine Gäste aber schon wieder alleine lassen, denn eine überforderte Jungärztin hat mich telefonisch zu Hilfe gerufen. Sie hat verzweifelt gewirkt. Trotz zweistündiger Versuche sei sie gescheitert, einem viel zu früh geborenen Säugling eine Infusion zu legen. Ohne die Gabe von Flüssigkeit, Zucker und Medikamenten ist das nur 1.000 Gramm wiegende Baby zum Tod verurteilt.

Im Laufschritt eile ich in die Neugeborenen-Station. Der Raum diente früher als Abstellkammer. In dem Zimmer ist es wahnsinnig heiß. Das kleine Klappfenster verschafft keine Abkühlung. Hier treffe ich meine junge Kollegin, die völlig aufgelöst ist. Ich mache der noch unerfahrenen Ärztin aber keinen Vorwurf. Die Venen einer solchen Handvoll Mensch sind winzig und nur schwer mit der Kanüle zu treffen.

Nun stehe ich vor einer medizinischen Herausforderung, denn alle verfügbaren Venen an den Handrücken und den Ellenbeugen des Mädchens sind bereits zerstochen. Doch ich weiß eine Lösung. Ich greife kurzerhand zum Nassrasierer und entferne damit das schwarze Kraushaar. Dann wird dem Kind ein enges Gummiband um die Stirn gelegt, damit sich die Venen, die auf der Schädeldecke verlaufen, aufstauen und für uns besser erkennbar werden. Schon beim ersten Versuch trifft die Kanüle ins Ziel. Ich lege dem Frühchen noch eine Sauerstoffmaske an und bringe es zurück in den Brutkasten.

Wieder einmal durchdringt mich ein Glücksgefühl. Um solche Augenblicke erleben zu dürfen, bin ich Kinderärztin geworden. Nach wenigen Tagen wird das Mädchen über den Berg sein.

Kaum zwei Stunden später kehre ich etwas ausgelaugt, aber zufrieden zurück zu meiner Geburtstagsparty. Immerhin haben sich meine Freunde, darunter viele Kollegen aus dem Krankenhaus, von der vorübergehenden Abwesenheit der Gastgeberin nicht irritieren lassen und munter weitergefeiert. Es wird dann doch noch eine ausgelassene Nacht. Wahrscheinlich sind wir Ärzte auch deshalb ein so feierfreudiges Völkchen, weil wir das unendliche Elend und die tägliche Konfrontation mit dem Tod wenigstens vorübergehend ausblenden möchten.

Am nächsten Morgen laufe ich mit meinen Hunden Zorro und Spoekey am Strand entlang und genieße den Sonnenaufgang. Dabei denke ich über mein Leben nach. Ich bin endlich da, wo ich immer sein wollte. Ich habe fast alles erreicht: die Ausbildung zur Kinderärztin, meinen Traumberuf in Südafrika und ein Haus direkt am Ozean, in dem viele nette Freunde ein- und ausgehen. Was mir jedoch fehlt, ist ein Partner. Seit Jahren lebe ich als Single. Mittlerweile bin ich Mitte vierzig und wohne in einer südafrikanischen Kleinstadt. Ich arbeite durchschnittlich achtzig Stunden pro Woche, darüber hinaus in vielen Nächten und an Wochenenden. Die Chancen, »Mister Perfect« hier und unter solchen Umständen zu treffen, dürften ziemlich gering sein. Die große Frage ist also: Wie finde ich einen Mann, der zu mir passt und der mich liebt? Welche Anforderungen stelle ich an einen möglichen Partner? Er muss Single sein, etwa ein ähnliches Alter haben, ein entsprechendes Bildungsniveau aufweisen und ernsthaft an einer Beziehung interessiert sein. Bettgeschichten brauche ich nicht.

Schließlich entscheide ich mich im Oktober 2004, einen Dating Service, also eine Kontaktbörse im Internet, in Anspruch zu nehmen. Die Website macht einen seriösen Eindruck. Vor allem ist sichergestellt, dass Leute, die man definitiv nicht zu treffen wünscht, die Kontaktdaten auf keinen Fall erhalten. Als alleinstehende Frau will ich mich keiner unnötigen Gefahr aussetzen.

Bei der Beschreibung des eigenen Profils, mit dem man im Internet für sich wirbt, ist man gezwungen, sich intensiv mit der eigenen Person zu beschäftigen. Was glaube ich, wer ich bin? Warum möchte ich jemanden kennenlernen? Was für einen Typ Mann suche ich eigentlich?

Das erste Profil, das ich von mir entwerfe, gestalte ich nach dem Motto: Was, meint Frau, spricht Mann am meisten an? Doch nach einigem Überlegen gelange ich zu der Überzeugung, dass es der falsche Weg wäre, sich anders darzustellen, als man tatsächlich ist. Mein nächstes Profil dominiert schonungslose Offenheit: Ich bin eine selbstbewusste, selbstständige und berufstätige Frau, die mit allen ihren positiven und negativen Eigenschaften gemocht werden will, wie sie ist. Ich suche einen Mann, der es als Herausforderung empfindet, sich mit mir auseinanderzusetzen. Ich fahnde nach einem Partner, der ein Seelenverwandter ist. Diesen Begriff, »Soulmate«, wähle ich auch als meinen Codenamen.

Außerdem bietet der Dating Service noch eine Bildergalerie an. Ich stelle Fotos ein, die mich mit meinem Hund Zorro am Strand zeigen. Der ganze Spaß kostet einen südafrikanischen Rand pro Tag, also etwa 10 Euro-Cent, und ich bezahle vorsichtshalber gleich mal für ein ganzes Jahr. So lange werden mein Profil und die Fotos nun im Internet abrufbar sein. Ein sogenannter »Matchmaker«, ein spezielles Computerprogramm, vergleicht die Profile und zeigt mir die möglicherweise geeigneten Partner.

Die ersten Rückmeldungen gestalten sich wenig verheißungsvoll. Bierbäuchige Landwirte schicken mir Fotos, wie sie mit kurzen Hosen und Kniestrümpfen auf schweren Motorrädern posieren. Burischer Bauer sucht Frau. Die Botschaft dieser Helden des Alltags lautet schlicht: »Are you the one?«

Wahrscheinlich reagieren sie auf das Foto, das mich mit meinem Boerbull Zorro, einem mächtigen burischen Farmhund, zeigt.

Auch einige zwanzig Jahre jüngere Möchtegern-Casanovas springen an. Sie hoffen offenbar auf ein Abenteuer mit einer sexuell ausgehungerten Frau in den besten Jahren.

Codename »Kingfisher«

Ungeduldig warte ich auf passendere und interessantere Reaktionen. Da erhalte ich eine Nachricht aus Tokio. Der Absender benutzt das Codewort »Kingfisher« – Eisvogel. Ich liebe die südafrikanische Vogelwelt, und den bunt gefiederten Kingfisher ganz besonders. Aber nicht nur der Codename spricht mich spontan an. Der Schreiber beweist Esprit und Humor: »Laut Matchmaker dürften wir zu null Prozent kompatibel sein. Aber ich glaube nicht, dass das stimmt. Da muss ein Programmierungsfehler vorliegen.«

Außerdem verrät Kingfisher über sich, dass er ein international tätiger Geschäftsmann aus Südafrika ist und gerade in Japan einer Schiffstaufe beigewohnt hat. Deren Hergang beschreibt er emotional und wortgewandt. Die Nachricht endet mit dem freundlichen Angebot, den Kontakt fortzusetzen: »Vielleicht haben Sie ja Lust, mir zu antworten?« Kingfisher fällt nicht mit der Tür ins Haus und schlägt nicht gleich ein Treffen vor. Das imponiert mir.

Sofort lese ich das Profil, das Kingfisher beim Dating Service eingegeben hat. Es spricht mich sehr an: Er sucht eine gebildete Frau, verabscheut liebevolle Langweilerinnen und mag Hunde. Kingfisher ist acht Jahre älter als ich. Leider hat er kein Foto in die Bildergalerie geladen.

Noch in der gleichen Stunde antworte ich, schildere dem charmanten Unbekannten mein aufreibendes Berufsleben und erzähle viel von mir selbst.

Kingfisher meldet sich prompt: »Vielleicht kann ich Ihnen ja mein Ohr leihen. Ich würde Ihnen gerne zuhören.«

Täglich berichte ich nun per Internet über mein Leben. Die klugen Antworten erreichen mich aus Japan, Singapur, Dänemark, Großbritannien und Griechenland. Kingfisher befindet sich auf einer einmonatigen Geschäftsreise, die ihn um den halben Globus führt. Jeden Tag lese ich sein Profil, obwohl ich es schon lange auswendig kann. Doch eines Tages ist es gelöscht. Kingfisher möchte keine weiteren Zuschriften von anderen Frauen bekommen. Daraufhin kündige auch ich sofort meine Mitgliedschaft beim Dating Service.

Inzwischen haben mich auch interessante Nachrichten anderer Kandidaten erreicht. Ich schreibe jedoch nur kurz zurück: »Zu spät.« Längst bin ich wild entschlossen, Kingfisher zu treffen.

Zunächst aber will ich unbedingt wissen, wie mein Favorit eigentlich aussieht. Ich bitte ihn mehrfach um ein Foto und gebe ihm meine Mail-Adresse durch. Er kennt mich schließlich aus der Galerie. Endlich trudelt ein Foto aus London ein. Es ist grausam unscharf und zeigt zwei Geschäftsmänner über fünfzig. Doch welcher der beiden ist Kingfisher? Das geht aus dem Begleit-Mail nicht hervor. Nun kann ich mir einen aussuchen. Aber was mache ich, wenn es der falsche Mann ist? Ich stecke in einer saudummen Situation.

Deshalb moniere ich bei Kingfisher die Qualität des Bildes. Daraufhin erhalte ich ein Foto, auf dem ein großer Mann in einem schlecht sitzenden Anzug verewigt ist. Daneben drei kleine, unverkennbar betrunkene Japaner.

Zumindest die Frage seines Aussehens ist nun gelöst. Doch die ganze Szenerie wirkt wenig schmeichelhaft. Will er mich loswerden? So leicht aber lasse ich mich nicht verjagen.

Inzwischen hetze ich jeden Tag nach der Arbeit heim an meinen Computer. Ich kann es kaum erwarten, bis das Programm geladen ist und die Internetverbindung steht. Keine Frage – ich habe mich per Mail in Kingfisher verliebt.

Ich halte es kaum noch aus, bis seine Geschäftsreise endlich beendet ist. Mittlerweile haben wir uns über unzählige Themen ausgetauscht, uns gegenseitig viel aus unserer Vergangenheit und Kindheit berichtet. Ich habe ihn auch mit provokanten Fragen gelöchert – was ihm offenbar imponiert.

Am Tag seiner Rückkehr maile ich ihm meine Telefonnummer. Doch danach herrscht Ebbe in meiner Mailbox, keine Antwort, kein Anruf, nichts. Drei endlose Tage herrscht Schweigen. Ich durchleide eine schlaflose Nacht. Unzählige Fragen rasen mir durch den Kopf: Was stimmt nicht mit ihm? Ist alles aus? Hat er eine Freundin? War alles vielleicht nur vorgetäuscht? Ist ihm etwas zugestoßen?

Am Morgen halte ich es nicht mehr aus. Ich setze mich vor meinen PC und mache meinem Ärger Luft: »Lieber Kingfisher, ich habe es nun über vierzig Jahre ohne dich ausgehalten. Ich überstehe auch die nächsten vierzig Jahre ohne dich. Schreib bitte einfach die Wahrheit!« Dann drücke ich auf Senden. Zehn Minuten später läutet mein Telefon. Eine warme, freundliche Stimme mit unüberhörbar britischem Akzent meldet sich. Kingfisher bittet mich tausendmal um Vergebung.

Gegen alle Ratschläge meiner Freunde verabreden wir uns sofort zu einem Treffen in meinem Haus in Port Shepstone. Mein 75 Kilogramm schwerer Boerbull Zorro wird schon dafür sorgen, dass mir der Unbekannte kein Haar krümmt, beruhige ich mich.

Rendezvous mit Folgen

Vor dem ersten Treffen an einem Samstagnachmittag unmittelbar vor Weihnachten überfällt mich plötzlich totale Panik. Ich habe dem freundlichen Unbekannten äußerst persönliche Dinge mitgeteilt. Was, wenn er sich als Mogelpackung entpuppt? Außerdem quält mich die Frage, was ich anziehen soll. Normalerweise trage ich legere Freizeitkleidung. Doch nun soll ich vor einem global agierenden Geschäftsmann die Frau von Chic und Welt imitieren. Zwei Stunden tanze ich vergeblich zwischen Kleiderschrank und Spiegel hin und her. Meine beiden Hunde beobachten mich zunehmend fassungslos. Ich bilde mir ein, ihre Gedanken lesen zu können: »Jetzt ist sie von allen guten Geistern verlassen.«

Dann fasse ich einen Entschluss. Er soll mich so kennenlernen, wie ich eben bin. Ich ziehe an, was ich an einem heißen Nachmittag wie diesem gewöhnlich überstreife: helle Beachpants und ein dunkelblaues T-Shirt, auf das Wale und Delphine aufgedruckt sind.

Die letzte halbe Stunde vor seiner Ankunft kann ich die innere Anspannung kaum mehr ertragen. Endlich rollt ein Mercedes Cabriolet vor mein Haus. Was für eine Protzkarre, denke ich im ersten Moment. Dem Auto entsteigt lächelnd ein großer Mann – leicht angegrautes, dichtes, dunkles Haar, Schnauzbart, Ausstrahlung ohne Ende und die ungekünstelten Manieren eines britischen Gentleman. Bereits auf den ersten Blick finde ich ihn sympathisch.

Das erste vorsichtige Abtasten geht allerdings in infernalischem Hundegebell unter. Zorro spürt meine Anspannung und springt wie verrückt herum. Mein Gast nimmt es mit Humor und Gelassenheit.

»Ich habe dir ein Geschenk mitgebracht. Einen Picknickkorb. Ich hoffe, dass wir noch viele romantische Picknicks miteinander machen werden.«

Es ist einfach unglaublich. Wir haben uns nie darüber ausgetauscht – wieso weiß er dann, dass ich ein Picknick-Fan bin?

Wir werfen einige Dosen Bier und meinen Lieblingsdrink Savannah in den nagelneuen Korb und verziehen uns ohne Hund an den Strand. An einem romantischen Fleck nahe einer Flussmündung sitzen wir fünf Stunden im Sand und unterhalten uns über Gott und die Welt.

Kingfisher heißt eigentlich Peter Lang. Er ist Südafrikaner mit britischen Vorfahren und britischem Pass. Geboren in Johannesburg, hat Peter in Kapstadt Jura studiert und arbeitet erfolgreich in der internationalen Schifffahrtsbranche. Er hat einige Jahre in Japan gelebt und spricht ausgezeichnet Japanisch. Peter ist seit Langem geschieden, hat drei erwachsene Kinder und wohnt nahe Durban. Ihn zeichnen ein nahezu enzyklopädisches Wissen und eine bestechende Intelligenz aus. Er wirkt ruhig und abgeklärt und sein trockener Humor ist »very british«.

Peter gesteht mir, dass er mich eines langweiligen Abends im Zimmer seines Tokioter Hotels in der Bildergalerie entdeckt hat. »Ich sah dich mit dem Hund und ich wusste sofort, du bist die Richtige.« Das Profil von »Soulmate« habe er sich erst danach zu Gemüte geführt.

Mein Glücksgefühl wächst mit jeder Minute, die wir zusammen sind. Am Abend kehren wir ins Haus zurück und ich mache uns eine Kleinigkeit zu essen. Anschließend sitzen wir bis fünf Uhr morgens auf meinem kuscheligen Sofa und reden und reden und reden. Erst dann bläst Peter zum Aufbruch, weil er um sieben Uhr in Durban zu einem Golfmatch verabredet ist. Als ich ihm am frühen Morgen dieses 21. Dezember nachwinke, bete ich, dass er nicht am Steuer einschläft.

Weihnachten verbringt Peter mit seiner Tochter in Kapstadt. Ich bin über die Feiertage auf meiner Kinderstation gefordert. Eigentlich will Peter zehn Tage wegbleiben. Doch am 26. Dezember ruft er mich an: »Ich halte es nicht mehr aus ohne dich. Ich fliege noch heute nach Durban zurück.«

Kaum angekommen, holt er mich in Port Shepstone ab. Im offenen Cabriolet fahren wir Richtung Durban. Peter lebt dort in einer noblen Villa. In einem Teich vor dem Haus schwimmen bunt schimmernde japanische Koi-Karpfen. Peter ist unverkennbar ein wohlhabender Geschäftsmann.

Darüber hatte er während unserer vierwöchigen »Brieffreundschaft« eisern geschwiegen, denn ich hatte in meinem Internetprofil angegeben, dass ich Reichtum ablehne. Ich kenne zu viele vermögende Südafrikaner, die ich als snobistisch und arrogant erlebt habe. Peter dagegen trägt seinen Wohlstand nicht zur Schau. Er schätzt auch keinen meiner Freunde gering, bei denen das Geld nicht aus dem Portemonnaie quillt.

Nach einigen Tagen schleppt Peter seine Golftasche in mein Haus und verkündet: »Wo meine Golfschläger sind, da wohne ich.« Damit ist er bei mir in Port Shepstone eingezogen.

Unsere wunderbare Liebesbeziehung erleidet jedoch ab Januar einen erheblichen Dämpfer. Ich bin von meiner neuen Chefin ab sofort ins 200 Kilometer entfernte Krankenhaus von Pietermaritzburg abkommandiert. Da ich nur jedes zweite Wochenende freihabe, kann ich mich kaum um Peter und um meine Tiere kümmern. Bald tobt ein emotionales und organisatorisches Chaos.

An einem Wochenende im Februar 2005 sitzen wir beide an unserem Lieblingsplatz am Strand und ich bin ziemlich verzweifelt.

Da eröffnet mir Peter ein großzügiges Angebot: »Ich sehe, wie unglücklich du bist, Irina. Du erträgst diesen Stress nicht mehr. Ich bin mir bewusst, dass wir uns erst seit acht Wochen kennen, und wir wissen nicht, ob unsere Beziehung halten wird. Aber auch für den Fall, dass wir uns trennen, biete ich dir an, dich so lange finanziell zu unterstützen, bis du wieder einen Job gefunden hast.«

Ich bin überwältigt und erleichtert. Es kommt mir vor wie in einem Film. Ich weiß, dass ich Peter nicht genug kenne – und doch vertraue ich ihm.

Nach langen gemeinsamen Überlegungen kündige ich am Montag darauf meinen Job im Krankenhaus. Es ist keine leichte Entscheidung, denn ich begebe mich in finanzielle Abhängigkeit. Ich mache Pause von einem extrem belastenden Beruf, den ich sehr liebe und der mein Leben bedeutet.

Zu diesem Zeitpunkt ahne ich noch nicht, wie lange diese Pause dauern wird.

Schockierende Diagnose

Plötzlich habe ich etwas, über das ich seit unbeschwerten Jugendtagen nicht mehr verfügt habe: Zeit für mich selbst. Ich genieße es, daheim zu sein, mit meinen Hunden und Katzen zu spielen. Dank meiner neuen Freiheit erledige ich auch manches, was ich wegen der ständigen Hektik in meinem Arbeitsleben lange vor mir hergeschoben habe. So gehe ich unter anderem zur Vorsorgeuntersuchung zum Gynäkologen.

Der Arzt findet einen Knoten in meiner Brust. Meine Besorgnis über diesen Befund hält sich in Grenzen. Immer wieder habe ich irgendwelche Knötchen in meinem Busen gespürt. Ich weiß, dass die verschiebbaren weniger bedrohlich sind als die festgewachsenen und die schmerzhaften weniger gefährlich sind als die Knoten, die nicht wehtun. Außerdem ist in meiner Familie noch nie jemand an Brustkrebs erkrankt.

Dennoch lasse ich mich vorsichtshalber checken. Nach der Mammographie und der Ultraschalluntersuchung geben die Mediziner Entwarnung. Um ganz sicherzugehen, lasse ich sogar noch eine Biopsie machen. Dabei werden mit einer Spritze einige Zellen an der fraglichen Stelle entnommen.

»Sie haben ein harmloses Fibroadenom. Kommen Sie in einem Jahr zur Kontrolle wieder«, teilt mir der Arzt mit.

Nun bin ich rundum happy. Ich bin verliebt wie ein Teenager bei der ersten Romanze. Peter und ich verbringen die Wochenenden mit Wanderungen und täglich joggen wir am Strand.

Seltsamerweise attackieren mich dabei immer häufiger negative Gedanken: Laufen belastet die Brust und kann bewirken, dass Metastasen gestreut werden! Oder: Etwas Übergewicht schadet nicht vor einer Chemotherapie! Ich erschrecke über derlei Eingebungen. Aus meiner Arbeit als Kinderärztin weiß ich, dass ich die Krankheiten meiner kleinen Patienten oft intuitiv wahrgenommen habe. Schlägt mein »siebter Sinn« nun bei mir selbst an?

Nicht einmal während des ersten gemeinsamen Deutschlandbesuches mit Peter werde ich meine Horrorgedanken los. Die negativen Intuitionen lassen sich nicht unterdrücken.

Am Tag nach der Rückkehr rufe ich meinen Gynäkologen an: »Sie können mich für verrückt halten, aber ich möchte eine weitere Untersuchung meiner Brust.«

Er verweist mich an einen niedergelassenen Chirurgen in Port Shepstone. Der entnimmt an einem Freitag eine größere Gewebeprobe. Das Ergebnis soll ich drei Tage später erhalten.

Am Montag Vormittag des 13. August 2005 schiebe ich gerade einen Einkaufswagen durchs Shopping Center, als mein Handy klingelt. Es ist der Chirurg.

Er fragt mich: »Haben Sie heute schon gefrühstückt?«

»Wozu wollen Sie das denn wissen?«, entfährt es mir.

»Sie haben auffällige Zellen in der Brust. Ich muss Sie noch heute operieren.«

Es ist die absolute Albtraumdiagnose für jede Frau. Die Brust ist ein sichtbares Organ, das für alle Frauen Ausstrahlung, Schönheit und sexuelle Attraktivität signalisiert. Ich war immer stolz auf meinen schönen Busen.

Zum Glück war mir mein Aussehen jedoch nie das Wichtigste. Sofort würde ich beide Brüste gegen mehr Lebenszeit eintauschen. Dennoch werde auch ich als Kinderärztin in diesen Schock hineinkatapultiert wie jede andere Betroffene. Das letzte Mal bin ich mit dem Thema Brustkrebs vor zwanzig Jahren im Rahmen meiner Gynäkologie-Vorlesungen konfrontiert worden.

Ich rufe Peter in seinem Büro in Durban an. Er reagiert phantastisch: »Vergiss jetzt das Einkaufen. Konzentriere dich ganz auf die Heimfahrt. Ich rufe dich in zehn Minuten wieder an. Dann bist du schon zu Hause.«

Als er sich meldet, rast er bereits im Auto Richtung Port Shepstone. »Ich gehe erst wieder in die Arbeit, wenn du mich nicht mehr brauchst. Sollen sie mich ruhig feuern. Du musst wieder gesund werden. Das hat jetzt absoluten Vorrang.«

Daheim schmeiße ich wahllos einige Kleidungsstücke in einen kleinen Koffer. Mein Blutdruck liegt bei über 200. Als Peter kommt, ziehe ich mich nackt aus und bitte ihn, einige Fotos von mir zu machen. Ich weiß, dass ich meinen Körper nie mehr so sehen werde.

Peter und ich sind erst seit acht Monaten zusammen. Hält die kurze Beziehung eine solche Belastung aus? Peter nimmt mich in den Arm: »Irina, ich liebe dich, selbst wenn sie dir beide Brüste amputieren müssen.«

Nachmittags um 14 Uhr liege ich schon auf dem OP-Tisch. Der Eingriff erfolgt in einer kleinen Privatklinik in Port Shepstone. Der Tumor wird entfernt und an ein pathologisches Institut in Durban geschickt. Als ich aufwache, steht Peter neben meinem Bett. Die ganze Nacht sitzt er auf einem Stuhl in meinem Zimmer. Er ist rund um die Uhr für mich da.

Wie ich später erfahre, habe ich mit der Einwilligung zur sofortigen Operation einen Fehler begangen, vor dem auch ich als Ärztin nicht gefeit war. Zwar soll bei Brustkrebs schnell reagiert werden, doch es ist immer Zeit genug vorhanden, eine zweite Meinung einzuholen und in einem Krebszentrum von Chirurgen, Onkologen, Gynäkologen und Pathologen einen erweiterten Therapieplan optimieren zu lassen.

Das nervenzerfetzende Warten auf das pathologische Ergebnis halte ich kaum mehr aus. Zwei Tage später bekomme ich die niederschmetternde Diagnose: Krebs im fortgeschrittenen Stadium, Chemotherapie und Bestrahlungen sind unvermeidbar.

Mein Tumor war über drei Zentimeter groß. Bei bis zu zwei Zentimetern Durchmesser kann man davon ausgehen, dass er noch nicht gestreut hat. Denn das Teuflische am Brustkrebs sind die Metastasen, die sich in Leber, Lunge, Gehirn und Knochen ansiedeln können. Bei einem Drei-Zentimeter-Tumor steht zu befürchten, dass über den Blutkreislauf bereits aggressive Krebszellen in andere Organe geschleust wurden.

Im Alter von erst fünfundvierzig Jahren muss ich lernen zu akzeptieren, dass mein Leben akut bedroht ist. Zusätzlich kommen in mir all die kaum auszuhaltenden Erinnerungen an den Krebstod meines Mannes Wilhelm hoch. Er war dreiundvierzig Jahre alt und wir waren erst zwei Jahre verheiratet, als er sich der tragischen Diagnose stellen musste. Wiederholt sich diese Geschichte jetzt in Gestalt meiner Person? Ich beschließe, bis zum letzten Atemzug um mein Leben zu kämpfen.

Noch mehr als mein eigenes Leid quält mich die Situation, in der sich Peter wiederfindet. Ich weiß, was es heißt, hilflos einen Menschen dahinsiechen zu sehen, den man liebt. Mit der eigenen Krankheit kann ich besser umgehen als mit der eines Partners.

Peter reagiert auf seine Weise. Er schenkt mir einen silbernen Ring mit zehn winzigen Diamanten. »Ich möchte, dass du ihn während der Therapie als Zeichen unserer Zusammengehörigkeit trägst«, bittet er mich.

Ich habe diesen Ring nie mehr abgestreift.

Bruch mit einem Tabu

Die ersten Tage nach der Diagnose werden dominiert von Schock, Depression, panischer Angst und schlaflosen Nächten. Mir wird schlagartig bewusst, für wie selbstverständlich ich mein Leben bisher genommen habe und wie wertvoll jeder einzelne Tag ist. Ich fürchte mich vor den Folgen der Chemotherapie und möchte auf keinen Fall jetzt schon sterben.

In Südafrika begrüßt man sich mit den Worten: »How are you?« Die Standardformel darauf muss lauten: »I'm fine.« Ich breche nun bewusst mit einem Tabu und antworte: »Nicht gut, denn ich habe Brustkrebs.«

Peter reagiert darauf erst einmal entsetzt. Aber Freunde und Familie können mir nur helfen, wenn ich mir helfen lasse. Deshalb teile ich meine Krankheit allen mit. Gemeinsam mit anderen weine ich viel am Telefon. Und doch tut es mir gut, diese Not zu teilen, mich tragen zu lassen von den Gedanken und Gebeten derer, die mich lieben. Besonders meine Zwillingsschwester Bettina trifft die Nachricht ins Mark. Unendlich freue ich mich, dass sich meine Eltern sofort ins Flugzeug setzen, um mir in Südafrika beizustehen.

Mein ganzer Körper wird nun systematisch nach Metastasen abgesucht: Röntgenbild der Lunge, Ultraschallanalyse der Leber, Knochensintigramm und Kernspintomographie des Gehirns. Immerhin werden dabei keine Metastasen gefunden. Aber leider sind Mikrometastasen mit den heutigen Methoden noch nicht feststellbar. Und niemand weiß, ob nicht aggressive Zellen in meinem Blut zirkulieren.

An der Chemotherapie führt deshalb kein Weg vorbei. Angst vor dem Haarausfall quält mich nicht. Das tut nicht weh und die wachsen wieder, beruhige ich mich. Ich will leben – dafür brauche ich keine Haare.

Vor Beginn der Behandlung sprechen Peter und ich zwei Stunden mit einem der anerkannten Brustkrebs-Spezialisten Südafrikas. Professor Justus Apffelstaedt ist Deutscher und praktiziert in Kapstadt. Er gibt mir mehrere Ratschläge mit auf den Weg, die mir sehr helfen, mich nicht mehr so ausgeliefert zu fühlen und Mut zu fassen.

Erstens soll ich es die nächsten neun Monate als meinen Vollzeitberuf ansehen, gesund zu werden. Wenn ich es schaffe, dann habe ich gute Chancen, für den Rest meines Lebens gesund zu bleiben.

Zweitens soll ich nun nicht in den Sarg steigen und den Deckel zuziehen. Es könnte sein, dass ich in dreißig Jahren noch immer lebend in der Kiste liege.

Damit bringt er meine Gefühle auf den Punkt. Natürlich sind auch viele Details der Behandlung Inhalt der Unterhaltung mit Professor Apffelstaedt, die in typischem Medizin-Chinesisch stattfindet.

Danach erklärt mir ein sichtlich über sich selbst verärgerter Peter: »Es wird nie mehr in meinem Leben ein Gespräch geben, bei dem ich so wenig verstehe.«

Peter beginnt noch am gleichen Tag, im Internet alles über Brustkrebs zu recherchieren, und mausert sich in den kommenden Monaten zu einer Koryphäe auf diesem medizinischen Fachgebiet. Ich nenne ihn danach nur noch »Dr. Lang«.

Leider entwickle ich mich im Laufe meiner sechsmonatigen Chemotherapie zu einem lebenden Lehrbuch in Sachen Nebenwirkungen. Nach der ersten Behandlung fallen mir die Haare in Büscheln aus, einschließlich der Wimpern und Augenbrauen. Da ich nicht aussehen möchte wie ein gerupftes Huhn, packt Peter die Schere und schneidet den Rest ab. Bald sprießt an meinem ganzen Körper kein einziges Haar mehr.

Ich habe mir zwar zuvor eine Perücke fertigen lassen, die ich aber kaum trage. Lieber setze ich beim Einkaufen einen Hut auf, wie er unter der Sonne Südafrikas sowieso angebracht ist. Manchmal passiert es mir, dass ich das Haus »oben ohne« verlasse. Dann eile ich zurück und hole das gute Stück, um meine Mitmenschen nicht allzu sehr zu schockieren.

Zu Hause zeige ich allen meinen glänzenden Kahlkopf. Jetzt ist es sichtbar und kann nicht mehr erfolgreich verdrängt werden, dass ich schwer krank bin. Am meisten leiden meine Eltern unter meinem Anblick. Sie haben mich das letzte Mal als Baby glatzköpfig gesehen.

Wegen meiner Krankheit lernen sich meine Eltern und Peter unter extremen Bedingungen kennen und schätzen. Dadurch entwickelt sich ein Zusammengehörigkeitsgefühl in der Familie, das bis heute anhält.

Meine Zwillingsschwester Bettina fliegt zwei Mal nach Südafrika und steht mir während der Chemotherapie bei. Sie hilft mir, meine Ängste zu benennen. Symbolisch werfen wir sie in Gestalt von Steinen ins Meer. Bettina gibt mir wertvolle Ratschläge und zeigt durch viele Gesten, wie sehr sie mich liebt. Wir kommen uns so nahe wie niemals zuvor und es erwächst eine neue Tiefe in unserer Beziehung. Auch mein Bruder Joachim mit Familie und meine jüngere Schwester Frowine kommen nach Südafrika, um mir nahe zu sein.

Am meisten jedoch hilft mir Peter. Trotz seines stressigen Berufes, der seine regelmäßige Anwesenheit auf mehreren Kontinenten erfordert, gelingt es ihm, bei allen vierzehn Chemotherapien und den fünfunddreißig Bestrahlungen dabei zu sein. Mit seinem sonnigen Humor schafft er es, mich selbst in tiefster Düsternis aufzumuntern.

Ich genieße jede noch so geringe Zuwendung und Aufmerksamkeit. Es ist unglaublich wichtig zu wissen: Ich bin nicht allein.

Ringen mit dem Tod

Dennoch fühle ich mich bei jeder Fahrt zur Chemotherapie wie das Opferlamm auf dem Weg zur Schlachtbank. Gerade als Ärztin kann ich ermessen, was meinem Körper Schreckliches angetan wird. Immer habe ich mich gesund ernährt, nicht geraucht, wenig Alkohol getrunken und Sport getrieben, um meinen Körper leistungsfähig zu erhalten. Und nun werde ich mit jedem Tropfen aus der Infusionsflasche systematisch vergiftet – bis an die Grenze der Lebensbedrohung.

Haarausfall, Erbrechen, Übelkeit und Durchfall sind noch die erträglichsten Nebenwirkungen. In einem schmerzhaften Prozess fallen meine Zehen- und Fingernägel aus. Ich kann keinen Flaschenverschluss mehr aufdrehen, weil mir die Fingerspitzen so wehtun. Furchtbar sind die Veränderungen, die meiner Zunge widerfahren. Wäre sie nicht angewachsen, würde ich sie ausspucken. Ein ekelhafter Geschmack quält mich, nichts schmeckt wie gewohnt. Schließlich bekomme ich noch Herpes und eine Pilzinfektion im Mund.

Die ätzende Infusionsflüssigkeit führt zur Entzündung und Vernarbung meiner Armvenen. Alle Schleimhäute trocknen aus, die Tränenkanäle meiner Augen verkleben und müssen durchstoßen werden. Ich bin so schwach, dass ich mich täglich nur noch für zehn Minuten ins Bad schleppen kann. Danach bin ich so entkräftet, dass ich 23 Stunden und 50 Minuten brauche, um mich wieder zu erholen. Phasenweise weiß ich nicht mehr, wann Tag ist und wann Nacht.

Immerhin verliere ich kein Gewicht. Denn gleichzeitig werde ich mit Cortison vollgepumpt, das den Appetit anregt.

Am 20. November 2005 verschlechtert sich mein Zustand plötzlich dramatisch. Das Fieberthermometer steigt über die 40-Grad-Marke. Peter trägt mich morgens um vier Uhr ins Auto und bringt mich ins Onkologiezentrum nach Durban. Damit rettet er mein Leben.

Die Zahl meiner weißen Blutkörperchen liegt nahe null. Mein Immunsystem ist kollabiert. Ich leide an einer akuten Blutvergiftung. Die Chemotherapie lähmt das Knochenmark, in dem die weißen Blutkörperchen gebildet werden. Damit deren Produktion wieder anspringt, erhalte ich mehrere Spritzen. Ich zerspringe fast vor Schmerzen in den Knochen und bekomme deshalb morphinhaltige Medikamente.

Das einjährige Bestehen unserer Beziehung »feiern« Peter und ich auf der Isolierstation. Der Raum kann nur über eine Schleuse betreten werden. Peter trägt Spezialkleidung und einen Mundschutz. Er darf mich nicht einmal küssen. Wir wissen beide, dass ich jederzeit sterben kann.

Tagelang drifte ich zwischen eingeschränktem Bewusstsein und tiefen Schlafphasen. Schubweise plagt mich hohes Fieber.

Wenn ich alleine bin, murmle ich dem Sensenmann zu, der in der Ecke meines Zimmers wartet: »Du bist zu früh da, hau ab und lass mich in Ruhe!«

Dann fühle ich, wie Engel durch das Zimmer schweben, die mich schützen. An der Schwelle zwischen Leben und Tod zieht mein bisheriges Leben mit all seinen herrlichen, aber auch dunklen Stunden an mir vorüber ...

Wilhelm

Schon bei meiner Geburt will ich offensichtlich unbedingt die Schnellere sein. Ich erblicke fünf Minuten vor meiner Zwillingsschwester Bettina am 10. Mai 1960 in Singen am Bodensee das Licht der Welt. Dabei gelingt mir mein erstes medizinisches Kunststück. Denn mein kleiner Körper befindet sich in Steißlage in der Gebärmutter, meine Zwillingsschwester hingegen liegt mit dem Kopf nach unten. Nach allen medizinischen Erfahrungen wird das Steißlagen-Baby gewöhnlich als zweites geboren. Doch irgendwie gelingt es mir, mein Bein an Bettinas Kopf vorbeizudrücken, und so komme ich vor ihr mit den Füßen voran zur Welt. Mein dreißigjähriger Vater Paul André, der von seinem Glück nichts geahnt hat, kommentiert die überraschende Zwillingsgeburt mit dem selbstironischen Satz: »Das habe ich nicht gewollt.«

Meine Mutter Heilgard ist sechsundzwanzig Jahre alt und hat ihren Beruf als Lehrerin wegen der Erziehung ihrer Kinder bereits an den Nagel gehängt. Neben meiner älteren Schwester Simone schenkt sie nach Bettina und mir noch Frowine und schließlich Joachim das Leben. Fünf Kinder in vier Jahren – unsere Mutter, eine sehr zierliche Frau, erbrachte eine beeindruckende Leistung.

Obwohl Bettina und ich sogar eineiige Zwillinge sind, erziehen uns die Eltern bewusst als voneinander unabhängige Persönlichkeiten. Im Gegensatz zu anderen Zwillingspaaren kleiden uns unsere Eltern von Geburt an unterschiedlich, schulen uns in getrennte Klassen ein, und daheim teilen wir auch nicht das Zimmer miteinander.

Mein Vater ist Diplom-Ingenieur und bundesweit in der Lebensmittelbranche tätig. Bis zu meinem Abitur ziehen wir zwischen Bodensee und Nordsee neun Mal um. Als Zwölfjährige schwärme ich für einen Nachbarjungen namens Peter – nicht ahnend, dass gut drei Jahrzehnte später ein anderer Peter eine entscheidende Rolle in meinem Leben einnehmen wird. Doch meine erste zaghafte Romanze findet ein jähes Ende, denn wir ziehen wieder einmal um.

Das evangelisch-lutherische Elternhaus legt Wert darauf, uns zu religiösen und sozial denkenden Menschen zu erziehen. Als wir noch recht klein sind, nehmen die Eltern uns mit in ein Asylbewerberheim. Die Kinder dort besitzen kaum Kleidung oder Spielsachen. Danach werden wir alle fünf aufgefordert, uns von jeweils einem Spielzeug zu trennen, um es den armen Kindern zu schenken. Schweren Herzens rücke ich ein Buch über eine kleine Ente heraus. Angesichts solcher Erlebnisse und meiner vielköpfigen Geschwisterschar wird für mich das Teilen mit anderen zu einem normalen Vorgang. Schließlich habe ich ja schon den Mutterleib mit meiner Schwester Bettina geteilt.

An Weihnachten öffnen die Eltern unser Haus für einsame Menschen. So feiern wir den Heiligen Abend unter anderem mit alleinstehenden Nachbarn oder dem japanischen Oboe-Lehrer meines Bruders.

Musikerziehung spielt eine wichtige Rolle bei den Andrés. Jedes Kind lernt mindestens drei Instrumente. Ich entscheide mich für Klavier, Flöte und Gitarre, zeitweise singe ich noch im Chor. Als Neunjährige schenkt mir meine Mutter einen Gutschein für Klavierunterricht. »So sensibel wie du bist, wird dir das eines Tages noch sehr helfen«, prophezeit sie mir – und damit soll sie Recht behalten.

Auch wenn ich eigentlich lieber ein Junge geworden wäre und bei all unseren abenteuerlichen Spielen unter freiem Himmel voll dabei bin, weiß ich, seit ich denken kann, dass ich Kinderärztin werden will. Liebevoll und ausdauernd verarzte ich Puppen und Teddybären, lege Verbände an und verabreiche bittere Medizin. Als Sechzehnjährige absolviere ich erstmals ein dreiwöchiges Praktikum in einem Krankenhaus. Bewusst wähle ich meine Leistungskurse Biologie und Chemie, weil ich im medizinischen Bereich tätig werden möchte.

Dank meiner guten Leistungen lege ich mein Abitur im Herbst 1978 in Bremerhaven vorzeitig ab. Mit meinem Notendurchschnitt von 1,7 genieße ich eigentlich das Anrecht auf einen Studienplatz in Medizin. Da mir aber bewusst ist, dass sich der stressige Arztberuf und die Anforderungen des Mutterdaseins mit mehreren Kindern, die ich mir ebenfalls wünsche, als unvereinbar erweisen dürften, beginne ich eine dreijährige Ausbildung zur Krankenschwester. Allerdings stelle ich bald ernüchtert fest, dass ich intellektuell heillos unterfordert bin und – im Gegensatz zu den »Göttern in Weiß« – nichts entscheiden darf.

Nach einem Jahr breche ich die Lehre ab und starte in Marburg mit dem Medizinstudium. Dort freunde ich mich mit einem gleichaltrigen Kommilitonen an. Doch irgendwie passen die selbstbewusste Birkenstock-Studentin und der eher konservativ denkende zukünftige Herr Doktor nicht zusammen. Die geplante Verlobung fällt daher aus.

Begegnung bei der Demo

Am 11. Juni 1983 fahre ich zum Evangelischen Kirchentag nach Hannover. Die Veranstaltung findet in politisch brisanten und aufgewühlten Zeiten statt. Der Ostblock unter der Führung der Sowjetunion bedroht den Westen mit Mittelstreckenraketen vom Typ SS 20. Die Nato sieht sich deswegen zu einer Nachrüstung gezwungen. Vor allem in Deutschland sollen zusätzlich Pershing-Raketen und Marschflugkörper aufgestellt werden. Die erbitterte Debatte über die Nachrüstung wird zur Geburtsstunde der deutschen Friedensbewegung, die den Rüstungswahn durchbrechen möchte. Die Evangelische Kirche lehnt das neuerliche Drehen an der Rüstungsspirale ab. So gerät der Kirchentag zum Forum Hunderttausender friedenssehnsüchtiger Menschen, die eine Abrüstung der beiden waffenstarrenden politischen Blöcke fordern.

Als Zeichen der Zusammengehörigkeit tragen alle Teilnehmer ein lila Kopftuch. Ohne jemanden zu kennen, marschiere ich in einem endlosen Demonstrationszug durch die Innenstadt von Hannover. Plötzlich erblicke ich einen groß gewachsenen, vollbärtigen Mann, von dem ich meine, ihn schon einmal gesehen zu haben. Irgendwie gefällt er mir. Im gleichen Moment kommt er schon auf mich zu, lacht mich an, legt seinen Arm um mich und meint: »Dich kenne ich doch.«

Was für eine phantasielose Anmache, denke ich.

Irritiert laufe ich kurz neben ihm her, bis mir eine Idee kommt: »Ich habe eine eineiige Zwillingsschwester. Vielleicht kennen Sie ja die.«

Es entwickelt sich ein Gespräch, in dem sich schnell herausstellt, dass sowohl Bettina als auch ich selbst den attraktiven Demonstranten kennen. Er heißt Wilhelm Gerwig, ist Baptisten-Pfarrer und hat sechs Jahre zuvor ein Jugendwochenende der Baptisten-Gemeinde in Bremerhaven gestaltet, an dem Bettina und ich teilgenommen haben. Nun erinnere ich mich genau, dass ich mich damals als Sechzehnjährige unsterblich in ihn verliebt und ihn angeschwärmt hatte. Eine schlaflose Nacht war die Folge. Doch die Ernüchterung folgte schnell. Denn am nächsten Tag wurde Wilhelm von seiner Frau und seiner kleinen blonden Tochter abgeholt.

»Wo ist denn Ihre Familie?«, forsche ich, während wir weiter gegen die Raketen protestieren.

»Ich bin geschieden, meine Tochter lebt bei mir.«

Plötzlich zieht Wilhelm das lila Kopftuch durch die Gürtelschlaufen unserer beiden Hosen und grinst mich an. »Nur damit wir uns in dem Gedränge nicht verlieren«, meint er schelmisch.

Von diesem Moment an verbindet uns viel mehr als ein lilafarbener Stofffetzen. Nach der Demo lädt mich Wilhelm ein, noch mit einigen Freunden auf ein Glas Wein zu gehen, und wir unterhalten uns angeregt bis um fünf Uhr morgens. Wegen seiner Scheidung darf Wilhelm nicht mehr Pfarrer einer Baptisten-Gemeinde sein. Er lebt in Reutlingen und arbeitet nun in Stuttgart im Auftrag der Evangelischen Kirche als Bundestutor des »Freiwilligen sozialen Jahres«.

Wilhelm hat baptistische Theologie in Hamburg und in Boston in den USA studiert. In den Vereinigten Staaten hat er auch seine erste Frau geheiratet. Seinen Vater, der ebenfalls Baptisten-Pfarrer war, hat Wilhelm nie gesehen. Er starb im Krieg, kurz bevor Wilhelm 1943 zur Welt kam.

Vom ersten Blick an faszinieren mich an Wilhelm seine großen gepflegten Hände, mit denen er beim Sprechen eine ausdrucksstarke Gestik zeigt. Dieser Mann mit der schlichten Mahatma-Ghandi-Brille sprüht vor Lebendigkeit. Wilhelm ist das, was man einen typischen 68er nennt. Während Baptisten-Pfarrer sonst eher politische Zurückhaltung üben, praktiziert er das Gegenteil. Er ist Mitgründer der baptistischen Friedensorganisation »Initiative Shalom« und handelt sich mit seinem Engagement manchen Rüffel seiner Kirche ein.

Wilhelm besitzt eine natürliche Ausstrahlung, wie sie nur wenigen Menschen gegeben ist: eine Mischung aus Intelligenz, Engagement, Spontaneität und Religiosität. Im Laufe der Jahre werde ich viele Personen kennenlernen, die die Begegnung mit ihm verändert hat und die er motiviert hat, Probleme anzupacken.

Als wir uns am Sonntag trennen, tauschen wir Adressen und Telefonnummern aus. Am Dienstag erreicht mich bereits Wilhelms erster Brief. Zwei Tage später hole ich ihn am Bahnhof in Mannheim ab, wo ich inzwischen studiere. Er ist auf der Durchreise zu einem Vortrag und hat zwei Stunden Zeit.

Unser Wiedersehen am Bahnsteig ist jedoch ernüchternd. Der Statusunterschied offenbart sich deutlich. Wilhelm trägt

Anzug, Krawatte und Aktenkoffer. Ich stehe da, eine Studentin in lilafarbenem Rock und T-Shirt.

Erstmals werden mir die siebzehn Jahre Altersunterschied zwischen uns bewusst. Wilhelm feiert bald seinen vierzigsten Geburtstag. Wir verabreden uns drei Wochen später auf ein Wochenendtreffen in seiner Heimatstadt Reutlingen, als seine zwölfjährige Tochter gerade in einem Schullandheim ist.

Als mich Wilhelm mit Jeans, Hemd und einem riesigen Strauß Sonnenblumen auf dem Bahnhof von Reutlingen abholt, verfliegen meine Bedenken, dass dieser Mann zu alt für mich sein könnte. Wir erleben zwei wundervolle Tage.

Kurz darauf beginnen wir, uns auch im Beisein von Wilhelms Tochter zu sehen. Leider weigert er sich, dem Mädchen die Wahrheit über uns zu beichten. Aber sie kapiert natürlich, was zwischen uns läuft. Wilhelm hängt sehr an seiner Tochter. Umso mehr, als sein zweites Kind, ein kleiner Sohn, sechs Wochen nach der Geburt an einer unheilbaren Erbkrankheit gestorben ist.

Der Kirchentag ist kaum drei Monate vorüber, als wir uns heimlich verloben. Inzwischen habe ich auch seine Mutter getroffen, sie wohnt zu dieser Zeit noch im gleichen Haus.

Die erste Begegnung mit Wilhelms Schwester verläuft wenig verheißungsvoll. »Mutter und ich haben dafür gebetet, dass er wieder eine Frau findet«, gesteht sie mir. »Aber wir dachten eher an eine ältere Pfarrerswitwe.«

In diese Kategorie falle ich nun gar nicht. Da hat Gott wohl nicht richtig zugehört, denke ich mir. Natürlich verkneife ich mir diese spitze Bemerkung.

Als Jungärztin in Indien

Ich mache gegenüber Wilhelm nie ein Hehl daraus, dass ich während meines Medizinstudiums für eine Famulatur ein halbes Jahr ins Ausland gehen möchte. Er bestärkt mich in diesem

Entschluss, obwohl dies eine längere Trennung voneinander bedeutet. Wilhelm vermittelt mir sogar über das Evangelische Missionswerk Südwestdeutschland einen Praktikumsplatz in einem südindischen Krankenhaus. Nach meiner Rückkehr wollen wir heiraten.

Im Februar 1984 komme ich in Bombay an. Von dort aus muss ich nach Mangalore weiterfliegen. Mein erster Eindruck von einem Land der Dritten Welt bleibt mir unvergessen.

Der internationale und der nationale Airport sind durch einen Taxiservice miteinander verbunden. Bevor ich eines der wartenden Fahrzeuge besteige, notiert sich die Polizei meine persönlichen Daten. »Während des Taxitransfers verschwinden regelmäßig Touristen«, erklären mir die Beamten. »Wenn wir Ihre Daten haben, dann wissen wir wenigstens, wer wieder ermordet worden ist, und wir können Sie eventuell sogar identifizieren, falls wir Ihre Leiche finden.«

Sehr beruhigend, denke ich mir. Zum Glück erweist sich der Taxifahrer als keineswegs mordlüstern.

Das Dorf Udupi, in dem das Evangelische Missionswerk Südwestdeutschland vor sechzig Jahren ein Krankenhaus gegründet hat, liegt etwa eine Autostunde von Mangalore entfernt.

Ich habe Wilhelm versprochen, mich zu melden, sobald ich angekommen bin. Doch die Kommunikation in den Zeiten vor Erfindung von Handy und E-Mail gestaltet sich bisweilen abenteuerlich. Von einem Postamt aus schicke ich ein kurzes Fax. Leider kommt es nie bei Wilhelm an. Offenbar hat es der indische Postbeamte in den Papierkorb geworfen. So sitzt Wilhelm fünf Tage bangend in Reutlingen, ehe er mich endlich im Krankenhaus telefonisch erreicht.

Im Lombard Memorial Hospital werde ich den Ärzten vorgestellt. In Deutschland dürfte ich mit meinem gerade halb vollendeten Medizinstudium einem Patienten bestenfalls die Hand zur Begrüßung reichen. Aber in Indien werde ich sofort zu Frau Dr. André befördert. Ich versichere den Kollegen, dass ich möglichst viel sehen und lernen möchte, und sie nicht davor zurückschrecken sollen, mich aus dem Bett zu holen.

Schon in der ersten Nacht werde ich zu einer Not-OP gerufen. Eine junge Frau leidet an einer ektopischen Schwangerschaft. Dabei wächst der Fötus statt in der Gebärmutter im Eileiter heran. Er bringt diesen schließlich zum Platzen und die Frau droht, innerlich zu verbluten.

Als ich den OP-Saal betrete, herrscht dort nahezu biblische Finsternis. Der Strom ist mal wieder ausgefallen. Die Patientin liegt narkotisiert auf dem OP-Tisch. Am Kopfende hantiert ein Kollege mit einer Taschenlampe herum. Mit der anderen Hand drückt er rhythmisch den Beatmungsbeutel.

Der Bauch der Frau ist geöffnet und ich sehe überall nur noch Blut. Da erscheint eine Krankenschwester mit einem sterilisierten Esslöffel. Damit beginnt sie, Blut aus der Bauchhöhle herauszulöffeln und es durch ein Gazetuch in ein Schälchen tropfen zu lassen. Ich traue meinen Augen nicht, als der rote Lebenssaft der Patientin anschließend per Infusionsflasche wieder eingeflößt wird. Am meisten erstaunt mich aber die Tatsache, dass die Frau den Eingriff irgendwie übersteht.

Der ständige Mangel an Blutkonserven fordert die Improvisationskunst der indischen Ärzte, denn die meisten Hindus lehnen es aus religiösen Gründen ab, Blut zu spenden.

Im Krankenhaus von Udupi begreife ich erstmals, was der menschliche Organismus alles überleben kann. Immer wieder treten Situationen ein, die nach allen Regeln der medizinischen Lehre nicht mit dem Leben vereinbar sind. Doch einige Tage später sitzen die betroffenen Patienten über das ganze Gesicht strahlend im Bett.

Immerhin ist Aids zu dieser Zeit in Indien noch kein Thema. Diese Geißel wird den Subkontinent erst später heimsuchen. Da ich mich vor allem im Bereich Gynäkologie und Geburtshilfe engagiere, führe ich als »Hebamme« unter Aufsicht rund dreißig Geburten selbstständig durch.

So interessant sich die Arbeit gestaltet, so katastrophal ist meine Unterbringung. Ich nächtige in einer Hütte außerhalb des Krankenhausgeländes: kein Kühlschrank, kein Bad und keine Toilette. Als WC dient ein Loch im Fußboden, als »Dusche« benutze ich einen Eimer voll Wasser, das ich mir über den Kopf schütte. Licht brennt nur, wenn es gerade mal Strom gibt, was aber selten der Fall ist.

Dafür teile ich meine Behausung mit vielen Mitbewohnern: handtellergroße Spinnen, Armeen von Kakerlaken, Termiten, die fleißig Bauten anlegen, und Ameisen, deren Straßen über meinen Tisch führen. Am schlimmsten sind die fetten Ratten, die sich nachts durch die Gitter zwängen, welche die Fenster ersetzen. Ich flüchte mich auf mein Bett und stecke das Moskitonetz fest unter meine Matratze. Dann beobachte ich im Schein der Taschenlampe, wie die Biester zähnefletschend auf dem Tisch tanzen. Die allmorgendliche Entfernung der von Gift und Fallen getöteten Ratten und Kakerlaken wird zur verhassten Routine.

Die Frauen der Ärztekollegen und die Krankenschwestern laden mich zu Feiern und religiösen Festen ein. So erlebe ich hautnah die südindische Kultur. Besonders angetan bin ich vom indischen Essen.

Als weiße alleinstehende Frau gelte ich fast als Wesen von einem anderen Stern. Am Strand umringen mich die Kinder, auf der Straße starren mich die Passanten schamlos an und am Zaun vor meiner Hütte drängen sich Voyeure, um einen Blick auf die Exotin aus Europa zu erhaschen. Ich bin ein geselliger Mensch und in einer großen Familie aufgewachsen, aber Inder pflegen einen sozialen Radius, der selbst mir zu eng ist.

Obendrein quälen mich gesundheitliche Probleme. Ich leide unter chronischem Durchfall und nehme rund fünfzehn Kilo ab. Wilhelm und ich haben vereinbart, dass er nach fünf Monaten zu mir kommt und wir eine vorgezogene vierwöchige Hochzeitsreise durch Indien machen. Heiraten wollen wir nach unserer Rückkehr in Reutlingen.

Als ich Wilhelm auf dem Flughafen von Mangalore abhole, starrt er mich an: »Du siehst ja aus, als ob du aus dem KZ kommen würdest.«

Tatsächlich bin ich bis auf die Knochen abgemagert.

Drei Tage nach Wilhelms Ankunft peinigt uns beide ein entsetzlicher Durchfall. Als ich morgens erwache, liegt Wilhelm schon fast im Delirium. Ich schleppe mich vor die Tür, um Hilfe zu holen, und breche draußen zusammen. Glücklicherweise sieht mich ein Mitarbeiter des Hospitals liegen und alarmiert meine Kollegen. Auf Tragen werden Wilhelm und ich ins Krankenhaus geschleppt. Dort legt man uns Infusionen. Nach einem Tag der Bewusstlosigkeit wachen wir nebeneinander in einem Krankenzimmer auf. Die Diagnose: Ruhr. Wir haben in nur einer Nacht so viel Flüssigkeit verloren, dass Lebensgefahr drohte. Tagelang sind wir ans Bett gefesselt, aber immerhin kümmert sich das Personal rührend um uns.

Die geplante Hochzeitsreise fällt bescheiden aus. Wir sind beide viel zu schwach für eine Besichtigungstour. So schauen wir uns nur einige Hindu-Tempel an und besuchen ein Projekt von »Brot für die Welt«. In Bangalore erstehe ich einen edlen Hochzeits-Sari, mit dem ich in Deutschland vor den Traualtar treten werde.

Hochzeit in Reutlingen

Am 14. und 15. September 1984 heiraten Wilhelm und ich in Reutlingen. Gemeinsam mit seiner Tochter bilden wir eine muntere Patchwork-Familie – die von der in unmittelbarer Nachbarschaft lebenden schwäbischen Schwiegermutter mit Argusaugen beobachtet wird.

Dass im Verhältnis zwischen mir als Stiefmutter und einem pubertierenden Teenager bei nur zehn Jahren Altersunterschied gewisse Spannungen auftreten, versteht sich von selbst. Als Wilhelms Tochter auf eigenen Wunsch für ein Jahr zum Schüleraustausch nach Kanada geht, habe ich meinen Mann erstmals für mich alleine.

Mit unserer Hochzeit endet definitiv mein fideles Studentenleben. Ich absolviere mein Praktisches Jahr in einem Krankenhaus in Tübingen, gleichzeitig organisiere ich den Haushalt. Obwohl wir nicht viel Geld besitzen, erleben wir glückliche Jahre. Wir stellen keine großen materiellen Ansprüche. Bei uns gibt es nicht einmal einen Fernseher. Dafür verschlingen wir regalmeterweise Bücher. Vor unserem Häuschen parkt ein Citroen 2 CV, eine »Ente«, wie sie liebevoll genannt wird. Auf deren Hinterteil prangt eine große weiße Friedenstaube. Regelmäßig amüsieren sich die Nachbarn, wenn das Kultgefährt nach kalten Nächten nicht anspringt und von mir im Nachtgewand angeschoben werden muss.

Wilhelm ist in ganz Deutschland zu Vorträgen und Veranstaltungen unterwegs. Vor allem die Jugendarbeit ist seine Stärke. Er organisiert Feste für Jugendliche und Gottesdienste für Motorradfahrer. Wilhelm hält Predigten in waschechtem Schwäbisch und heimst dafür sogar einen Mundartpreis ein. Seine »Initiative Shalom« engagiert sich für brennende Themen wie Ausländerhass, Rassismus, Nachrüstung, Ökologie oder Homosexualität und Kirche.

Trotz dieses sehr abwechslungsreichen Aufgabenspektrums träumt Wilhelm davon, endlich wieder eine eigene Gemeinde betreuen zu können. Bei den Baptisten bleibt ihm das wegen seiner Scheidung und der Wiederverheiratung mit mir verwehrt. Anfang des Jahres 1986 signalisiert jedoch die Mennoniten-Gemeinde in Regensburg Interesse, ihn als Pfarrer einzustellen.

Ich bin überhaupt nicht begeistert von der Idee, nach Bayern zu ziehen. Der Freistaat wird zu dieser Zeit noch von Franz Josef Strauß regiert und ich befürchte, in einem stockkonservativen Umfeld zu landen.

»Ich bin dein treues Weib und folge dir überall hin – aber nicht nach Bayern«, mache ich Wilhelm meinen Standpunkt klar. Schließlich lasse ich mich doch zu einer unverbindlichen Besichtigung von Regensburg überreden. Genau am Wochenende der Katastrophe von Tschernobyl besuchen wir die Stadt das erste Mal, um uns vorzustellen. Als wir durch die mittelalterliche Altstadt schlendern, werfe ich alle meine Vorurteile in die Donau. Ich verliebe mich auf der Stelle in Regensburg, und diese Liebe hat mich nie mehr losgelassen.

Das Gotteshaus der Mennoniten-Gemeinde liegt im Regensburger Vorort Burgweinting. In den nächsten Wochen hält Wilhelm dort Probepredigten und führt Vorstellungsgespräche. Schließlich wird eine Vereinbarung getroffen: Er soll am 1. Januar 1987 als Gemeindepfarrer anfangen.

Während des Sommers sind wir öfter mit unserem Tandem unterwegs. Ich wundere mich, dass Wilhelm ständig nach rechts hängt. Doch ich gehe über seine offenkundige Gleichgewichtsstörung mit einem Scherz hinweg: »Du hast den Ehetest Tandemfahren nicht bestanden.« In dieser Zeit absolvieren wir auch einen gemeinsamen Tanzkurs. Wilhelm tritt mir permanent auf die Zehen und kann den Takt nicht halten. Ich unterstelle ihm, dass er sich einen Spaß daraus macht, mich ein wenig zu ärgern.

Eine schwarze Kugel im Kopf

Im Herbst büffle ich für mein drittes Staatsexamen. Unerklärlicherweise durchlebt mein wundervoll empfindsamer und zärtlicher Mann während dieser Zeit eine schleichende Veränderung seiner Persönlichkeit. Wilhelm wird immer rücksichtsloser, irritierbarer, liebloser und unfreundlicher. Ich weine mich bei einer Freundin aus: »Irgendetwas stimmt nicht. Das ist nicht mehr der Mann, den ich geheiratet habe.«

Im Oktober klagt Wilhelm über so massive Kopfschmerzen, dass er sich übergeben muss. In mir läuten alle Alarmglocken und ich schleppe ihn zum Hausarzt.

Er beruhigt mich: »Sie stehen vor Ihrem Staatsexamen. Da ist man nervös und hört schon mal die Flöhe husten.«

Dennoch lässt mich eine böse Vorahnung nicht los und immer wieder geht mir der gleiche Gedanke durch den Kopf: Würde ich noch mein Examen absolvieren, wenn mein Mann eine tödliche Erkrankung hätte? Obwohl meine Vernunft diesen Gedanken als kompletten Unsinn verwirft, werde ich die bedrohliche Eingebung einfach nicht los.

Anfang November 1986 habe ich meine Prüfungen bestanden. Wir feiern mit Champagner zwischen Kisten, die wir bereits für den Umzug nach Regensburg gepackt haben.

Drei Nächte später wache ich plötzlich auf. Wilhelm liegt neben mir im Bett und atmet schwer. Er ist schweißnass. Ich spüre seine Angst.

»Was hast du?«, frage ich ihn.

»Ich hatte gerade einen entsetzlichen Albtraum.«

»Kannst du dich daran erinnern?«

»Ja. Ich hatte eine schwarze Kugel im Kopf, die mich umbringen wollte. Ich habe versucht, die Kugel aus meinem Kopf herauszubringen.«

»Hast du es geschafft?«

Wilhelm starrt mich verzweifelt an. Er überlegt lange, ehe er murmelt: »Ich weiß es nicht.«

Eine Woche später werde ich erneut jäh aus dem Schlaf gerissen. Wilhelm atmet ganz flach. Er hat die Augen verdreht. Ich versuche ihn aufzuwecken: »Wilhelm, wach auf!« Ich rüttle ihn: »Wach auf!«

Wilhelm ist bewusstlos. Er leidet an einem Krampfanfall. Ich drehe ihn in die stabile Seitenlage, renne ans Telefon und alarmiere den Notarzt. Wilhelm erhält Sauerstoff und wird sofort ins Krankenhaus gebracht. Mit unserer Ente rase ich hinter dem Krankenwagen her. Es ist Sonntag, der 16. November 1986, drei Uhr morgens. Ich weiß, dass ab diesem Tag nichts mehr in meinem Leben so sein wird, wie es war. Ich fühle mich wie eine Person, die bisher im gleißenden Sonnenlicht auf einem Berggipfel stand und die Landschaft genoss – und für die nun der mühsame Abstieg ins finstere Tal beginnt.

Wilhelm muss auf die Intensivstation. Er wird mit Valium behandelt. Noch am gleichen Tag wird sein Kopf einer computertomographischen Untersuchung unterzogen. Während Wilhelm in der Röhre liegt, ist es mir als Ärztin erlaubt, gemeinsam mit dem Radiologen das Ergebnis am Monitor auszuwerten. Auf dem Bildschirm taucht ein großer Tumor im Zentrum von Wilhelms Gehirn auf. Ich bin emotional wie erfroren. Der Radiologe neben mir stammelt nur: »Es tut mir so leid. Aber sagen Sie es nicht Ihrem Mann!«

Diesen gut gemeinten Rat schlage ich trotz aller Bedenken sofort in den Wind. Ich weiß, dass mich eine Lüge von Wilhelm trennen würde. Also sage ich ihm die grausame Wahrheit ins Gesicht.

»Wilhelm, du hast einen großen Tumor im Gehirn. Aber wir werden das zusammen schaffen.«

Im Gehirn meines geliebten Mannes wuchert ein Glioastrozytom. Es heißt so, weil seine Ausläufer sternförmig durch die Gehirnmasse wachsen. Ich bin an Wilhelms Seite, als uns die Ärzte das endgültige Untersuchungsergebnis mitteilen. Es gibt keine Hoffnung, die durchschnittliche Lebenserwartung beträgt drei Monate, es ist keine Operation möglich, Chemotherapie und Bestrahlungen wären völlig sinnlos. Lediglich die Symptome lassen sich mit Medikamenten lindern.

Bis heute kann ich den unendlichen Schmerz, der mich in diesem Moment durchströmt, nicht in Worte fassen.

Eigentlich bin ich eine gläubige Christin. Doch jetzt hadere ich mit Gott. »Tritt vor mich!«, fordere ich ihn auf. »Dafür kann ich Dir nicht danken, Gott. Wenn ich könnte, würde ich Dich würgen, bis Du meinen Mann loslässt.«

Auch Wilhelms Tochter tut mir unendlich leid. Sie hat den kleinen Bruder verloren und ihre Eltern haben sich scheiden lassen. Nun wird sie bald keinen Vater mehr haben. »Das ist nicht fair, Gott!«

Ich kann an nichts anderes denken als an Wilhelms Tod. Manchmal treibt mich der unerträgliche Schmerz, ihn so liegen zu sehen, vor die Tür seines Krankenzimmers. Dann fühle ich mich schuldig, dass ich nicht bei ihm bin.

Ich versuche, nur noch das Jetzt zu sehen, denn Gedanken an die Zukunft sind nicht auszuhalten.

Trotz der niederschmetternden Diagnose hat Wilhelm am Anfang noch Hoffnung. Er entwickelt einen ungeheuren Lebenswillen. Entgegen allen Prophezeiungen überlebt er die kommenden fünf Monate nicht nur, sondern bleibt in dieser Zeit sogar von weiteren Krampfanfällen verschont. Obwohl die Regensburger Mennoniten-Gemeinde über die Schwere seiner Krankheit informiert ist, will sie an ihm als neuem Pfarrer festhalten. Das verschafft Wilhelm enormen Auftrieb. Er ist in der Lage, Predigten zu halten, und die Gemeinde betet für seine Genesung.

So ziehe ich mit meinem todkranken Mann von Reutlingen nach Regensburg um. Seine Tochter, die aus Kanada zurückgekehrt ist, bleibt bei der Großmutter in Reutlingen. Als ich im Pfarrhaus die Gardinen aufhänge, weiß ich nicht, ob ich sie nicht in sechs Wochen wieder abhängen muss.

Schicksalhafte Begegnung mit John Daries

Ein weiterer Wendepunkt in meinem Leben beginnt an Ostern 1987 mit einem belanglosen Telefonat. Als ich im Burgweintinger Pfarrhaus abhebe, meldet sich eine gewisse Lore Gollwitzer. Die mir unbekannte Person stellt sich als Mitglied des Regensburger Arbeitskreises Südliches Afrika vor. Dabei handelt es sich um eine Gruppe innerhalb des Evangelischen Bildungswerkes. Ich kenne diesen Arbeitskreis nicht.

Lore Gollwitzer berichtet mir von einem südafrikanischen Baptisten-Pfarrer, der sich derzeit auf Einladung ihres Vereins in Regensburg aufhält. Der Mann heißt John Maurice Daries.

Er stammt aus Kapstadt und würde gerne einen deutschen Baptisten-Pfarrer kennenlernen.

Ich sage zu, aber unter der Bedingung, dass Daries zu uns ins Pfarrhaus nach Burgweinting kommt. Denn Wilhelm und ich sind zu krank, um herumzufahren. Wilhelm macht sein Krebsleiden immer stärker zu schaffen, die Krampfanfälle häufen sich. Ich selbst laboriere an den Folgen einer Operation, bei der mir vor zwei Tagen eine Eierstockzyste entfernt wurde. Entgegen der Anordnung der Ärzte habe ich mich selbst vorzeitig aus dem Krankenhaus entlassen.

Schon am nächsten Tag taucht John Daries vor unserer Tür auf. John ist achtunddreißig Jahre alt und er fasziniert mich von der ersten Sekunde an. Ich fühle mich sofort zu ihm hingezogen, denn John ist Wilhelm unglaublich ähnlich. Sie sind beide hoch gewachsene schlanke Männer von knapp 1,90 Meter Größe, ungeheuer belesene und intelligente Menschen sowie spontane, fröhliche und humorvolle Charaktere. Beide sind Theologen, Baptisten-Pfarrer und geschieden. Sie haben beide Schwierigkeiten mit ihren jeweiligen Kirchen und haben innerhalb der jeweiligen Baptisten-Kirchen politische Organisationen gegründet – Wilhelm setzt sich mit seiner »Initiative Shalom« gegen die Nachrüstung ein, John kämpft gegen die Apartheid. Johns Flugticket ist von englischen Baptisten bezahlt worden. Sie hatten ihn zu Vorträgen und Predigten nach Großbritannien eingeladen. Der Arbeitskreis Südliches Afrika hatte dann den Weiterflug spendiert. John ist zum ersten Mal in Deutschland.

Das Treffen mit ihm ist meine erste direkte Begegnung mit einem Menschen, der von der Apartheid persönlich betroffen ist. Bislang habe ich von den Schrecken des südafrikanischen Regimes nur gehört. Nun lausche ich atemlos Johns Erzählungen über die furchtbaren Zustände in seiner Heimat.

Er lebt und arbeitet in Mitchell's Plain, einem Township für Farbige 30 Kilometer außerhalb von Kapstadt. Nach der perversen Rassenideologie des Apartheid-Regimes ist John den Coloureds, also den Farbigen, zugeteilt. Tatsächlich fließt in Johns Adern unter anderem malaiisches Blut. Zwar genießen die Farbigen mehr Rechte als die Schwarzen, die in der Hierarchie ganz unten rangieren. In Wirklichkeit aber herrscht in Mitchell's Plain grundsätzlich der gleiche Horror wie in den rein schwarzen Townships.

In Mitchell's Plain hausen Hunderttausende von Farbigen unter menschenunwürdigen Zuständen in einfachsten Häusern und primitivsten Hütten aus Brettern, Wellblech, Pappkarton und Plastikfolien. Teilweise gibt es keinen Strom, keinen Wasseranschluss, keine Kanalisation.

Noch schlimmer trifft es die angrenzenden schwarzen Townships. Regelmäßig walzt dort die Polizei illegale Ansiedlungen mit Bulldozern platt. Die Bewohner werden gewaltsam in Lastwagen gesperrt und in die Homelands gekarrt. Dort erwartet viele der sichere Hungertod.

Die ununterbrochene Landflucht und die Bevölkerungsexplosion lassen die elenden Ansiedlungen immer wieder von Neuem aus dem Boden schießen. Wo die Hütten stehen bleiben, tobt die nackte Gewalt. Für die Jugendlichen gibt es weder Ausbildungsplätze noch Jobs. Freizeitangebote sind unbekannt. Neben der Langeweile und Sinnentleerung beherrscht eine völlige Ohnmacht die Gefühlswelt der Jugendlichen. Die Jungs rotten sich zu Gangs zusammen. Diese Banden leben von Schutzgelderpressung und Drogenhandel. Wer Mitglied werden will, muss sich widerwärtigen Aufnahmeriten unterziehen – er muss zum Beispiel vor den Augen der Bande ein Mädchen vergewaltigen.

Im Zentrum dieser Hölle auf Erden steht der Gemeindepfarrer. Zu ihm kommen die Traumatisierten, die Verprügelten, die Bestohlenen, die Vergewaltigten, die Drogensüchtigen, die Verzweifelten, die Kranken, die Hungernden. John Daries wird zudem häufig als Schlichter bei Konflikten herangezogen. Denn wer zur weißen Polizei geht, gilt schnell als Kollaborateur des verhassten Regimes. Tatsächlich gibt es in den Townships schwarze Spione, die den Weißen zuarbeiten. Wer enttarnt wird, dem droht die Lynchjustiz. Der Mob hängt dem Spitzel einen mit Benzin gefüllten Reifen um den Hals und zündet ihn an.

Gegenseitiges Misstrauen und falsche Verdächtigungen sind an der Tagesordnung. Oft muss John Unschuldige vor sinnlosen Racheakten schützen.

Die Polizei wird der allgemeinen Anarchie und dem politisch motivierten Aufruhr auch mit willkürlichen Verhaftungen, ausgeklügelten Foltermethoden, drakonischen Gefängnisstrafen und Hinrichtungen am Galgen nicht mehr Herr.

John ist selbst schon gefoltert worden und kennt andere Opfer. Er berichtet uns von den bevorzugten Foltermethoden des südafrikanischen Geheimdienstes. Beim »U-Boot« wird das Opfer an den Füßen aufgehängt und in eine mit Wasser gefüllte Tonne hinabgelassen. Beim »Telefon« wird der Gefangene mit Stromstößen an den Ohren gequält. Und beim »Flugzeug« wird der Gemarterte gezwungen, sich mit ausgebreiteten Armen und gesenktem Kopf stundenlang an eine Wand zu stellen.

John sieht in der sozialen Ungleichheit und im Apartheid-Regime die Ursachen für die furchtbaren Verhältnisse in den Townships. Sie haben den Priester politisiert, zwingen ihn, sich einzumischen.

»Ich kann nicht über Jesus reden, ohne auf die Zustände einzugehen, unter denen die Menschen dahinvegetieren«, betont John. »Ich kann nicht die Augen verschließen. Die Kirche muss Antworten auf die Probleme geben. Der Horror in den Townships kann nicht Gottes Wille sein.«

Deshalb hat John beschlossen, die Welt auf Südafrika aufmerksam zu machen. Bei Vorträgen und Predigten in Europa vermittelt er ein realistisches Bild der trostlosen Lage. Er ist sich bewusst, dass er sich damit ein skrupelloses Regime zum Feind macht. Er weiß, dass sein Tun schlimmste Folgen für seine Gesundheit und sein Leben haben kann.

An diesem Tag mit John Daries spüre ich bereits eine leise Ahnung, dass dieses Treffen mein Schicksal für immer beeinflussen wird. Bereits von Jugend an hatte ich den tiefen Wunsch, eines Tages als Ärztin in Afrika zu arbeiten. Während der Gespräche mit John merke ich, wie sich die Tür in ein neues Leben einen Spalt breit öffnet.

Doch nach Johns Abreise fühle ich mich vor allem hilflos. Mein Mann ist todkrank und braucht mich. Ich kann mich jetzt unmöglich für die Menschen in Südafrika engagieren.

Wenige Tage nach Johns Rückflug erhalte ich einen Brief aus Kapstadt. Der Absender ist John. Er schreibt, dass der Gebetskreis seiner Gemeinde jede Woche für Wilhelms Genesung betet. Ich bin zutiefst gerührt. Bettelarme Menschen, denen keine Chance gewährt wird, ihre eigenen Probleme zu lösen, schließen einen wildfremden Kranken, der noch dazu Weißer ist und zehntausend Kilometer entfernt wohnt, in ihre Gebete ein. Natürlich bedanke ich mich und so entsteht eine intensive Brieffreundschaft zwischen John und mir. Wir schreiben uns zwei bis drei Mal pro Woche.

Wilhelm kämpft mit dem Tod

Mitten auf der Autobahn erleidet Wilhelm am 3. Mai 1987 seinen nächsten schweren Krampfanfall. Wir sind unterwegs zu einem Friedens-Workshop in der Nähe von Hamm in Nordrhein-Westfalen. Ich stoppe an einer Notrufsäule und fordere einen Rettungswagen an. Als dieser endlich kommt, liegt Wilhelm bereits im tiefen Koma. Ich teile dem Notarzt die Diagnose Gehirntumor mit. Daraufhin weigert er sich, als mein Mann einen Atemstillstand erleidet, ihn wiederzubeleben: »Das macht keinen Sinn!« Gott sei Dank fängt Wilhelm spontan wieder zu atmen an.

In Hamm liegt er fünf Tage im Koma auf der Intensivstation. Ich schlafe auf einer Bank im Gang. Es gelingt mir, seine Verlegung nach Regensburg zu erreichen. Während ich hinten im Sanka neben ihm sitze, erwacht Wilhelm aus dem Koma. Er hebt den Kopf und blickt während der Fahrt zum Fenster hinaus.

Von nun an baut Wilhelm körperlich erkennbar ab. Die Anfälle werden immer häufiger. Sie kommen jederzeit, beim Schlafen, beim Essen, in der Badewanne und in der Öffentlichkeit. Oft liegt er am Boden, unfähig sich zu bewegen oder zu sprechen. Da ich weiß, dass er mich hören und sehen kann, setze ich mich neben ihn und lese ihm aus der Bibel vor.

Leider verändert er sich auch seelisch. Nach Krampfanfällen versucht er, mich zu schlagen. Er zieht sich völlig in sich zurück und spricht kaum noch. Als Ärztin bin ich mir natürlich bewusst, dass seine Wesensveränderung die unabänderliche Folge seiner entsetzlichen Krankheit ist. Trotz dieses Wissens leide ich unter der Tatsache, dass mir mein Mann weggenommen wird, während er körperlich noch da ist. Denn das ist nicht mehr der Wilhelm, in den ich mich verliebt habe. Es scheint zwischen uns keine körperliche oder emotionale Nähe mehr zu existieren.

Dennoch gibt es Phasen, in denen seine frühere Persönlichkeit die Oberhand über den Tumor in seinem Kopf gewinnt. In einer Spätsommernacht Ende August 1987 tobt ein Gewitter. Es blitzt, donnert und regnet. Plötzlich erhebt sich Wilhelm aus seinem Bett, humpelt zum Schrank und zieht sich eine Badehose an. Er schleppt sich zum Plattenschrank im Wohnzimmer und spielt ganz laut »What a Wonderful World« von Louis Armstrong. Dann tanzt er im Garten im nächtlichen Sommerregen. Da ist er wieder, der alte Wilhelm mit seiner überschäumenden Lebensfreude. Mein Herz verkrampft sich vor Freude, ihn so zu sehen, aber auch vor Schmerz über den bevorstehenden Verlust.

Gegen Ende des Jahres drängt mich Wilhelm, den Einstieg ins Berufsleben zu probieren, damit ich den Anschluss nicht verpasse. Das Arbeitsamt vermittelt mich an die Bayerische

Gesellschaft für Psychische Gesundheit, die in Regensburg die medizinische Leitung ihres sozialpsychiatrischen Dienstes sucht. Während meiner Abwesenheit kümmern sich Zivildienstleistende um Wilhelm. Zu diesem Zeitpunkt bin ich schwerst depressiv. Ich will am Morgen nicht mehr aufwachen, ich will nichts mehr fühlen. Einzig das Klavierspielen bietet mir ein wenig Trost.

Eines Tages erreicht mich ein Brief von meiner ältesten Schwester Simone: »Irina, wenn Dir alles zu viel wird und Du nicht mehr kannst – bitte, bitte bringe Dich nicht um! Meine Tür ist offen und ich werde immer für Dich da sein. Pack einen Koffer und komm.«

Zum Einstieg in meinen neuen Beruf absolviere ich ein dreimonatiges Praktikum im Regensburger Bezirksklinikum. Auch meinen dortigen Kollegen bleibt mein beklagenswerter Zustand nicht verborgen. Ein Oberarzt in der Psychiatrie spricht mich darauf an: »Kürzlich hat ein Kollege Selbstmord begangen. Ich wusste, dass er suizidgefährdet ist, habe aber nichts unternommen. Heute mache ich mir Vorwürfe, dass ich untätig geblieben bin. Wenn Sie wollen, können Sie jederzeit zu mir kommen und mit mir reden.«

Ich nehme das Angebot des Kollegen gerne an. Sein wichtigster Rat lautet, Wilhelm nicht mehr als meinen Mann zu betrachten, sondern als Patienten. Aber das gelingt mir nicht.

Auch aus Sorge um meine wirtschaftliche Zukunft bin ich erleichtert, wieder Arbeit zu haben. Gleichzeitig quält mich die Angst, nicht daheim zu sein, wenn er stirbt.

Das letzte Weihnachtsfest mit Wilhelm bereitet mir fürchterliche Pein. Einerseits bin ich dankbar, dass er noch da ist, andererseits weiß ich: Das Ende steht unausweichlich bevor.

Mein Aufenthalt in Indien kommt mir in den Sinn. Dort werden immer noch Witwen mit ihren gestorbenen Männern auf dem Scheiterhaufen verbrannt. Ich ertappe mich dabei, mir das gleiche Schicksal zu wünschen, denn ich möchte ohne Wilhelm nicht mehr weiterleben.

Mit zunehmender Hoffnungslosigkeit entwickelt Wilhelm immer mehr Interesse an Wunderheilern. Er bittet mich, ihn zum Heilungsgottesdienst eines US-Pastors nach Frankfurt zu bringen. Natürlich erfülle ich ihm diesen Wunsch.

Die Veranstaltung gerät für mich zum Horrorerlebnis. Mehrere Tausend Menschen sind in einem großen Zelt versammelt. Der Heilige Geist wird über sie ausgeschüttet. Alle lachen laut und hysterisch, nur ich nicht. Wilhelm befindet sich inmitten einer Gruppe, deren Mitglieder plötzlich drohend auf mich einreden: »Du bist schuld am Krebs deines Mannes! Du musst Reue zeigen! Wenn du dich nicht änderst, muss er sterben!«

Ich schreie: »Lasst mich in Ruhe! Ihr kennt mich überhaupt nicht!« Völlig aufgelöst nehme ich Wilhelm in seinem Rollstuhl wieder mit nach Hause.

Im Februar 1988 überredet mich Wilhelm, ihn in ein 450 Kilometer entferntes Spezialkrankenhaus zu bringen. Dort sind Ärzte und Schwestern tätig, die aufgrund ihres Glaubens Wunder nicht ausschließen. Wilhelm meint, dass ihn ein siebenwöchiger Aufenthalt dort retten könnte.

Ich erfülle ihm seine Bitte, doch für mich bedeutet dies die schlimmste Niederlage meines Lebens. Mein Mann will lieber sieben Wochen in einem anonymen Krankenhaus als mit mir verbringen.

Fast jedes Wochenende fahre ich über 900 Kilometer, um ihn eine Stunde besuchen zu können. Bei einer dieser Fahrten kämpfe ich mich stundenlang über schneeglatte Fahrbahnen.

Wie immer habe ich mich für Wilhelm ein wenig zurechtgemacht. Seine Reaktion versetzt mir einen Stich ins Herz: »Es ist mit dir genauso wie mit meiner ersten Frau, als sie sich einen Liebhaber zugelegt hat.«

Ich rase zurück nach Regensburg und drücke das Gaspedal voll durch. Mein einziger Gedanke: Hoffentlich passiert mir etwas, dann ist endlich alles vorbei.

John ist in Gefahr

Im gleichen Zeitraum kommt John erneut nach München. Er will mehrere Vorträge in Deutschland, Österreich, der Schweiz und Belgien halten. Da er jemanden braucht, der ihn zu seinen Auftritten chauffiert, nehme ich mir einige Tage Urlaub.

So beginnt eine Zeit des Zusammenseins, während der wir uns beide in absoluten Extremsituationen befinden. Hilflos schaue ich Wilhelm seit sechzehn Monaten bei seinem langsamen Sterben zu. Niemand weiß, wie lange sein Siechtum noch dauert. Jede Stunde kann mich die Todesnachricht ereilen.

Auch für John ist die Lage bedrohlicher geworden. Das Apartheid-Regime hat den im Jahr 1986 verhängten Ausnahmezustand erneut verschärft. Damit beginnt die entsetzlichste Phase dieser schon zuvor grauenerregenden Epoche Südafrikas. Polizei und Geheimdienst haben bei der Verfolgung von Regimegegnern freie Hand. Jeder Verdächtige kann willkürlich drei Monate lang ohne Haftbefehl, ohne Angabe von Gründen für seine Verhaftung und ohne Benachrichtigung der Angehörigen eingesperrt werden. In den Folterzellen der Gefängnisse herrscht Hochbetrieb.

Nach dem Ende seiner Tour durch Deutschland fahre ich John zu einem Vortrag nach Belgien. Wir übernachten in der Nähe von Aachen und beschließen, gemeinsam ins Kino zu gehen. Es läuft der Film »Schrei nach Freiheit«, der das Schicksal des südafrikanischen Befreiungskämpfers Steve Biko schildert. Der Regisseur Richard Attenborough hat damit dem charismatischen Schwarzen-Führer mit einprägsamen Bildern ein cineastisches Denkmal gesetzt. Biko ist im Jahr 1977 von der südafrikanischen Polizei zu Tode gefoltert worden.

Der Kinoabend mit John brennt sich unauslöschlich in mein Gedächtnis ein. Die im Film gezeigten Bilder sind der reinste Horror. Man sieht auf der Leinwand die Furcht einflößenden Gefängnisflure, erlebt die bestialischen Folterungen. Und neben mir sitzt ein Mensch, dem genau dies in wenigen

Tagen zu widerfahren droht. Da John das dem Deutschen verwandte Afrikaans spricht, ich ihm manche Passagen übersetze und er natürlich die traurige Geschichte kennt, kann er dem Film problemlos folgen.

Eine Schlüsselszene ist der Massenauflauf bei Bikos Beerdigung. »Ich wollte ebenfalls hin«, flüstert John mir zu. »Aber die Polizei hatte das Gebiet abgesperrt und mich abgedrängt.«

Am nächsten Morgen schlage ich beim Frühstück im Hotel die Zeitung auf. In den deutschen Medien wird an diesem Tag ausführlich über Südafrika berichtet. Regierungschef P. W. Botha, den jeder nur das »Große Krokodil« nennt, hat alle oppositionellen politischen Organisationen und den ANC-nahen Gewerkschaftsverband COSATU verboten. John reagiert auf diese Nachricht mit Bestürzung. »Jetzt werden sie auch noch die Kirchenleute verfolgen«, befürchtet er.

Bis dahin hatten die Geistlichen einen gewissen Schutz genossen. John ist fix und fertig, ihn quält panische Angst.

»Ich fürchte mich vor der Folter und der Inhaftierung«, murmelt er. »Ich möchte nicht wie Nelson Mandela viele Jahre meines Lebens auf der Gefangeneninsel Robben Island eingesperrt sein.«

John will dennoch nach seinem Vortrag in Belgien in die Heimat zurückfliegen. Er teilt mir Tag und Stunde seiner Landung in Südafrika mit. Dann schärft er mir ein: »Wenn du nicht spätestens 24 Stunden nach meiner geplanten Ankunft ein Lebenszeichen von mir erhältst, dann haben sie mich geschnappt.«

John befürchtet das Schlimmste.

»Irina, du musst mir versprechen, alles zu tun, um mich aus dem Gefängnis herauszuholen – auch wenn ich danach ins Exil gehen muss.«

Die Trennung von John in Brüssel zerreißt mir fast das Herz. Am Tag seines Rückfluges sitze ich beunruhigt neben dem Telefon im Pfarrhaus und lasse den Apparat kaum aus den Augen. Ich muss mir eingestehen: Ich habe mich in John verliebt, fühle mich fast magisch zu ihm hingezogen. Wir stehen uns wohl so nahe, weil wir beide in einer schweren Lebens- und Leidenssituation stecken. Beide bewegen wir uns auf einer Ebene, die für Menschen in normalen Lebensumständen wahrscheinlich unverständlich bleibt. Sie können diese ungewöhnliche Beziehung zwischen John und mir nicht nachvollziehen.

In mir wütet ein grausamer moralischer Konflikt. Dabei habe ich mir nichts vorzuwerfen. Ich habe Johns Annäherungsversuchen tapfer widerstanden. Trotzdem plagt mich wegen Wilhelm ein schlechtes Gewissen. Aber der Mann, den ich so unendlich geliebt habe, kann nicht mehr laufen, kaum noch sprechen – und er ist nicht mehr er selbst. Obwohl ich Ärztin bin, muss ich seinem körperlichen und geistigen Verfall hilflos zusehen.

John hingegen kann ich vielleicht helfen. Und nicht nur er, sondern auch viele andere Menschen in seiner Heimat bräuchten meine Unterstützung.

Aus meiner Ohnmacht gegenüber Wilhelms Krankheit wird mein zukünftiges Engagement für Südafrika geboren.

Ich fiebere weiter neben dem Telefon. Die 24 Stunden sind fast vorüber. Der Apparat bleibt stumm. Körperlich bin ich in Burgweinting, emotional in Südafrika. Das Telefon läutet immer noch nicht. Plötzlich spüre ich es sehr deutlich: Sie haben John. Sie haben den Mann, in den ich mich verliebt habe, ins Gefängnis geworfen. Sie foltern einen unschuldigen Menschen, der mir so nahe steht.

John ist ein zutiefst gläubiger Mensch. Der Bibelspruch Hebräer 13, Vers 8, mit dem er fast jeden seiner Briefe an mich beendet hat, geht mir durch den Kopf: »Jesus Christus – gestern und heute und derselbe auch in Ewigkeit«. Christus bedeutet für John die Zukunft, egal was passiert.

Bei den Freunden in England und der Schweiz, denen John den gleichen Auftrag wie mir erteilt hat, kommt ebenfalls kein Lebenszeichen an. Wir haben ein kleines Netzwerk gebildet, informieren uns gegenseitig. Auch die Nachfrage beim Südafrikanischen Kirchenrat bringt kein Ergebnis. Niemand weiß, wohin John verschleppt wurde und was ihm die Behörden vorwerfen. Zwei endlose Tage und schlaflose Nächte gehe ich durch eine unbarmherzige Hölle aus Bangen und Hoffen. Endlich kommt der erlösende Anruf. Es ist John.

»Irina, ich bin frei. Mach dir keine Sorgen um mich.«

»Mein Gott, was ist passiert, John?«

Er gibt nur ausweichende Antworten.

»Es ist alles in Ordnung, Irina.«

Ich spüre, dass das nicht stimmt. Ich bin nicht einmal sicher, ob John nicht gerade gezwungen wird, mich anzurufen. Falls er tatsächlich frei ist, hat er offenbar Angst, dass er abgehört wird.

Drei Tage später ist endlich ein Brief aus Johannesburg im Briefkasten. Ich erkenne sofort Johns Schrift. Hektisch reiße ich das Kuvert auf. Jetzt offenbart sich mir die ganze Wahrheit. Unmittelbar nach seiner Freilassung am 7. März 1988 hat John den Brief mit zitternder Hand geschrieben. Teilweise kann ich seine Schrift kaum entziffern. Mehrere unleserliche Passagen hat er durchgestrichen und neu geschrieben. Außerdem fällt eine kleine Bleistiftzeichnung von meinem Gesicht aus dem Kuvert. Nun erfahre ich die Geschichte seines Martyriums:

Meine liebste Irina,

Grüße in Jesu Namen – aus Südafrika. Ich bin im Büro
des Südafrikanischen Kirchenrates, im »Khotso Haus«.
Es fällt mir schwer zu sprechen. Ich habe gerade den
Telefonhörer aufgelegt, nachdem ich mit Dir geredet habe.
Aber ich muss Dir erzählen, was mir seit Samstag, als ich
Dich zuletzt gesehen habe, zugestoßen ist. Es ist nicht
leicht darüber zu reden, aber ich muss es schreiben.
Ich bin wütend auf mich, weil ich Dich in mein Leben
hineinziehe. Nur weil ich Dich liebe und wir eine Verein-

barung haben, ehrlich zueinander zu sein. Im Moment bist Du der einzige Mensch, dem ich vertraue. Falls Du mir nicht mehr vertraust, dann sage es mir, bitte.
Ich habe keine Angst, aber ich zittere. Trotzdem hoffe ich, dass Du meinen Brief lesen kannst. Anschließend nehme ich den Inlandsflug von Johannesburg nach Kapstadt. Ich hoffe, dass alles gut gehen wird – falls nicht, ist es wichtig, dass Du die folgenden Informationen bekommst.

Ich bin grenzenlos erleichtert. Aber offenbar befürchtet John, gleich wieder verhaftet zu werden. Das Risiko, dass ihn das Regime bei seinem Weiterflug von Johannesburg in seine Heimatstadt Kapstadt erneut inhaftieren wird, ist groß. Deshalb hat er mir noch in Johannesburg diesen Brief geschrieben. Schnell lese ich weiter.

Samstag:
Ich fange meine Geschichte zu dem Zeitpunkt an, als ich Dich zuletzt gesehen habe – Du hast mir am Flughafen von Deinem Auto aus zugewunken. Ich wusste, dass ich Dich nicht gehen lassen könnte. Deshalb bat ich Dich, nicht mit mir in den Flughafen zu kommen – ich hoffe, Du bist nicht verärgert. Mein Freund Claude wartete drinnen mit einem Koffer. Er hat mir beim Einchecken geholfen. Meine Taschen waren zu schwer – es sind nur 20 Kilo erlaubt. Claude hat versucht, seinen Einfluss als Sabena-Direktor geltend zu machen, aber es half nichts. Übergewicht kostet 800 Belgische Franken pro Kilogramm. Viel zu viel Geld. Ich entschied mich, eine Tasche zurückzulassen. Sie wird auf eine andere Weise hierherkommen. Vier Leute aus der Schweiz werden in zwei Wochen kommen und vielleicht können sie die Tasche mitnehmen. Ich werde anrufen.
Im Flugzeug habe ich eine Bleistiftzeichnung von Dir gemacht – sie ist nicht gut, aber ich schicke sie trotzdem.

Es ist schon lange her, seit ich das letzte Mal gezeichnet habe. Es tat gut, während des Fluges an Dich zu denken. Ich liebe Dich so sehr und spüre Dich ganz nahe bei mir.

Sonntag:
Der Flug war ruhig, aber ich kann im Sitzen nicht schlafen – mit meinen langen Beinen. So dachte ich an Dich, las und fing an, meine Termine nach der Rückkehr zu planen. Als das Flugzeug landete, kam eine Ansage über den Bordlautsprecher: Ich sollte mich bei der Besatzung der vorderen Kabine melden. Zwei Namen wurden genannt – meiner und ein Herr Parkinson. Ich verließ als Letzter das Flugzeug.
Neben mir saß ein griechischer Seemann auf dem Weg nach Durban, um dort auf ein Schiff zu gehen. Er war sehr nett und sprach gebrochen Englisch. Er sagte mir, dass er die Nacht in einem Johannesburger Hotel verbringen wolle. Wir unterhielten uns ein bisschen, aber nicht viel. Als ich aufgefordert wurde, mich bei der Besatzung zu melden, bat ich den Griechen, dessen Namen ich nicht kenne, mir einen Gefallen zu tun und eine der kleinen Taschen zu nehmen, die ich bei mir hatte. Ich habe den Inhalt der Taschen vertauscht, weil ich Briefe bei mir hatte, die bestimmte Menschen hier bekommen müssen.

John hatte während seiner Reise durch Europa mehrere ANC-Befreiungskämpfer getroffen, die im Exil leben. Diese haben über Jahre keine Möglichkeit, Kontakt zu ihren Familien in Südafrika aufzunehmen. Wenn der südafrikanische Geheimdienst vermutet, dass Familien den Aufenthaltsort der gesuchten Widerstandskämpfer kennen, laufen die Angehörigen Gefahr, verhaftet und gefoltert zu werden, weil das Regime unbedingt diese Information aus ihnen herauspressen will. Deshalb hat John auf alle Fälle verhindern müssen, dass diese Briefe in die Hände des Geheimdienstes fallen.

Inzwischen waren die Passagiere dabei, das Flugzeug zu verlassen. Ich ging nach vorne, wo mir gesagt wurde, dass mich jemand treffen würde. »Jemand« waren zwei schwarze Polizisten in Zivilkleidung. Es war sechs Uhr morgens.
Ich hatte schon meinen Pfarrerkragen angelegt und wurde in ein gelbes Auto, das neben dem Flugzeug geparkt war, gesetzt. Wir fuhren zu einem speziellen Ausgang am Flughafen, ohne durch den Zoll zu müssen. Einer der Polizisten stieg aus. Ich wartete. Es schien sinnlos, zu reden oder Fragen zu stellen. Ich musste nachdenken, schnell nachdenken. Viele Gedanken gingen mir durch den Kopf.
Im Flugzeug hatte ich noch an das Hotel gedacht und an ein langes heißes Bad. Jetzt versuchte ich, mich an alles zu erinnern, was ich über Verhaftung und Verhöre gelernt habe.
Am meisten dachte ich an Dich, das half mir. Ich hatte keine Angst. Vielleicht ist das nicht wahr – ich war nervös. Nein, ich hatte doch Angst. Irgendwie wollte ich unsere Telefonvereinbarung einhalten.
Mein Koffer wurde ins Auto geladen. Wir fuhren in Richtung Pretoria. Ich versuchte, nicht zu denken, fixierte meine Gedanken auf Schnee. Wunderschönen, weißen, weichen Schnee.

John und ich haben während der Wochen vor seiner Abreise mehrfach Waldspaziergänge im Schnee gemacht und uns fröhliche Schneeballschlachten geliefert. John, der sein ganzes Leben in Kapstadt verbracht hat, hatte Schnee bis dahin noch nie gesehen. Der Gedanke an Schnee bedeutet für ihn Unbeschwertheit, Freude und Freiheit.

In Pretoria fuhren wir in ein Gebäude, ein unterirdisches Parkhaus. Ich zählte drei Parkebenen. Nicht viele Autos. Mir wurde befohlen, meine Taschen zu tragen. In einen Fahrstuhl. Einen langen Flur entlang. In einen zweiten

Fahrstuhl. Und zwei weitere lange Flure. In den beiden letzten Fluren gab es viele Eisentüren und Wärter mit großen Schlüsseln.
Ich wurde mit all meinen Sachen in einen Raum gebracht und mir wurde befohlen, mich ganz auszuziehen. Meine Schuhe zog ich zuerst aus. Das Letzte, was ich ablegte, war meine Uhr, um 7:10 Uhr. Im Flugzeug hatten sie gesagt, die Temperatur in Johannesburg würde 16 Grad Celsius betragen. Es schien mir viel heißer, als ich in den nächsten Raum gebracht wurde. Er war dunkel, mit nur einer Lampe, die tief über einem Tisch hing, davor ein Stuhl. Es gab keine Fenster. Niemand war da, nur ich. Vollkommen nackt. Ich blieb stehen. Ich wollte nicht sitzen.
Es dauerte wohl nicht länger als eine halbe Stunde, aber es kam mir vor wie Stunden. Auf dem Tisch standen drei Telefone. Als ich mich gerade entschieden hatte, mich zu setzen, läutete eines der Telefone. Ein schriller, Nerven aufreizender Ton, der mich aus der Haut fahren ließ.
Ich fing an zu schwitzen.
Ein weißer Polizist kam herein. In Uniform. Er ging zum Telefon und hörte aufmerksam zu. Er antwortete kurz in Afrikaans und legte den Hörer wieder auf. Dann schaute er mich zum ersten Mal an – stieß einen Stapel offiziellen Schreibpapiers in meine Richtung sowie einen billigen Kugelschreiber und sagte nur ein Wort: »Schreib!«
Ich machte eine fragende Geste, was ich schreiben solle.
»Alles!«, bellte er zurück und verließ den Raum.
Ich setzte mich und schaute mich im Zimmer um. Ich wusste, dass sie mich beobachten, dass sich draußen ein Monitor befand, also musste innen ein elektronisches Auge sein. Wenn ich nicht direkt in das Licht über dem Tisch schaute und meinen Augen die Gelegenheit gab, sich an das Halbdunkel anzupassen, würde ich es sehen. Möglichst unauffällig suchte ich die Wände ab: Es gab vier Kameras – an jeder Wand eine.

Ich musste mich an die Regeln erinnern: Kämpfe nicht gegen sie an, erscheine nicht zu klug, sage zu jeder Zeit die Wahrheit, zeige keine Schuld, spiele bei dem Ratespiel mit – sie wissen nicht alles – und behalte einen kühlen Kopf. Dies ist Feindesland, sie werden dich einschüchtern, die Grenzen deiner geistigen Gesundheit brechen, dich irre machen.
Ich schrieb. Meinen Namen, Adresse, meinen Beruf als Baptisten-Pfarrer. Ich schrieb viele Seiten, in denen ich meinen Glauben an Gott, Jesus Christus und die Bibel bezeugte. Über meinen Besuch in Europa verriet ich nur, dass ich von Baptisten eingeladen worden war.
Das Schreiben half ein wenig. Das Telefon klingelte erneut, und ich sprang auf. Der Polizist kam wieder herein, telefonierte kurz und nahm meine Aufzeichnungen an sich. Während er las, beobachtete ich ihn. Er war genauso groß wie ich, aber mit sehr breiten Schultern. Dadurch sah er viel größer aus, als er war.
Nachdem er vieles wiederholt gelesen hatte, kamen zwei weitere weiße Männer herein. Sie schienen gerade angekommen zu sein. Der eine redete zuerst. Er fragte mich zu einzelnen Passagen, die ich geschrieben hatte – sehr freundlich, fast interessiert. Ich wusste aber, was kommen würde. Der andere wurde wütend. Er fing an, herumzuschreien: Ich würde angeblich lügen und die Kirche nur als Tarnung benutzen. Ob ich Desmond Tutu, Allan Boesak, Frank Chikane kenne, alles Kommunisten? Wer in Moskau die südafrikanischen Hauptkirchen kontrolliere?

Tutu, Boesak und Chikane sind Kirchenführer in Südafrika, die alle drei öffentlich Kritik an der Apartheid üben.

Ich atmete tief durch und antwortete ruhig – mache sie dir nicht zu Feinden. Der Bericht wurde zerrissen. »Schreib!«

Ich schrieb wieder. »Schreibe über deinen Besuch in Europa. Wer? Wo? Wie?« Ihre Forderungen waren vage, kamen aber mit großem Nachdruck. Einer war aggressiv, einer freundlich. Ich schrieb fünf Berichte, und alle fünf Berichte wurden in Stücke gerissen.
Ich wusste nicht, wie lange ich schon da war – es kam mir wie viele, viele Stunden vor. Ich musste auf die Toilette – es schien mir aber nicht der rechte Moment, danach zu fragen. Plötzlich verließen alle drei den Raum und ich war allein. Langsam verstrichen die Minuten. Wieder läutete das Telefon. Das verdammte Telefon.
Die Tür ging auf. Zwei schwarze Polizisten, dieselben zwei. Sie brachten mich in einen anderen Raum. Größer, etwas mehr Licht, kein Fenster. Wieder ein Tisch und Telefone. Eine große Krankenhausbahre auf Rädern. Und alle meine Sachen wild durcheinander geworfen: schmutzige Wäsche, Papiere, Bücher, alles. Mein Reisepass lag auf dem Tisch. Mein Geldbeutel war offen und der Inhalt herausgenommen. Ich bemerkte, dass nicht mehr viel Geld da war.
Sie forderten mich auf, mein Eigentum zu identifizieren. Ich fragte mich, ob ich das fehlende Geld erwähnen sollte, entschied mich aber dagegen. Alles andere schien da zu sein. Ich dachte an den Griechen und die Tasche, die er mitgenommen hatte, und lächelte in mich hinein.
Anschließend wurde ich über meinen Besuch in Ost-Deutschland befragt. Dabei musste ich viele Stunden auf derselben Stelle stehen. Mir wurde nicht erlaubt, mich zu bewegen oder mich irgendwo anzulehnen. Es war eine indirekte, milde Form der Folter. Nicht so schlimm wie das »U-Boot« oder das »Telefon« oder das »Flugzeug«. Aber effektiv. Erst, als ich müde wurde, merkte ich, was sie mir antaten. Dieses »stehende Verhör« hatte ich bereits früher zwei Mal durchgemacht und kannte deshalb den Effekt.
Die Stimmung änderte sich. Endlos lange musste ich stehen und zuhören, während die beiden Schwarzen

immer und immer wieder ihre politische Propaganda wiederholten. Ich hörte aufmerksam zu, wagte es nicht, sie zu unterbrechen oder ihnen zu widersprechen.
Die beiden Schwarzen wurden später durch drei Weiße ersetzt, die das Verhör fortsetzten. Nach einem weiteren langen Telefongespräch bekamen die Fragen eine andere Richtung – definitiv eine Veränderung, auf die ich mich hätte vorbereiten sollen. Aber ich war müde.
Als ich mich jetzt nach vielen Stunden das erste Mal bewegte, wurde mir so hart ins Gesicht geschlagen, dass ich sicher war, meine Nase sei gebrochen. Meine Füße taten weh. Meine Blase schmerzte. Ich konzentrierte mich darauf, unbemerkt einige Muskelgruppen in meinem Körper zu bewegen, um meine Blutzirkulation aufrechtzuerhalten. Ich schätzte, dass ich inzwischen ungefähr zwölf Stunden verhört wurde.
Die Fragen hatten mit dem Telefonat zu tun. Anscheinend hatte jemand versucht, meinen Aufenthaltsort herauszufinden. Und die Sicherheitspolizei in Johannesburg und Pretoria hatte zugeben müssen, dass ich verhaftet worden war. Die Polizei wollte nun wissen, wie es kam, dass ich vermisst wurde, und wer wissen könne, wohin ich gebracht worden sei. Sie wussten nichts von dem griechischen Passagier, der neben mir gesessen hatte, da war ich mir sicher. Ich log und behauptete, dass mich jemand am Johannesburger Flughafen treffen wollte, und als ich nicht ankam, hätten sie wohl die Passagierliste gecheckt. Natürlich hatte ich dem griechischen Passagier in der allerletzten Minute einen Namen und eine Telefonnummer gegeben.
Nach mehreren Telefonaten schlug das Verhör erneut in Propaganda um. Mir wurde erklärt, was die Aufgaben eines Pfarrers seien und dass ich meine Nase aus der Politik heraushalten solle.
Immer noch stand ich, war unendlich müde und die Schmerzen wurden unerträglich. Ich fragte nach der

Toilette. Auf dem Weg dorthin ging ich völlig nackt den Flur entlang. Ob es daran lag, dass der Polizist bei meinem Versuch zu urinieren zuschaute, oder dass ich so lange gestanden hatte – ich konnte kein Wasser lassen. Schließlich musste ich den Versuch aufgeben. Mein ganzer Körper tat mir jetzt weh. Ich wollte nur noch sitzen und schlafen. Die folgenden Stunden sind in meiner Erinnerung verschwommen. Aber irgendwann wurde mir erlaubt zu duschen. Das Blut an meiner Nase und auf der Brust war eingetrocknet. Ich zog mich an und meine Taschen wurden mir zurückgegeben. Am Flughafen, wo sie mich absetzten, bemerkte ich, dass die Taschen viel leichter waren.
John

Ich bin zutiefst erschüttert. Dies ist kein Brief eines anonymen Opfers, sondern von einem Menschen, den ich vor wenigen Tagen noch in den Armen gehalten habe und der mir sehr nahe steht.

Das ist ein entscheidender Moment in meinem Leben. Nachdem ich seit Monaten ohnmächtig meinen Mann leiden sehe und mich unfähig fühle, ihm zu helfen, beschließe ich, alles mir Mögliche für John zu tun. Und ich will nicht nur John unterstützen, sondern alle Menschen, die in Südafrika unter der Ungerechtigkeit leiden. Irgendwie hilft mir diese Situation, mich aus der eigenen Ohnmacht zu befreien und meinem Leben eine neue Richtung und einen Sinn zu geben.

Später werde ich von John erfahren, dass der mutige griechische Seemann die Briefe der ANC-Exilanten beim Kirchenrat abgegeben hat. Offenbar besaßen die zuständigen Ermittler Tonaufzeichnungen von Johns Vorträgen in Europa. Wer die Reden heimlich mitgeschnitten hatte, ist bis heute unbekannt. Es könnten Exilanten gewesen sein, die der Regierung als Spitzel dienten. Möglicherweise wurden die Kassetten auch von Geheimdienstleuten oder rassistisch gesonnenen weißen Südafrikanern aufgenommen.

John wusste um diese Gefahr, ließ sich davon aber nicht beirren. »Ich komme doch nicht nach Europa, um hier den Mund zu halten«, hatte er mehrmals zu mir gesagt.

Obwohl mich der Brief zutiefst aufgewühlt hat, bin ich andererseits auch ungeheuer erleichtert. Denn die ständige Sorge der letzten Tage, dass John vielleicht gerade in diesem Moment gefoltert wird, war für mich die reinste Tortur.

Am Abend besuche ich in Regensburg einen Vortrag zum Thema Südafrika. Johns Schreiben habe ich eingesteckt. Das genaue Thema der Veranstaltung habe ich leider vergessen und auch an den Referenten erinnere ich mich nicht mehr. Angesichts meiner Gemütsverfassung an diesem Tag ist das kein Wunder. Doch die Diskussion nach dem Referat endet mit einem lautstarken Eklat – ausgelöst von mir selbst. Als einige Zuhörer beginnen, die Lage in Südafrika schönzureden und zu verharmlosen, springe ich auf. Mit dem Brief in der Hand tobe ich herum und schreie die Leute an: »Sie haben doch keine Ahnung, was in Südafrika wirklich passiert!«

Nach dem Vorfall wird mir bewusst, dass ich so meinen Zielen nicht diene. Ich lerne daraus, mich besser unter Kontrolle zu halten.

Zehn Tage vor Ostern kommt Wilhelm aus der Klinik zurück. Er ist an den Rollstuhl gefesselt und kann nur noch unter großer Anstrengung sprechen. Mein schlechtes Gewissen plagt mich nun umso mehr. Ich beschließe, mich einer katholischen Seelsorgerin zu offenbaren, die ich von einem gemeinsamen Bibelkreis her kenne. Die Frau reagiert auf meine schonungslose Beichte völlig anders, als ich es erwartet habe.

»Ich frage mich schon seit einem Jahr, woher Sie die Kraft nehmen, Ihren kranken Mann so zu betreuen«, meint sie. »Ich finde es toll, dass Sie sich verliebt haben, denn das gibt Ihnen neuen Mut.«

Als ich zu Wilhelm zurückkehre, fühle ich mich sehr erleichtert. Ich erzähle ihm, wo ich gewesen bin.

»Habt ihr auch über mich geredet?«, will er wissen.

Als ich bejahe, folgt seine Feststellung wie ein Hammerschlag: »Ich glaube, du hast dich in John verliebt.«

Ich zögere nur kurz, dann bestreite ich seine Vermutung: »Nein, aber er bedeutet mir sehr viel.«

Wilhelm spürt, dass ich ihn anlüge.

Ich bin siebenundzwanzig Jahre alt und führe ein völlig abnormales Leben. Während meine Altersgenossinnen ihre Karriere planen oder ihren Kinderwunsch verwirklichen, weiß ich, dass ich bald Witwe sein werde. Seit Monaten beobachte ich wie gelähmt das Sterben meines Mannes. Ich kann nicht mehr und denke häufig an Selbstmord. Immer wieder frage ich mich, wie ich es schaffen soll zu überleben.

Im Grunde weiß ich es bereits: indem ich meinem Dasein einen neuen Sinn gebe. Nach Wilhelms Tod möchte ich mich für die Menschen in Südafrika einsetzen. Das schwöre ich mir. Denn ich will unbedingt wieder konstruktiv an einer Aufgabe arbeiten. Nur so werde ich die Kontrolle über mein Leben zurückgewinnen. Ich verschlinge alles an Literatur, was ich über Südafrika auftreiben kann. Da ich nachts sowieso nicht schlafen kann, lenkt das Lesen wenigstens ein bisschen ab.

Letztes Treffen mit Wilhelm

Ein paar Tage nachdem Wilhelm aus der Klinik zurück ist, komme ich von der Arbeit heim und finde bei ihm einen alten Bekannten vor: Rudolf. Er hat Wilhelm vor vielen Jahren wie einen Ersatzvater verehrt. Während meiner Abwesenheit haben die beiden beschlossen, Ostern miteinander in Rudolfs Wohnung bei München zu feiern. Ich bin schwer verletzt, doch natürlich erfülle ich meinem todkranken Mann auch diesen Wunsch. So verbringe ich das schlimmste Osterfest meines Lebens, von dem ich weiß, dass es sein letztes sein wird, allein zu Hause.

Am Ostermontag fahre ich wie abgemacht nach München, um Wilhelm abzuholen. Doch ich stehe vor verschlossenen Türen. Niemand ist da, niemand hat mich informiert. Ich habe keine Ahnung, wo sich mein Mann nun aufhält und überlege, ob ich die Polizei informieren soll.

Am nächsten Tag ruft mich eine in München lebende Freundin an. Sie berichtet mir, dass sie Rudolf am Ostersonntag geholfen habe, Wilhelm in ein Auto zu packen. Rudolf habe meinen schwerkranken Mann zu einer ihr unbekannten Religionsgemeinschaft im Schwarzwald bringen wollen.

Aufgrund früherer Erfahrungen steigt sofort ein Verdacht in mir hoch: Es könnte sich um eine kleine Gruppe handeln, die in meinen Augen religiöse Fanatiker sind. Wilhelm hatte früher schon einmal Kontakt zu diesen Leuten. Sie behaupten offenbar, dass sie Todkranke durch eine »geistliche Schwangerschaft«, die keinesfalls von außen gestört werden dürfe, retten können.

Am gleichen Tag mache ich mich mit der Hilfe meiner Eltern auf die Suche nach meinem Mann. Die Religionsgemeinschaft lebt am Rande eines Schwarzwalddorfes. Meine Eltern und ich klingeln. Wir erhalten die Auskunft, Wilhelm sei nicht da. Daraufhin legen wir uns zwei Stunden auf die Lauer. Nichts rührt sich. Schließlich wird es meinem Vater zu bunt. Er läutet und fragt erneut ohne Umschweife, ob Wilhelm anwesend sei. Eines der Mitglieder versichert ihm ein weiteres Mal, dieser Mann sei nicht bei ihnen.

Wir fahren zur nächsten Polizeistation und erstatten offiziell Vermisstenanzeige. Die Polizisten zeigen viel Verständnis für uns. Sie wurden offensichtlich schon öfters mit den Anfragen verzweifelter Menschen konfrontiert, deren Angehörige in die Hände dieser Gemeinschaft geraten sind.

Mehrere Polizisten rücken in einem Kleinbus aus und begleiten uns. Angesichts der geballten Staatsmacht wird der Polizei Einlass gewährt. Nach wenigen Minuten teilt uns ein Polizist mit: »Ihr Mann ist hier, aber er will Sie nicht sehen.«

Daraufhin gerät mein sonst so besonnener und ruhiger Vater völlig außer sich. Er mag Wilhelm sehr.

»Wilhelm, ich will dich sehen!«, schreit er mit aller Kraft. »Wilhelm, ich will dich jetzt sehen!«

Plötzlich öffnet sich die Tür und jemand geht auf meinen Vater zu: »Wilhelm hat Sie gehört, Sie können kurz hereinkommen.«

Schnell stecke ich meinem Vater noch ein kleines für Wilhelm gedachtes Geschenk zu: »Sage ihm, dass ich ihn unterstütze, auch wenn er unbedingt hierbleiben will.«

Mein Vater verschwindet im Haus. Nach fünf Minuten taucht er wieder auf. Er sieht völlig geschafft aus und sagt nur: »Irina, Wilhelm ist bereit, dich zu sehen.«

Ein Anhänger der Gemeinschaft führt mich in sein Zimmer. Er lässt mich mit meinem Mann allein. Wilhelm sitzt aufrecht auf einem Sofa, man hat ihn mit mehreren schweren Kissen umgeben, damit er nicht umkippt. Seine starren Gesichtszüge sind aufgedunsen vom Cortison.

Vorsichtig beginne ich mit ihm zu reden. Ich wäge jeden Satz, jedes Wort ab: »Wilhelm, ich bin nicht gekommen, um dich hier wegzuholen. Du weißt, ich tue nichts, was du nicht willst. Aber wir müssen miteinander reden.«

Wilhelm nimmt erkennbar alle seine Kraft zusammen. Er schaut mich lange an und schleudert mir dann ein einziges Wort entgegen: »Raus!«

Ich bin vollkommen versteinert, überlege verzweifelt, was ich tun soll – und gehe.

Es bricht mir das Herz. Ich kann ihn nicht mehr erreichen. Ich habe ihn verloren. Die entsetzliche Wahrheit ist, dass dies meine letzte Begegnung mit Wilhelm ist.

Drei Monate durch Südafrika

Vier Monate lang leide ich einsam in unserem Pfarrhaus in Regensburg. Meine Situation ist unerträglich. Jedes Läuten des Telefons versetzt mich in Panik. Teilt man mir nun mit, dass Wilhelm gestorben ist, ohne dass ich mich von ihm verabschieden konnte? Trotzdem entschließe ich mich, meinen Mann nicht gegen seinen Willen nach Hause zu holen.

Ich habe nur noch zwei Möglichkeiten: Entweder ich beende mein Leben oder ich finde einen neuen Sinn, der mir wieder Kraft gibt. Nach endlosen Überlegungen treffe ich die schwere Entscheidung, eine Reise nach Südafrika anzutreten, obwohl Wilhelm noch am Leben ist.

Fast alle verurteilen mich deswegen. Sie machen mir den Vorwurf, meinen Mann in seiner schwersten Stunde im Stich zu lassen, und unterstellen mir, die Flucht zu ergreifen. Doch Flucht ist für jedes Lebewesen eine natürliche Schutzreaktion, um einer Gefahr zu entrinnen. Außerdem ist es keine Flucht, sondern der verzweifelte Versuch eines Neuanfangs. Meinem Entschluss liegt eine bittere Erkenntnis zugrunde: Ich werde Wilhelm nie mehr erreichen.

Deshalb kann ich mich nicht mehr so verhalten, wie man es von mir erwartet. Ich bin fest entschlossen, nicht mehr andere Leute über mein Leben bestimmen zu lassen. Meine Entscheidung in dieser elementaren Lebenskrise lautet: Wenn ich einen Beitrag für andere Menschen leiste, dann hilft mir das, auch selbst wieder Boden unter den Füßen zu gewinnen.

Am 17. August 1988 checke ich auf dem Frankfurter Flughafen ein. Ich fliege mit einer portugiesischen Airline über

Lissabon nach Johannesburg. Als Anti-Apartheid-Aktivistin weigere ich mich, bei der South African Airways zu buchen, denn diese staatliche Fluggesellschaft ist für uns Apartheid-Gegner ein Bestandteil des weißen Unterdrückungsregimes.

Als die Maschine abhebt, fliegen meine Gedanken zu Wilhelm. Ich weiß in diesem Moment, dass er nicht mehr lange leben wird. Obwohl ich ihn seit mehr als vier Monaten nicht mehr gesehen habe, stehen wir geistig noch in Verbindung. Deshalb glaube ich, dass er in diesem Augenblick spürt, dass ich ihn aufgegeben habe. Der Start des Flugzeugs gerät zu unserem endgültigen Abschied voneinander.

Obwohl ich bei der Landung in Johannesburg todmüde bin, spüre ich innerlich eine mir nicht bekannte Aufregung. Als ich meinen Fuß erstmals auf afrikanische Erde setze, erscheint es mir wie ein heiliger Moment. Ich habe das Gefühl, nach Hause zu kommen. Endlich stehe ich in dem Land, zu dem ich mich Zeit meines Lebens magisch hingezogen fühlte.

Die Einreise gestaltet sich nicht ganz unproblematisch. Ich führe 15 Kilogramm Medikamente sowie einen Nierenstein-Zertrümmerer mit. Das Ding sieht aus wie eine Schusswaffe und zieht deshalb ausgiebige Befragungen nach sich. Schließlich bringe ich doch alles durch den Zoll. Bestimmungsort ist ein kleines Krankenhaus im Township Alexandra, das fast im Zentrum des Millionen-Molochs Johannesburg liegt.

Am Flughafen holt mich Dr. Wolfram Kistner ab. Ich kenne diesen deutschstämmigen südafrikanischen Theologen seit seinem Besuch beim Regensburger Arbeitskreis Südliches Afrika. In den kommenden Tagen werde ich bei seiner Familie im weißen Johannesburger Stadtteil Greenside wohnen. Kistner ist Direktor der Abteilung für Gerechtigkeit und Versöhnung des Südafrikanischen Kirchenrats. In diesem Gremium engagiert er sich mit anderen Amtsbrüdern gegen die Apartheid. Gemeinsam mit Christiaan Frederick Beyers Naudé, einem ebenfalls weißen burischen Pfarrer, war er in Johannesburg im »Christian Institute« tätig. Diese Organisation will anhand theologischer Kriterien beweisen, dass die Apartheid keineswegs gottgewollt ist – eine absurde These, die von vielen burischen Pastoren verfochten wird und sozusagen als offizielle Staatsreligion des Buren-Regimes gilt.

Selbst diese Form des friedlichen Widerstands wird von der Staatsmacht unnachgiebig geahndet. So stehen nicht nur schwarze oder farbige Priester wie John Daries auf den endlosen Verdächtigenlisten. Christiaan Beyers Naudé war zu jahrelangem Hausarrest verurteilt. Er durfte sein Haus nicht verlassen, nichts publizieren, nicht öffentlich zitiert werden und sich maximal mit einer weiteren Person in seinen eigenen Räumen aufhalten. Bei einem Verstoß gegen diese Auflagen hätte ihm Gefängnis gedroht. Diese in die eigenen vier Wände Verbannten nennt man in Südafrika »Sitting Ducks«. Sie gelten wie eine still sitzende Ente als leichtes Ziel für Mordanschläge von weißen Rechtsextremisten.

Christiaan Beyers Naudé wurde mundtot gemacht und für vogelfrei erklärt. Dabei war er früher selbst ein konservativer burischer Pastor, der durch ein einschneidendes Erlebnis vom Saulus zum Paulus mutiert ist: In Soweto, dem südlich von Johannesburg gelegenen größten Township des Landes, besuchte er ein sogenanntes »Hostel«. Dabei handelt es sich um riesige Massenunterkünfte, in denen Tausende Wanderarbeiter wie ein Sklavenheer zusammengepfercht sind. Die jungen Männer leben elf Monate im Jahr von ihren Familien getrennt und hausen unter unmenschlichen Bedingungen. Beim Anblick dieses Elends überkam den Buren-Pastor die Einsicht, dass dieser Zustand nicht im Sinne Gottes sein könnte.

Neben Beyers Naudé zählen weitere Anti-Apartheid-Aktivisten zu Wolfram und Adelheid Kistners Bekanntenkreis. Ich genieße das Privileg, viele dieser hoch gebildeten und ungemein interessanten Persönlichkeiten während meines Aufenthaltes bei Kistners kennenlernen zu dürfen. Ich nutze diese Gespräche, um mein Netz an Kontakten in Südafrika enger zu knüpfen. Mit vielen von ihnen bin ich bis heute befreundet.

Kistner fährt mich auch ins Krankenhaus von Alexandra, wo ich die Medikamente und den Nierenstein-Zertrümmerer abliefere. Dort empfängt mich Dr. Charles Smith, der sich mir als weißer südafrikanischer Kommunist vorstellt – eine Kombination, die sehr ungewöhnlich ist. Denn die Regierung verfolgt den ANC in dieser Zeit unter anderem, weil sie ihn als kommunistische Terrororganisation abstempelt.

Smith bedankt sich für die Spenden aus Deutschland und revanchiert sich mit einer Besichtigungstour durch das Krankenhaus. So findet mein erstes Rendezvous mit dem südafrikanischen Gesundheitssystem statt. Dr. Smith zeigt mir die beengten Räume, die mit Patienten überfüllten Flure sowie die wenigen und einfachen Gerätschaften. Die Situation in diesem Krankenhaus gestaltet sich auch deshalb besonders primitiv, weil es sich vom staatlichen Gesundheitssystem losgesagt hat und auf Spenden angewiesen ist. Die Ärzte haben diesen mutigen Schritt aus humanitären Gründen gewagt. Zuvor mussten sie Personen mit Schusswunden sofort melden. Diese wurden daraufhin oft unoperiert ins Gefängnis abtransportiert.

Da ich approbierte Ärztin bin, bietet mir Smith an, mit ihm an einer Sprechstunde teilzunehmen. Er benimmt sich mir gegenüber zunächst äußerst herablassend und lässt mich ständig spüren, dass er mich für eine kapitalistische Wohlstandsdame auf dem Gutmenschen-Trip hält, die sich offenbar als Mutter Teresa aufspielen möchte. Ich fühle mich unwohl – und es soll noch schlimmer kommen.

Dr. Smith wechselt einige Worte, die ich nicht verstehe, mit einem Patienten. Dann komplimentiert er den Mann hinter einen Vorhang. Kurze Zeit später fordert mich Smith auf, nach dem Schwarzen zu sehen. Als ich den Vorhang lüfte, streckt mir der pudelnackte Mann sein Gemächt entgegen – sehr zur Erheiterung von Dr. Smith. »Der Patient leidet an einer Geschlechtskrankheit«, meint er lapidar.

Nachdem mich Dr. Smith eine gute Stunde auf die Probe gestellt hat, ändert er seinen Tonfall. Er macht mich auf eine

Gesundheitskonferenz aufmerksam, die am kommenden Wochenende in Johannesburg stattfinden soll. Es handelt sich um eine Veranstaltung der 1982 gegründeten NAMDA, der »National Medical and Dental Association«, einem Zusammenschluss von Ärzten und Zahnmedizinern, die die Apartheid ablehnen. Diese Anti-Apartheid-Ärzte betrachten die Rassentrennung und ihre fatalen Folgen als die Ursache zahlreicher Krankheiten.

Natürlich nehme ich an dieser Tagung teil. Ich möchte möglichst viele Informationen sammeln, um sie später bei Vorträgen in Deutschland weitergeben zu können. Am Rande der NAMDA-Veranstaltung lerne ich interessante und engagierte Menschen kennen, darunter Claude. Der Franzose ist Arzt im Homeland KwaNdebele, etwa 300 Kilometer nördlich von Johannesburg. Claude lädt mich ein mitzukommen, um die schlimmen Auswirkungen der Homeland-Politik mit eigenen Augen zu sehen. Ich stimme sofort zu und wir starten am nächsten Morgen.

Die Regierung verfolgt den perfiden Plan, möglichst viele Schwarze in den sogenannten Homelands zu separieren. Jeder der zehn südafrikanischen Stämme erhielt zwischen 1976 und 1981 ein eigenes Gebiet zugesprochen, das meist nicht einmal dem traditionellen Siedlungsraum entsprach. Entscheidend war und ist die ökonomische Wertlosigkeit für die Weißen, es sind dort weder fruchtbare Felder noch Bodenschätze vorhanden. Rund 90 Prozent der Bevölkerung erhielten ganze 15 Prozent der Fläche Südafrikas. Der »Rest« blieb den Weißen vorbehalten. Die Schwarzen sind gesetzlich verpflichtet, in einem der Homelands zu leben. Nur wer einen Arbeitsplatz im weißen Südafrika vorweisen kann, erhält eine entsprechend befristete Aufenthaltserlaubnis. Die Homelands sind nichts weiter als »Aufbewahrungsorte« für die wirtschaftlich nicht nutzbare schwarze Bevölkerung: Alte, Frauen, Kinder und Kranke. Die erwachsenen jungen Männer schuften auf den Farmen, in den Minen und Fabriken.

Der ökonomische Grund für die Rassentrennung besteht darin, dass rund fünf Millionen Weiße ein etwa dreißig Millionen Köpfe starkes Heer an billigsten schwarzen Arbeitskräften ausbeuten, dem sie kaum das Nötigste zum Überleben gewähren. Für die weißen Südafrikaner lohnt sich das: Sie genießen einen der höchsten Lebensstandards auf der ganzen Welt.

Mit der Homeland-Politik will Südafrika sein schlechtes Image als Paria der Weltgemeinschaft verbessern. Denn wegen der Apartheid sind umfangreiche Wirtschaftssanktionen, darunter auch ein Waffenembargo, gegen das Land verhängt worden. Ein Sportboykott schließt südafrikanische Sportler von vielen internationalen Wettkämpfen aus.

Deshalb bot das Regime den zehn Homelands an, selbstständige Staaten zu werden. Sie könnten sich dann angeblich selbst verwalten, demokratische Wahlen abhalten und sich frei entwickeln. Als Belohnung für die Loslösung vom Mutterland versuchte die Regierung, diese Homelands mit dem Versprechen auf Entwicklungshilfe zu ködern. Tatsächlich wagten die Homelands Transkei (1976), Bophuthatswana (1977), Venda (1979) und Ciskei (1981) den Schritt in die Unabhängigkeit. Südafrika hat dort Marionettenregierungen installiert, die im Falle der Unbotmäßigkeit gegenüber Pretoria jederzeit gestürzt werden können. Keines der Homelands ist von einem anderen Staat außer Südafrika diplomatisch anerkannt worden, und eigentlich ist klar, dass die Homeland-Politik die zunehmende Isolierung Südafrikas nicht zu stoppen vermag.

Das Homeland KwaNdbele, das Claude mir zeigt, verfügt nicht einmal über ein eigenes Krankenhaus. Hunderttausende von Menschen vegetieren in trostlosen Hütten dahin. Manche sind zwar traumhaft bunt bemalt, doch sonst dominiert das Elend. Auf einem Einheimischen-Markt erstehe ich ein wundervoll besticktes Perlenband, das noch heute mein Wohnzimmer ziert und mich an KwaNdebele erinnert.

Claude arbeitet als Arzt in einer der Dorfambulanzen. Am Abend verschlechtert sich der Zustand eines seiner Patienten, der infolge einer Tuberkulose oder Lungenentzündung an schwerster Atemnot leidet, dramatisch. Mit den uns zur Verfügung stehenden Mitteln kann ihm hier nicht mehr geholfen werden.

Claude beschließt, den Mann in das nächste Krankenhaus zu bringen. Es liegt außerhalb des Homelands, etwa zwei Stunden Schlaglochpiste stehen uns bevor. Wir holpern in der Nacht durch die Siedlungsgebiete. Nirgendwo brennt Licht, nur einige Feuer glimmen. Nach Sonnenuntergang leben die Menschen hier in biblischer Finsternis.

Im Krankenhaus, das wir ansteuern, arbeiten nur zwei Ärzte. Claude berichtet mir, dass beide junge weiße Südafrikaner seien, die den Wehrdienst verweigert hätten. Um langjährigen Haftstrafen zu entgehen, hätten sie eingewilligt, sechs Jahre in diesem Krankenhaus fern jeglicher Zivilisation Dienst zu tun.

Als wir mit unserem Patienten das Krankenhaus betreten, bin ich nur noch schockiert. In den Fluren kauern oder liegen unzählige Kranke auf dem Fußboden. Manche sitzen zusammengesunken und reglos auf den wenigen Stühlen. Ein Mann hat sich einen Infusionsbeutel auf den Kopf gelegt und stiert mich mit glasigen Augen an.

Endlich finden wir einen der Mediziner. Er wirkt völlig übernächtigt und überarbeitet. Unseren Patienten streift er nur mit einem Blick, untersucht ihn nicht einmal.

»Warum habt ihr mir den noch angeschleppt?«, knurrt der Arzt unwirsch. »Der kommt sowieso nicht durch.«

Als er aber erfährt, dass ich fertig ausgebildete Ärztin bin, ist er plötzlich hellwach. Er bittet mich ernsthaft, in seinem Krankenhaus zu bleiben: »Ich kümmere mich auch um den Papierkrieg.«

Am liebsten würde ich gleich zusagen, aber das ist zu diesem Zeitpunkt noch nicht möglich.

Todesnachricht in Johannesburg

Am nächsten Tag bringt mich Claude zurück nach Johannesburg zu den Kistners. Am gleichen Abend bekomme ich einen Anruf aus Deutschland. Lore Gollwitzer ist am Telefon: »Irina, ich habe eine schlimme Nachricht für dich. Ich habe gerade einen Anruf von Wilhelms Familie bekommen. Er ist gestern Abend gestorben.«

Lore teilt mir mit, dass die Beerdigung in drei Tagen in Reutlingen stattfinden werde. Dort haben wir vor knapp vier Jahren geheiratet und zu Beginn unserer Ehe gewohnt.

Obwohl ich viel Zeit hatte, mich auf Wilhelms Tod vorzubereiten, bleibt mir der Schock nicht erspart. Ich weiß, ich kann nie mehr mit ihm reden, ihn nie mehr umarmen, nie wieder mit ihm streiten oder lachen. Mit ihm ist auch vieles in meiner Persönlichkeit erloschen, das nur durch ihn existiert hat. Auch die Zukunft, die ich mir mit ihm erträumt habe, ist nun gestorben, vor allem mein Wunsch, mit ihm Kinder zu haben.

Ich ziehe mich zurück und schreibe über jede einzelne Seite in meinem Tagebuch: »Wilhelm ist tot!« Nachdem ich etwa ein Dutzend Seiten mit diesem Satz überschrieben habe, fließt es unbeabsichtigt in riesengroßen Buchstaben aus meiner Feder: »ICH LEBE!« Ich erschrecke über diesen Satz, so kurz nach seinem Tod. Doch dann erfasst mich eine unerwartete Erleichterung.

Ich buche sofort den Rückflug nach Frankfurt. Nur wenige Stunden nach meiner Ankunft beginnt die Beerdigung. Ich fahre vom Flughafen direkt zum Friedhof. Wilhelms Familie ist bereits versammelt. Ich werde vollkommen ignoriert, ja nicht einmal gegrüßt. Meine flehentliche Bitte, den Sarg noch einmal zu öffnen, damit ich Abschied von meinem Mann nehmen kann, wird abgelehnt.

Als sich der Trauerzug in Richtung Grab bewegt, bin ich in die dritte Reihe hinter dem Sarg verbannt. Da ich während

Wilhelms langer Leidenszeit 17 Kilo verloren habe, erkennen mich viele Bekannte nicht mehr. Später kommt mir das Gerücht zu Ohren, dass ich beim Begräbnis meines Mannes gar nicht dabei gewesen sei.

Als sich die Trauergemeinde verlaufen hat, stehe ich alleine am Grab. »Ich lasse dich gehen, Wilhelm«, flüstere ich. »Aber du musst mich auch gehen lassen. Ich muss weiterleben.« Das sind meine letzten Worte an ihn.

Beim anschließenden Kaffeetrinken würdigt mich Wilhelms Familie kaum eines Blickes. Auf einem Treppenabsatz kauert ein enger Freund von mir und weint herzzerreißend.

»Ich halte es nicht mehr aus, wie du hier behandelt wirst, Irina«, schluchzt er. Ich versuche, ihn zu trösten: »Das ist nur der letzte Akt einer langen Leidensgeschichte. Sie wollen mich als untreue Witwe sehen, die ihren Mann nie geliebt hat. Aber das stört mich nicht. Rache ist nur verlorene Energie.«

Tatsächlich möchte ich meine kostbare Zeit nicht mit negativen Gefühlen vergeuden. Ich will so schnell wie möglich zurück nach Südafrika. Nur ein Problem hält mich davon ab: Ich habe kein Geld für ein Flugticket.

Als ich mich von meinen Eltern verabschiede, überreichen sie mir ein geschlossenes Kuvert.

»Wir wissen, wie wichtig dir dein Engagement für Südafrika ist. Deshalb leihen wir dir das Geld für ein Ticket.«

Diese Geste kommt völlig unerwartet. Meine Eltern hatten sich zunächst dafür geschämt, dass ihre Tochter ihren Mann in seinen letzten Tagen im Stich gelassen hat.

Nach der Beerdigung finde ich in unseren Unterlagen einen alten Brief von Rudolf an Wilhelm. Normalerweise würde ich für andere Menschen bestimmte Post nie lesen. Doch der Empfänger ist tot und er war mein Mann.

Der Inhalt des Schreibens lässt mir das Blut in den Adern gefrieren: »Wilhelm, Du musst Dich von Irina trennen. Um gesund zu werden, musst Du Gott folgen und zu Deiner ersten Frau zurückkehren.«

Ich fühle mich nachträglich von beiden verraten – von Wilhelm, weil er mir nie etwas von diesem Brief erzählt hat, und von Rudolf, weil er hinter meinem Rücken versucht hat, meinen Mann von mir zu trennen.

Später bekomme ich eine Mitteilung unserer Bank: Unser Konto ist um mehrere tausend DM überzogen. Als ich mich bei der Bank erkundige, wo das Geld geblieben ist, wird mir erklärt, dass eine von meinem Mann unterschriebene Vollmacht vorliege. Offenbar war Wilhelm während seiner Abwesenheit von zu Hause überredet worden, Fremden auch nach seinem Tod Zugang zu unserem Konto zu gewähren. Die Bevollmächtigten hatten abgeräumt, was sie kriegen konnten.

Die Schrecken der Apartheid

Nur zehn Tage nach der Beerdigung sitze ich wieder im Flugzeug Richtung Johannesburg. Diesmal kann ich mich durch Vermittlung der Kistners in einer gemischtrassigen Wohngemeinschaft in einem Vorort von Johannesburg einquartieren. Dort wohnen Künstler und Studenten verschiedener Hautfarbe unter einem Dach. Nach den Gesetzen der Apartheid ist das eigentlich streng verboten.

Einer der WG-Bewohner stammt aus Soweto. Die Abkürzung steht für Southwestern Townships. Dieses Schwarzen-Wohngebiet zieht sich südwestlich des Zentrums von Johannesburg über viele Quadratkilometer hin. Es als Weißer – und noch dazu als Frau – zu betreten, ist ziemlich gefährlich. Doch mit meinem einheimischen Begleiter wage ich dieses Risiko.

Während das Apartheid-Regime die Homelands als Endlager für schwarze Frauen, Kinder und Alte betrachtet, gelten die Townships als vorübergehender Aufbewahrungsort für die arbeitsfähige schwarze Bevölkerung. Die Townships werden von der Regierung bewusst viele Kilometer entfernt von den weißen Wohngebieten und Geschäftszentren angelegt. Die

Arbeiter dürfen sich nachts nicht in den Gebieten für Weiße aufhalten. Ausnahmen gibt es nur für schwarze Maids, die Dienstmädchen, und andere Berufsgruppen, die den Weißen jederzeit zur Hand gehen sollen. Alle anderen Schwarzen sind gezwungen, zwischen Township und Arbeitsplatz hin- und herzupendeln. Das verschlingt viel Zeit und Geld.

In Soweto finden sich alle Arten von Häusern – von der Wellblechhütte bis zur Millionärsvilla. Es gibt schwarze Geschäftsmänner oder Ärzte, die es zu Wohlstand gebracht haben. Dennoch dürfen sie nicht in den Vierteln der Weißen wohnen. Die Trennung in die unterschiedlichen Stämme wird auch in Soweto praktiziert. In manchen Gegenden leben fast ausschließlich Zulu, in anderen überwiegend Xhosa.

Bei meiner Tour durch Soweto durchströmen mich gemischte Gefühle. Viele Männer starren mich, die weiße Frau, wie ein Fabelwesen an, manche begegnen mir fast aggressiv. Und die Kinder laufen neugierig und schreiend hinter mir her.

Mein WG-Bekannter zeigt mir auch das »Nancefield Hostel«. In dieser riesigen Barackensiedlung hausen rund 30.000 überwiegend junge Männer. Die Gestaltung der Anlage erinnert mich an deutsche Konzentrationslager. Der Zustand der sanitären Einrichtungen ist unbeschreiblich. Die Männer sind auf engstem Raum ohne jegliche Privatsphäre zusammengepfercht. Die Stockbetten in diesen Schlafställen stehen in Reih und Glied, dicht an dicht. Ihre wenigen Habseligkeiten haben die Insassen an der Decke aufgehängt.

Eine Küche oder Aufenthaltsräume sind unbekannt. Die kärglichen Mahlzeiten werden auf kleinen Paraffinkochern zubereitet. Überall liegen leere Bierflaschen herum. Einige Männer haben sich die Gesichter eingeseift und rasieren sich gegenseitig.

Vor der Siedlung lungern Prostituierte herum. Alte Frauen, die hier »Gogos« genannt werden, sitzen im Dreck und verkaufen Obst, Zeitungen, Sandalen, Streichhölzer und andere Billigprodukte des täglichen Bedarfs.

Ich schieße Hunderte von Bildern von dieser Parallelwelt, die kaum ein Weißer je erblickt hat – sieht man einmal von den Polizisten ab, die hier regelmäßig rabiat ihre Razzien durchführen. Diese Fotos dokumentieren die Unmenschlichkeit eines gegen Ende des 20. Jahrhunderts praktizierten Sklavenhaltersystems.

Nachdem ich die Wohngemeinschaft wieder verlassen habe, möchte ich von Johannesburg nach Kapstadt weiterfliegen. Ich fiebere schon meinem Treffen mit John Daries entgegen, der mich am Flughafen abholen will. Doch über Joburg, wie es die Südafrikaner nennen, tobt zur Startzeit ein fürchterliches Gewitter. Der Flug wird verschoben. Ungeduldig warte ich, dass das Wüten der Naturgewalten nachlässt.

Trotz peitschenden Regens erfolgt überraschend die Freigabe des Fluges. Die Passagiere hasten im Wolkenbruch über das Rollfeld zur Maschine. Klatschnass zurre ich meinen Sicherheitsgurt fest. Beim Start zerren heftige Böen am Jet. Ein Betrunkener in der Reihe hinter mir fängt an, lautstark das Vaterunser zu beten. In mir kriecht die Angst hoch und mir wird mit einem Mal klar, wie sehr ich am Leben hänge. Dabei wäre ich noch vor wenigen Monaten gerne gestorben.

Die Stoßgebete werden erhört. Durchnässt, aber glücklich erreiche ich mitten in der Nacht Kapstadt. John hat geduldig ausgeharrt. Leider hat er nur wenig Zeit, sich in den kommenden Tagen um mich zu kümmern. Ich hatte mir das natürlich anders erhofft. Auch die innige Nähe, wie wir sie beide angesichts der nahenden Gefahr in Aachen gespürt hatten, ist verflogen. John erzählt kaum etwas aus der Zeit im Gefängnis. Er will oder kann seine Gefühle nicht preisgeben. So gibt es eine unausgesprochene Vereinbarung zwischen uns: Wir bleiben besonders enge Freunde, die auch durch das gemeinsame Ziel, die Apartheid zu überwinden, miteinander verbunden sind – aber nicht mehr.

John vermittelt mir viele neue Kontakte. Er empfiehlt mich weiter an eine Familie im Farbigen-Township Athlone, etwa 20 Kilometer außerhalb von Kapstadt. Dort kann ich umsonst wohnen. Ich nehme dieses Angebot mit Freuden an – erstens, weil ich den Alltag der Südafrikaner so hautnah wie möglich erleben möchte, und zweitens, weil ich sowieso kein Geld für ein Hotel habe.

In meiner vorläufigen Bleibe, einem winzigen Haus in Athlone, hat das pensionierte Ehepaar Dickson dreizehn Kinder großgezogen. Ich frage mich, wie man das schaffen kann.

Dank Johns mannigfaltiger Verbindungen werde ich ins Conradie Hospital eingeladen. Es genießt weltweit einen hervorragenden Ruf bei der Behandlung von Spinalverletzungen. Dabei handelt es sich um eine Durchtrennung des Rückenmarks, was unweigerlich eine Querschnittslähmung zur Folge hat. Die ungewöhnliche Spezialisierung der Ärzte im Conradie Krankenhaus hat leider einen grausamen Grund: Die Banden, die in den Townships um die Vorherrschaft und um Einflusszonen kämpfen, bestrafen Mitglieder der gegnerischen Gangs häufig mit der gezielten Durchtrennung des Rückenmarks, indem sie ein Messer zwischen zwei Rückenwirbel stoßen. Die Folge dieser unvorstellbaren Brutalität ist eine lebenslange Behinderung.

In den 120 Betten der Conradie Klinik liegen Dutzende querschnittsgelähmte junge Männer. Viele leiden wegen des endlosen Liegens an offenen Geschwüren. Die Mitarbeiter des Krankenhauses haben spezielle Reha-Maßnahmen entwickelt. So lernen Rollstuhlfahrer das Kochen an den in Townships üblichen offenen Feuerstellen, ohne sich die Füße zu verbrennen. Querschnittsgelähmte müssen dabei besondere Vorsicht walten lassen, denn sie würden eine mögliche Hitze-Einwirkung an den Beinen nicht einmal spüren.

John Daries macht mich außerdem mit Theresa Solomon bekannt, einer der legendären Persönlichkeiten des südafrikanischen Apartheid-Widerstandes. Die farbige Sozialarbeiterin hat Mischlinge und Inder zum Wahlboykott aufgerufen. Denn im Gegensatz zu den Schwarzen, denen jegliche Teilnahme an

Wahlen verwehrt bleibt, dürfen Farbige und Inder von ihrem Stimmrecht Gebrauch machen. Doch Theresa Solomon geißelt diese Praxis des Apartheid-Regimes als demokratisches Feigenblatt für die weiße Regierung, weil das Parlament in drei getrennte Kammern untergliedert ist und die Farbigen nur Vertreter für ihre eigenen Angelegenheiten entsenden dürfen.

Theresa Solomon wurde von den Behörden mehrfach eingesperrt und wieder freigelassen. Die Polizei hat ihr gedroht, sie zu ermorden und ihre vierzehnjährige Tochter zu verschleppen und zu vergewaltigen. Trotzdem lässt sich diese unfassbar mutige Frau nicht mundtot machen. Die Begegnung mit ihr hinterlässt einen tiefen Eindruck in mir.

Theresa Solomons selbstloser Einsatz wird sich lohnen. Zehn Jahre später werde ich ihr wieder begegnen – unter gänzlich anderen Bedingungen.

Am Abend nach dem Treffen mit mir wird sie wieder einmal verhaftet. Das gleiche Schicksal erleidet auch ein Gewerkschaftsführer, mit dem ich rede. Ich weiß nicht, ob es sich bei diesen Festnahmen um unglückliche Zufälle handelt oder ob mich der südafrikanische Geheimdienst observiert hat.

Einen tiefen Einblick in die grotesken Auswirkungen der Apartheid gewährt mir auch eine Zusammenkunft mit Jenny und Graham Bresick. Der farbige Arzt bildet an der Universität Kapstadt Jungmediziner speziell dafür aus, dass sie in den ländlichen Regionen Südafrikas unter Bedingungen arbeiten können, wie sie in der Dritten Welt herrschen. Seine weiße Frau Jenny arbeitet für eine Kirchengemeinde. Da Liebesbeziehungen und Hochzeiten zwischen Angehörigen verschiedener Hautfarben während der Ära der Apartheid gesetzlich verboten sind, mussten Graham und Jenny im Ausland heiraten. Wegen ihrer Ehe mit Graham entschloss sich Jenny, in einem Vorort für Farbige zu leben. Dort ist die Gefahr geringer, als gemischtrassiges Ehepaar bei der Polizei angezeigt zu werden.

Bei allen meinen Begegnungen und Diskussionen verdichtet sich in mir die Überzeugung, dass sich die Irrsinnspolitik der Rassentrennung nicht mehr lange aufrechterhalten lässt. Keiner meiner Gesprächspartner jedoch wagt eine Prognose, was danach kommen könnte: Bürgerkrieg? Teilung des Landes in einen weißen und einen schwarzen Staat? Vertreibung der Weißen wie im Nachbarland Zimbabwe?

Am letzten Tag meiner Kapstadt-Visite wandere ich auf den rund 1.000 Meter hohen Tafelberg. Der von den Einheimischen »Cape Doctor« genannte Wind vertreibt die Wolken, die das Wahrzeichen von Kapstadt häufig verhüllen. Einmal mehr trifft mich die krasse Diskrepanz zwischen überirdischer Schönheit und blankem Horror wie ein Schlag. Denn dank des herrlichen Wetters bietet sich mir ein grandioser Blick auf die Downtown von Kapstadt – und die Bucht mit der Gefängnisinsel Robben Island. Dort wähne ich Nelson Mandela und die anderen ANC-Führer inhaftiert. Was ich nicht ahne: Mandela ist bereits vor Jahren heimlich aufs Festland gebracht worden und bereitet sich in einem Haus in Kapstadt auf seine Freilassung vor.

Nachdem ich drei Wochen ihre Gastfreundschaft genossen habe, möchte ich mich bei den Dicksons erkenntlich zeigen. Das ältere Ehepaar, beide sind etwa siebzig Jahre alt, lehnt es energisch ab, Geld von mir zu nehmen. Dagegen lassen sich die beiden gemeinsam mit einer ihrer Töchter in ein Restaurant einladen. In »Mike's Kitchen« kann man so viele Spareribs essen, wie man schafft. Beide futtern schweigend so viel sie können. Es kommt keine Unterhaltung zustande. Als sie satt sind, stehen sie abrupt auf und wollen gehen. Heimlich frage ich die Tochter, was ich falsch gemacht habe.

»Gar nichts«, antwortet sie. »Aber meine Eltern waren noch nie in einem Restaurant und wissen einfach nicht, wie man sich dort benimmt. Doch sie haben es genossen, einmal im Leben so viel Fleisch essen zu können, wie sie wollen.«

Am nächsten Abend besteige ich den Nachtbus von Kapstadt nach Queenstown. Selbstverständlich herrscht auch im Transportwesen Rassentrennung. Als Weiße könnte ich für die fünfzehnstündige Fahrt einen komfortablen Bus mit Klimaanlage, Heizung und anderen Annehmlichkeiten buchen. Ich entscheide mich aber für den Bus der Schwarzen. Am Ticketschalter macht man mich freundlich auf meinen »Irrtum« aufmerksam. Auch meine Bekannten haben mich vorher gewarnt: »Das überstehst du nicht.« Doch ich bleibe stur.

Als ich in den Bus steige, können es meine schwarzen Mitreisenden nicht fassen, dass eine Weiße an Bord geht. Ich nehme neben einer unglaublich dicken Xhosa-Frau Platz. Zwar spricht niemand Englisch, aber begeistert teilen mehrere Passagiere ihr Essen mit mir.

Je länger wir durch die kalte Nacht rollen, desto mehr frieren wir. Die Seitenfenster des Busses haben schon lange das Zeitliche gesegnet. Eiskalt bläst der Fahrtwind herein. Um die Kälte irgendwie auszuhalten, beginnen meine Mitreisenden zu singen, zu tanzen, zu klatschen und rhythmisch mit den Füßen zu stampfen. Die Stimmung erinnert an eine ausgelassen feiernde Partygesellschaft.

Der Bus passiert die Grenzen von zwei Homelands. Völlig ungeschützt fahre ich als weiße Frau durch Schwarzen-Gebiete, in die sich kaum ein Weißer wagen würde. Doch ich bin mir sicher, meine schwarzen Mitfahrer würden es nicht zulassen, dass mir auch nur ein Haar gekrümmt würde.

Nur die schneidende Kälte macht mir zu schaffen. Obwohl ich alle Pullover, die ich in meinem Rucksack finde, übereinanderziehe, schlottere ich immer noch. Da zieht mich die neben mir sitzende Xhosa-Frau zu sich und wiegt mich zwischen ihren dicken Brüsten. Wie ein Baby schlummere ich selig an ihrem Busen. So hält sie mich wie eine Mama die ganze Nacht warm.

In Queenstown holt mich der indische Arzt Dr. Pillay ab, den ich bei der NAMDA-Konferenz in Johannesburg kennengelernt habe. Beim Aussteigen fragen mich mehrere meiner Mitreisenden nach meinem Namen, worauf ich mir keinen Reim machen kann.

Freudig erzähle ich meinem Bekannten von der abenteuerlichen Bustour. »Hast du eine Ahnung, warum die Leute im Bus unbedingt meinen Namen wissen wollten?«, frage ich ihn. Pillay lächelt: »Es wird hier wohl bald mehrere Babys geben, die auf den Namen Irina getauft werden.«

»Wieso das denn?«, erwidere ich verblüfft.

»Es hat diese einfachen schwarzen Menschen sehr stolz gemacht, dass du als Weiße mit ihnen gefahren bist.«

Für mich wird diese Busfahrt für immer eine der intensivsten und glücklichsten Stunden meines Lebens bleiben.

Dafür ärgere ich mich wenig später über die unfassliche Arroganz mancher Weißer wieder umso mehr.

Dr. Pillay lädt mich in das einzige gemischtrassige Lokal von Queenstown ein. Allerdings stehen auch hier die Tische für Weiße und Farbige in unterschiedlichen Räumen. Uns begleitet eine Freundin von Pillay. Sie ist ebenfalls Inderin und fällt vor allem durch ihr eisernes Schweigen auf.

»Ist deine Freundin stumm?«, frage ich Pillay.

»Sie ist nicht meine Freundin«, antwortet er. »Ich bezahle sie dafür, dass sie mitgeht.«

»Aber warum?«

»Die Leute hier dürfen nicht glauben, dass du meine Freundin bist, Irina«, erklärt Pillay.

Wie recht er mit dieser Vorsichtsmaßnahme hat, erschließt sich mir ziemlich schnell. Zwei weiße Männer entblöden sich nicht, mich anzublaffen: »Was fällt dir als Weiße eigentlich ein, dich mit einem Inder einzulassen?«

Die Allgegenwart des Rassismus erlebe ich auch in Durban, meiner nächsten Station. Im Herzen der Hafenstadt liegt eine noble Strandpromenade, die ausschließlich Weißen vorbehalten bleibt. Überall sind Schilder mit der Aufschrift »For Whites only« aufgestellt. Die Strände für Farbige und Inder liegen außerhalb der Stadt, die Schwarzen haben natürlich den weitesten Weg. Das ist eine typische Maßnahme der »kleinen Apartheid«, die jede Parkbank einer Hautfarbe zuordnet.

In Durban leben etwa eine Million Inder. Ihre Vorfahren wurden von den Briten ins Land geholt, um als billige Arbeiter auf den südafrikanischen Zuckerrohrfeldern zu schuften. Ich habe mich bei Barry Kistnasamy einquartiert, einem Bekannten, der im Vorort Merebank wohnt. In seinem Haus teile ich mir das Bett mit seiner Schwester.

Barrys Vater bringt die Familie als indischer Totengräber durch. Doch der Sohn hat erfolgreich sein Medizinstudium absolviert und spezialisiert sich gerade auf dem Gebiet Gesundheitsmanagement. Barry und seine Kommilitonen sind politisch in der Anti-Apartheid-Studentenorganisation aktiv. Dafür bezahlt seine Generation einen mörderischen Preis. Als Barry mir ein Bild seines Studentenjahrgangs zeigt, deutet er traurig auf die verschiedenen lachenden Gesichter: »Tot, im Gefängnis, tot, tot, im Gefängnis ...«

Dennoch lässt sich Barry seinen Optimismus nicht rauben. »Es wird Veränderungen geben«, prophezeit er. Gemeinsam mit anderen Medizinern entwirft er bereits die Grundzüge eines südafrikanischen Gesundheitssystems für die Zeit nach der Apartheid.

Tatsächlich wird Barry Kistnasamy später die Chance erhalten, seine Vorstellungen zu verwirklichen. Nach der Abdankung der weißen Regierung wird der hoch talentierte Mann 1995 zum Vize-Gesundheitsminister der Provinz Nordkap und 2000 zum Dekan der medizinischen Fakultät der Universität in Durban avancieren. 2004 wird er Direktor des Nationalen Instituts für Arbeitsmedizin.

Dass aber nicht nur Schwarze und Inder Opfer der Apartheid-Politik sind, erfahre ich anhand der faszinierenden Lebensgeschichte der Familie Wittenberg. Monika und Gunther sind in Tansania als Kinder deutscher Missionare geboren. Mit Beginn des Zweiten Weltkrieges wurden sie nach Südafrika in ein Internierungslager gebracht, das von den Briten errichtet worden war, um deutschstämmige Afrikaner einzusperren. Nach dem Kriegsende im Mai 1945 durften beide im Land bleiben. In den 1950er-Jahren studierte Gunther in Deutschland Theologie und Monika absolvierte eine Ausbildung zur Krankenpflegerin. Beide trafen sich in Deutschland wieder, wo sie 1961 heirateten. Im Jahr 1963 gingen sie nach Südafrika zurück und bekamen vier Kinder. Gunther Wittenberg wurde Professor für Evangelische Theologie.

Ich treffe die Wittenbergs in Pietermaritzburg, einer Stadt, die eine Autostunde nordwestlich von Durban liegt. Aus der Erkenntnis, dass man sich als Christ gegen Ungerechtigkeit engagieren muss, haben die Wittenbergs die »Pietermaritzburg Agency for Christian Social Awareness« mitgegründet. Diese Organisation sammelt unter anderem Fakten über die soziale Lage der Schwarzen. Vor allem aber beobachtet sie die mörderischen Auseinandersetzungen zwischen der Zulu-Partei Inkatha und dem ANC, die in der Gegend um Pietermaritzburg toben. Die Wittenbergs dokumentieren, dass die weiße Regierung die Inkatha mit Waffenlieferungen unterstützt, um den ANC zu schwächen und so die beiden größten schwarzen Oppositionsgruppen gegeneinander auszuspielen.

So geraten die Wittenbergs zwischen alle Fronten. Monika erhält telefonisch Morddrohungen von Afrikaans sprechenden Weißen. Der Tenor lautet: »Macht besser euer Testament!« Das Auto von Monika wird von einem Kampfwagen der Polizei, einem sogenannten »Casspir«, gerammt. Dabei bricht sie sich das Genick und überlebt dies wie durch ein Wunder ohne Behinderung. Und der Sohn Martin Wittenberg wird von den Behörden monatelang in Einzelhaft gesteckt. Dennoch scheuen die Wittenbergs sich nicht, politischen Flüchtlingen Unterschlupf zu gewähren.

Ich bin fasziniert vom Mut dieser Familie, dem Regime die Stirn zu bieten und sich dem Hass der Bevölkerungsgruppe auszusetzen, der sie selbst angehören. Wenn sie vor dem Unrecht die Augen verschlossen hätten, dann wäre den Wittenbergs ein ungestörtes Dasein gewiss gewesen.

Die letzte Station meiner dreimonatigen Reise durch Südafrika ist erneut Johannesburg. Auf rund 3.500 Bildern habe ich die Schrecken und Abartigkeiten der Apartheid dokumentiert – oft unter konspirativen Bedingungen. Trotz Verbotes habe ich zum Beispiel heimlich in Krankenhäusern fotografiert. Dabei haben sich manchmal Schwestern mit ausgebreiteten Kitteln schützend im Halbkreis um mich postiert. Nie wurde ich erwischt.

Beim Besuch im General Hospital in Johannesburg jedoch endet meine Glückssträhne. Als ich die Kamera zücke, gellt ein Ruf durch die Gänge: »Security! Security!« Wenn ich dem Sicherheitsdienst in die Hände falle, dürfte nicht nur meine aktuelle Filmrolle konfisziert werden. Es steht zu befürchten, dass die Polizei mein gesamtes fotografisches Werk der vergangenen drei Monate einkassiert. Als Fundgrube dürfte sich auch mein Notizbuch mit zahlreichen Telefonnummern und Adressen von Regimegegnern erweisen.

Gott sei Dank dauert es, ehe die Sicherheitsleute anrücken. Ich springe in den nächsten Aufzug. Hinter mir schließt sich die Tür. Mit dem Lift fahre ich in den Keller, renne durch mir unbekannte Räume und flüchte durch einen offen stehenden Dienstboteneingang.

Am nächsten Tag verlasse ich schweren Herzens Südafrika und fliege nach Deutschland zurück. Nur fünf Tage später halte ich in Regensburg im Evangelischen Bildungswerk meinen ersten Diavortrag. Ich habe bisher noch nie öffentlich gesprochen. Doch ich stecke so voller Eindrücke, dass ich den Anwesenden offenbar einen sehr authentischen und lebendigen Eindruck von der Lage in Südafrika verschaffen kann, denn ich werde mit begeistertem Applaus verabschiedet.

Schnell verbreitet sich mein Name bei Kirchen, Gewerkschaften, Parteien, Dritte-Welt-Gruppen und Hilfsorganisationen. In ganz Deutschland werde ich zu Vorträgen eingeladen. Viele Zuhörer informieren sich anschließend eingehend über Südafrika, engagieren sich in Projekten oder spenden Geld.

Häufig sind auch weiße Südafrikaner anwesend. Sie erfahren dank meiner illegal geschossenen Bilder erstmals, wie es in einem Hostel oder einem schwarzen Krankenhaus aussieht. Die meisten haben ihre weiße Parallelwelt noch nie verlassen. Manchem weißen Südafrikaner öffnen sich die Augen für das, was sich in seinem Heimatland abspielt.

Über die Vermittlung einer kirchlichen Gruppe halte ich im Jahr 1989, noch vor dem Fall der Mauer, sogar einen Vortrag in Ost-Berlin. Doch in der Hauptstadt der DDR werde ich zu meiner Verblüffung mit wenig Begeisterung empfangen. Die DDR unterstützt den ANC. Deshalb wird mein Auftritt von regierungskritischen Ost-Berlinern, die selbst einem Unterdrückungssystem ausgeliefert sind, als Propaganda betrachtet.

Im gleichen Jahr fliege ich wieder nach Südafrika. Mein Freund Michael Scheiner, ein Regensburger Journalist, begleitet mich. Obwohl das Apartheid-Regime in den letzten Zügen liegt, schreckt es vor weiteren Orgien der Gewalt nicht zurück. Die Regierung in Pretoria will Hunderttausende von Menschen gegen deren Willen zu Bürgern des Homelands Bophuthatswana degradieren, indem sie ein Gebiet, das bislang zum weißen Südafrika zählte, einfach zu einem Teil von Bophuthatswana erklärt. Da Versammlungen unter freiem Himmel schon seit der Ausrufung des Ausnahmezustandes verboten sind, bieten die Gottesdienste der Kirchen die einzigen Foren, bei denen sich der berechtigte Protest artikulieren kann.

Michael und ich beschließen, an einem solchen Gottesdienst in »Bop«, wie die Menschen das Homeland bezeichnen, teilzunehmen. »Bop«, ein Flickenteppich von Gebieten, liegt nordwestlich von Johannesburg, im Niemandsland an der Grenze zu Botswana. Bei solchen Gottesdiensten werden natürlich auch politische Ansprachen gehalten, wenngleich religiös verpackt.

Die Kirche ist überfüllt, die Gläubigen beten und singen. Plötzlich entsteht Unruhe am Haupteingang. Als ich mich umdrehe, sehe ich weiße Soldaten, die mit Gewehren im Anschlag in das Gotteshaus stürmen. Die Menschen schreien vor Entsetzen auf. Manche werden an die Wand gedrängt, die Polizisten prügeln mit Schlagstöcken und Nilpferdpeitschen auf sie ein. In unserer Nähe hat jemand geistesgegenwärtig ein Fenster aufgerissen. Michael und ich klettern über die Brüstung, springen hinaus. Wir hasten so schnell wir können zu unserem Auto und starten durch.

Ein Casspir, einer der berüchtigten gepanzerten Mannschaftswagen der Polizei, verfolgt uns. Hinter uns rattern Schüsse. Wie durch ein Wunder bleiben wir unverletzt. Wir ducken uns so tief wie möglich in die Sitze. Nur der Fahrer hat den Kopf noch oben. Er drückt aufs Gaspedal. Die grüne Grenze zwischen Bophuthatswana und Südafrika ist nicht weit. Unsere Flucht gelingt – genau an der Grenze bleibt der Casspir stehen. Man wollte uns offenbar vor allem aus dem Homeland verscheuchen. Am nächsten Tag erfahren wir, dass es bei der Polizeiaktion mehrere Todesopfer und Verletzte gegeben hat.

Bei einer Party von Weißen in Johannesburg lerne ich einen außergewöhnlichen Rechtsanwalt kennen. Er engagiert sich als Weißer in einem »Law Project«, das Schwarzen kostenlosen Rechtsbeistand ermöglicht. Der Anwalt berichtet mir, dass er sich derzeit für mehrere Jugendliche einsetzt, die in einem Township auf dem Nachhauseweg von der Schule grundlos festgenommen worden seien. Sie seien in einen stockdunklen Kellerraum gesperrt worden, an dessen Wänden unisolierte Stromkabel verlegt waren. Plötzlich hätten die Peiniger über einen Lautsprecher das Gebrüll wilder Tiere eingespielt. Die Jugendlichen seien in Panik gegen die Wände gelaufen und hätten dabei schwere Stromschläge erlitten.

Was bezweckt ein Regime mit solchem Terror gegen Unschuldige? Den Unterdrückten soll ständig ihre völlige Machtlosigkeit demonstriert werden. Die unmissverständliche Botschaft des Apparates lautet: Wir können dich jederzeit physisch oder psychisch vernichten, ohne dass du dich dagegen wehren kannst.

Im Rahmen meiner Ausbildung zur Psychotherapeutin beschäftige ich mich auch beruflich mit den Folgen von Folter. Die Opfer leiden ein Leben lang an den erlittenen Torturen. Die ständige Bereitschaft zu ungezügelter Gewalt zählt bis heute zu den schlimmsten Heimsuchungen der südafrikanischen Gesellschaft. Nach meiner Überzeugung ist der Grundstock dieser verhängnisvollen Entwicklung während der Ära der Apartheid gelegt worden. Natürlich können die Gewaltexzesse der Weißen in den 1970er- und 1980er-Jahren nicht jedes aktuelle Verbrechen entschuldigen. Doch in dieser Zeit wird eine ganze Generation traumatisiert, weil sie mit den Weißen fast ausschließlich entsetzliche Erfahrungen verbindet.

Nach unseren lebensgefährlichen Abenteuern in Bophuthatswana fliegen Michael und ich von Johannesburg nach Kapstadt. Dort bin ich natürlich mit John Daries verabredet. Inzwischen hat sich unsere Beziehung erneut verändert. Wir sind beide in festen Händen. John ist frisch verliebt in eine weiße Pfarrerin. Aber die Magie zwischen uns besteht fort. Ich weiß, dass John in meinem Leben weiter eine wichtige Rolle spielen wird.

Das Ende der Apartheid

Zurück in Regensburg, kommt sogar für mich der Tag der Kapitulation des Apartheid-Regimes ziemlich überraschend. Am 10. Februar 1990 meldet sich Birgit Beck vom Arbeitskreis Südliches Afrika freudig erregt am Telefon meiner Regensburger Wohnung.

»Hast du es schon gehört, Irina? Morgen wird wahrscheinlich Nelson Mandela freigelassen.«

»Woher weißt du das denn?«, frage ich aufgeregt.

»Das habe ich soeben aus Südafrika erfahren«, antwortet Birgit. »Wir müssen für heute Abend unbedingt ein Treffen des Arbeitskreises anberaumen.«

Gesagt, getan. Auf die Informationen aus Birgits südafrikanischem Netzwerk ist für gewöhnlich Verlass. Wir beschließen, dass wir die Freilassung des berühmtesten Gefangenen der Welt mit einer spontanen Demonstration in Regensburgs Innenstadt feiern. Noch in der Nacht fertigen wir Transparente und Poster an. Telefonisch trommeln wir die Freunde des Arbeitskreises und die im Regensburger Exil lebenden Südafrikaner zusammen.

Obwohl die erlösende Nachricht aus Südafrika noch aussteht, beginnen wir unseren Jubelumzug durch das prächtige, mittelalterlich geprägte Zentrum von Regensburg. Die etwa 150 Demonstranten fordern die Freilassung aller politischen Gefangenen und ein Rückkehrrecht für die Exilanten.

Schon bald hält uns die Polizei auf. Natürlich fehlt uns für die Demonstration die nötige behördliche Genehmigung. Unsere Ausrede, dass wir uns spontan versammelt haben, lassen die peniblen Gendarmen nicht gelten. Dann hätten wir ja wohl kaum aufwändig bemalte Transparente dabei, kontern sie nicht ganz zu Unrecht.

Doch offenbar lässt unsere ausgelassene Freude die bayerischen Ordnungshüter nicht unbeeindruckt. Nach Rücksprache mit der Inspektion fährt ein Polizeiauto unserer Gruppe voraus, ein weiteres bildet die Nachhut.

Mandela ist allerdings immer noch nicht auf freiem Fuß. Ein im Wagen sitzender Polizist verfolgt für uns ständig die Rundfunknachrichten. Endlich ruft er zum offenen Seitenfenster hinaus: »Mandela ist frei!« In diesem Moment freuen sich sogar die Polizisten mit uns.

Auf dem von mächtigen Patrizierhäusern eingerahmten Regensburger Haidplatz feiern wir mit Trommeln und Gesängen. Ich gebe einem lokalen Radiosender ein Interview, das live ausgestrahlt wird.

Die Abdankung der Apartheid hat sich erstmals am 2. Februar angekündigt. Bei seiner Eröffnungsrede zur neuen Parlamentsperiode hat der erst im Vorjahr gewählte Präsident Frederik Willem de Klerk völlig überraschend die zukünftige Beteiligung der Schwarzen an der politischen Macht, die Zulassung aller Oppositionsparteien und die Freilassung sämtlicher politischer Häftlinge angekündigt. Seit den frühen 1960er-Jahren ist die schwarze Opposition in die Illegalität verbannt gewesen.

Was wir zu diesem Zeitpunkt noch nicht wissen: Bereits im Jahr 1982 hatte das Regime Nelson Mandela unter strengster Geheimhaltung von der Gefängnisinsel Robben Island auf das Festland verlegt. Am 5. Juli 1989 war es zu einem geheimen Gespräch zwischen dem Häftling und dem verhassten Apartheid-Präsidenten Botha gekommen. Und am 13. Dezember 1989 hatten sich Mandela und der Botha-Nachfolger de Klerk konspirativ getroffen.

Am 11. Februar 1990 steht Mandela nach 27 Jahren Haft auf dem Balkon des Rathauses von Kapstadt und die Massen jubeln ihm zu. Nur drei Monate zuvor ist die Berliner Mauer gefallen.

Der Zusammenbruch der kommunistischen Regime in Osteuropa befördert de Klerks Bereitschaft zu Verhandlungen. Denn der ANC ist bislang massiv von der Sowjetunion finanziert worden. De Klerk glaubt nun, mit einem geschwächten ANC aus einer Position der Stärke heraus über die Übergabe der Macht an die Schwarzen verhandeln zu können.

Tatsächlich aber haben die Kosten der Apartheid für das Regime ruinöse Ausmaße angenommen. Seit den Ölkrisen der 1970er-Jahre schrumpft das südafrikanische Wirtschaftswachstum. Die Investitionen ausländischer Firmen gehen zurück, parallel leidet das Land unter den ökonomischen Sanktionen. Das Staatswesen ist aufgebläht worden, etwa 50 Prozent der Weißen arbeiten direkt in Staatsdiensten oder in damit zusammenhängenden Berufen. Der Sicherheits- und Unterdrückungsapparat verschlingt immense und ständig steigende Summen. Die südafrikanische Volkswirtschaft muss immer mehr Ressourcen für den bloßen Systemerhalt aufwenden.

Gleichzeitig hat der ANC vom Ende des Kolonialismus in Rhodesien, Namibia und Mozambique profitiert. In diesen Nachbarstaaten Südafrikas sind Basen für die Guerillataktik des ANC entstanden. Neben der Militarisierung im Inneren ist das Regime in Pretoria zu kostspieligen Armee-Einsätzen in diesen Ländern gezwungen. Die Truppe erleidet Niederlagen und Verluste. Viele junge weiße Soldaten kehren desillusioniert und traumatisiert zurück.

Immer mehr Weiße beginnen, am Sinn der Rassentrennung zu zweifeln. Gleichzeitig gewinnen die Schwarzen, inspiriert von den Bürgerrechtsbewegungen in den USA, an Selbstbewusstsein. Zusätzlich macht die demographische Entwicklung die Unterdrückung der wachsenden schwarzen Mehrheit durch die weiße Minderheit immer schwieriger.

Ende der 1980er-Jahre herrscht eine Pattsituation in Südafrika. Die Weißen können angesichts bürgerkriegsähnlicher

Zustände nicht mehr in Frieden leben und die Schwarzen können nicht gewaltsam siegen. Da die politischen, ökonomischen und moralischen Kosten der Apartheid zu hoch geworden sind, wird während der kommenden vier Jahre von zwei moderaten und pragmatischen politischen Persönlichkeiten über ihr Ende verhandelt: Nelson Mandela und F. W. de Klerk. Beide werden im Jahr 1993 für ihr Engagement mit dem Friedensnobelpreis belohnt.

Damit hat Südafrika im Laufe seiner Geschichte bislang insgesamt vier Träger des Friedensnobelpreises hervorgebracht. Neben Mandela und de Klerk wurden im Jahr 1984 bereits Bischof Desmond Tutu und im Jahr 1960 der langjährige ANC-Präsident Albert John Luthuli für ihren friedlichen Einsatz gegen die Apartheid mit diesem Titel geehrt.

Mit dem Ende der Rassentrennung in Südafrika lösen sich deutschlandweit viele Anti-Apartheid-Gruppen auf. Unser Arbeitskreis entscheidet sich für eine Neuausrichtung. Unsere Themen lauten künftig: Versöhnung zwischen den Menschen unterschiedlicher Hautfarbe, Hilfe bei der Vorbereitung der ersten freien Wahlen, wirtschaftlicher Fortschritt, Verbesserung der Bildungseinrichtungen, Unterstützung der Frauen auf dem Land und Bekämpfung der Ausbreitung von Aids.

»Hinterhalt« in Durban

Dass weiter immenser Handlungsbedarf besteht, wird mir bei einer Südafrika-Tour im Jahr 1992 schmerzlich bewusst. Diesmal fliege ich nach Durban, um dort Willy Leslie zu treffen.

Willy hat fünf Jahre im Exil in Regensburg verbracht. Dort hat er gemeinsam mit anderen Exilanten den Anstoß für die Gründung des Arbeitskreises Südliches Afrika gegeben. Während dieser Zeit war er auch der Repräsentant des ANC in Deutschland. Er spricht perfekt Deutsch. Willy war als Student im politischen Widerstand aktiv und ein Freund des im September 1977 zu Tode gefolterten Schwarzen-Führers Steve Biko. Außerdem war Willy eines der führenden Mitglieder im »Black Consciousness Movement«. Diese von Biko ins Leben gerufene Organisation war stark von der US-amerikanischen »Black Power«-Bewegung beeinflusst.

Willy war im Jahr 1976 von Südafrika nach Lesotho geflohen. Dort war er Vorsitzender des Flüchtlingskomitees für südafrikanische Exilanten. Zwei Jahre später wurde er von der deutschen Otto-Benecke-Stiftung zusammen mit dreiundvierzig anderen südafrikanischen Exilanten zur Ausbildung nach Deutschland gebracht. Dieser humanitäre Verein unterstützt im Auftrag der deutschen Regierung Flüchtlinge bei der Eingliederung. Willy erlernte damals in Regensburg den Beruf des Schweißers.

Im November 1981 betrat Willy wieder afrikanischen Boden. Er ging zuerst nach Sambia, wo er Oliver Tambo über die Entwicklung des ANC in Deutschland Bericht erstattete. Der langjährige ANC-Präsident Tambo, ein enger Freund von Nelson Mandela, organisierte damals vom Exil aus den internationalen Widerstand gegen das Buren-Regime.

Danach lebte Willy zehn weitere Jahre in Lesotho. Erst Anfang der 1990er-Jahre, nach der Abdankung des Apartheid-Regimes, konnte er nach Südafrika zurückkehren.

Willy ist gemäß der Klassifizierung aus der Zeit der Apartheid ein Farbiger. Doch aufgrund seiner dunklen Hautfarbe würde man ihn eher für einen Schwarzen halten.

Obwohl ich hundemüde aus dem Flugzeug steige, bitte ich Willy, noch einen Abstecher an Durbans Traumstrand zu machen. Die Schilder mit der Aufschrift »For Whites only«, die noch während meines letzten Aufenthaltes an Durbans »Golden Mile« standen, sind verschwunden. Auch Farbige, Inder und Schwarze dürfen sich nun an diesem Strandabschnitt aufhalten, der früher ausschließlich den Weißen vorbehalten blieb.

Ich freue mich, dass diese abartige Auswirkung der Apartheid Geschichte ist. Aber die Geister der Vergangenheit sind noch längst nicht gebannt.

Während Willy und ich plaudernd durch den heißen Sand schlendern, nähert sich uns ein offenbar stark betrunkener weißer Polizist. Er zieht urplötzlich seine Dienstwaffe und drückt sie samt seinem Dienstausweis dem völlig verblüfften Willy mit den Worten »Hold this for me!« in die Hand. Dann torkelt er Richtung Meer und lässt sich voll uniformiert in die Wellen plumpsen.

»It's a setup! It's a setup!«, schreit Willy.

Er befürchtet, in einen Hinterhalt geraten zu sein und in der nächsten Sekunde das Opfer eines versteckten Scharfschützen zu werden. Panisch rennen wir zum Auto und fahren mit der Pistole und dem Dienstausweis zur nächsten Polizeistation. Dort geben wir beides ab und melden den Vorfall.

Der ebenso groteske wie harmlose Zwischenfall veranschaulicht die hoch explosive Situation, in der Südafrika zu diesem Zeitpunkt steckt. Während de Klerk und Mandela bei ihren Verhandlungen um Kompromisse ringen, rüsten sich weiße Extremisten für einen Bürgerkrieg gegen die Schwarzen. Weiße Generäle erwägen einen Putsch, da sie sich der militärischen Überlegenheit der südafrikanischen Armee sicher sind. Gleichzeitig rufen die schwarzen Jugendlichen nach Rache für die Apartheid und wollen die Weißen am liebsten ins Meer treiben.

Bei den Weißen herrscht in diesen Jahren Weltuntergangsstimmung. Manche bunkern sich ein und horten Lebensmittel. Andere flüchten nach Europa oder Australien, lassen Haus und Hof im Stich. Die von Mandela erhoffte »Regenbogen-Nation« Südafrika, in der Menschen jeglicher Hautfarbe friedlich miteinander leben, durchleidet äußerst schmerzhafte Geburtswehen.

Willy Leslie zählt zu den Ersten, die ihre neue Freiheit erproben – und deren Grenzen erfahren. Als Mitarbeiter eines

ANC-Projekts verdient Willy passabel und bewohnt ein Haus in einem ehemals weißen Vorort von Durban.

Die Freundin eines seiner Kinder, ein süßes wunderhübsches Mädchen, sitzt als schwarze Schülerin in einer rein weißen Klasse, denn auch im Bildungssystem ist die Apartheid endlich abgeschafft.

Bei meinem Besuch sehe ich das Mädchen still und allein im Garten. Mir fällt auf, dass sie herzzerreißend weint. Ich nähere mich vorsichtig und frage so sanft wie möglich: »Was hast du denn? Warum weinst du?«

»Die anderen Kinder sagen alle, dass ich so hässlich bin«, wimmert die Kleine.

Ich bin fassungslos: »Aber du bist das hübscheste Mädchen, das ich kenne.«

Doch meine Worte trösten sie nicht. Sie wird von den weißen Kindern ausgegrenzt und verachtet, nur weil sie schwarz ist. Die Kleine bezahlt einen hohen Preis für die im Werden begriffene Rassenintegration.

Dass auch in Willy die Dämonen der Vergangenheit nie zur Ruhe kommen werden, begreife ich Jahre später bei einem langen abendlichen Gespräch. Nach der Zeit im Regensburger Exil lebte er in Lesotho. Dieses winzige selbstständige Königreich ist vollständig von Südafrika umgeben. Obwohl das bettelarme Land ökonomisch von seinem großen Nachbarn abhängig ist, gewährte Lesotho ANC-Mitgliedern und sonstigen politisch Verfolgten aus Südafrika Asyl. Dafür wurde der Zwergstaat von der Regierung in Pretoria in den wirtschaftlichen Würgegriff genommen, mit der Folge, dass Lesotho bis heute zu den weltweit ärmsten Ländern zählt.

Willy brachte sich in Lesothos Hauptstadt Maseru mehr schlecht als recht durch. Er betrieb eine Werkstatt, in der Fenster- und Türrahmen sowie Mohair-Spinnräder hergestellt wurden. Fast alle seine Kunden waren ausländische Hilfsorganisationen oder Botschaften. Doch das war vor allem Tarnung.

Denn außerdem wurden in Willys Werkstatt doppelte Böden für Autos produziert. Damit wurden Waffen für den ANC über die Grenze nach Südafrika geschmuggelt.

Um zu verhindern, dass der ANC sich in Lesotho immer stärker etablierte, marschierte die südafrikanische Armee am 9. Dezember 1982 völkerrechtswidrig in Maseru ein. Als die Kampftruppen sein Haus stürmten, versteckte sich Willy unter dem Bett. Die Soldaten schossen wild um sich. Wie durch ein Wunder blieb Willy unverletzt.

Viele seiner südafrikanischen Freunde dagegen wurden während des blindwütigen Übergriffes getötet. Willy sorgte dafür, dass seine in der Fremde gestorbenen Kameraden wenigstens eine würdige Beerdigung erhielten.

Außerdem dokumentierte er die Ereignisse mit der Kamera. Die Fotos zeigen Leichen, Blut und zahllose Einschusslöcher. Diese Dokumentation wurde später in Deutschland veröffentlicht.

Nach fünfzehn Jahren im Exil wagte Willy nach dem Ende der Apartheid-Regierung die Rückkehr nach Südafrika. In der alten Heimat stand dem langjährigen ANC-Mann eine erstaunliche Karriere bevor. Ein Jahr nach unserem Treffen wurde Willy Leslie zum Brigade-General der südafrikanischen Armee befördert. In diesem Rang organisierte er erfolgreich die Integration des militärischen ANC-Flügels in die bislang fast ausschließlich den Weißen vorbehaltene Armee.

Im Jahr 2003 ging Willy als südafrikanischer Botschafter nach Lesotho. Es mutet wie eine verquere Ironie der Geschichte an, dass Willy in der Stadt, in der er fast von südafrikanischen Militärs getötet worden wäre, später eben dieses Land als höchster Diplomat vertrat.

In Lesotho organisierte Willy unter anderem die Exhumierung der 1982 ermordeten Kameraden. Die sterblichen Überreste wurden nach Südafrika zu ihren Familien überführt und endlich in der Heimaterde bestattet. Dieser Akt war sowohl für die Angehörigen der Toten als auch für Willy selbst ein ungeheuer wichtiger Schritt zur Versöhnung.

Für viele ANC-Kämpfer und Oppositionelle brachte der Machtwechsel die Chance zum rasanten wirtschaftlichen Aufstieg. Doch unzählige junge Leute, die im Widerstand zum Regime gestanden waren, bezahlten ihren Einsatz auch mit lebenslanger Armut und quälenden Traumata.

In den vier Jahren zwischen Mandelas Freilassung und den ersten demokratischen Wahlen waren die schwarzen und farbigen Südafrikaner beherrscht von einer absurden Mischung aus Hoffnung und Angst. Es war allen klar, dass epochale Veränderungen bevorstanden. Doch niemand wusste, wie man diesen kolossalen Herausforderungen begegnen könnte.

Ein Vergleich verdeutlicht die ungeheure Größe dieser Aufgabe. In den gleichen Jahren hatte Deutschland nach dem Fall der Mauer die Folgen der Wiedervereinigung zu bewältigen. Hier wuchsen zwei Staaten mit Menschen gleicher Hautfarbe, gleicher Kultur, gleicher Religion, gleichem Bildungsniveau und einem ähnlich hoch entwickelten Lebensstandard zusammen. Dennoch laboriert Deutschland bis heute an den immensen Kosten und Folgen dieses Prozesses.

In Südafrika herrschten dagegen sozioökonomische Unterschiede, wie sie krasser kaum ausfallen könnten. Weltweit gab es nirgendwo einen Masterplan, an dem sich die Schöpfer des künftigen Südafrika hätten orientieren können. Zwar nimmt die neue Verfassung Anleihen beim deutschen Grundgesetz, doch da die Apartheid über Jahrzehnte den Rassismus in Gesetze gegossen hatte, musste auch das Rechtssystem in wesentlichen Teilen neu erdacht werden.

Eine Pistole unter der Matratze

Natürlich debattiere ich all diese Probleme intensiv mit John Daries, den ich wie bei jeder meiner Südafrika-Touren in Kapstadt treffe. Er ist gleichermaßen von Aufbruchseuphorie wie von Skepsis erfasst.

Die derzeitige Stimmung spiegelt sich in einem Witz wider, den John gerne erzählt: »Präsident de Klerk und Bischof Tutu, die Galionsfigur der Apartheid-Gegner, rudern in einem Boot auf einen See hinaus. Plötzlich reißt eine Böe dem Träger des Friedensnobelpreises seine Bischofsmütze vom Kopf. Doch Tutu wandelt wie Jesus übers Wasser und holt das gute Stück zurück. De Klerk ist begeistert. Am nächsten Morgen lautet die Schlagzeile in der noch immer von Weißen dominierten Zeitung: ›Bischof Tutu kann nicht schwimmen!‹«

Während eines meiner Besuche in Johns Wohnung im Township Blue Downs wird er unerwartet zu einem Notfall in seiner Gemeinde gerufen. Um die Wartezeit sinnvoll zu überbrücken, beschließe ich, sein Zimmer zu putzen und sein Bett frisch zu überziehen. Als ich die Matratze hochhebe, finde ich einen geladenen Revolver. Ich bin entsetzt, rühre die Waffe nicht an. John ist der friedfertigste Mensch, den ich kenne. Zeit seines Lebens engagiert er sich für gewaltfreien Widerstand.

»Ich bin bereits drei Mal in meinem Haus überfallen worden«, erzählt er mir später. Die Pistole im Bett des Pfarrers ist ein klares Zeichen dafür, dass die Geißel der Gewalt in Südafrika weiterregiert – auch wenn sie nicht mehr vom Staat ausgeht.

Als alle Südafrikaner am 27. April 1994 erstmals ein demokratisch legitimiertes Parlament wählen dürfen, sitze ich in Regensburg mit Tränen in den Augen vor dem Fernseher. Für viele Schwarze ist es der stolzeste Moment ihres Lebens. Am 10. Mai 1994 wird Nelson Mandela als Präsident vereidigt. Auf den Schultern dieses alten Mannes, der fast dreißig Jahre im Gefängnis saß, ruhen nun die Hoffnungen eines Landes – ja, sogar ganz Schwarzafrikas, das oft als »verlorener Kontinent« abgeschrieben wird.

Ich feiere an diesem geschichtsträchtigen Tag im südafrikanischen Konsulat in München. Zu der Party sind Exilanten, Anti-Apartheid-Aktivisten, Geschäftsleute und Politiker eingeladen. Sieben Jahre Engagement für Südafrika liegen hinter mir. Während dieser Zeit haben meine Freunde und ich uns auch in dunkelsten Stunden stets einen speziellen Trinkspruch bewahrt. Immer erhoben wir das Glas in der Hoffnung auf ein »demokratisches Südafrika«. Als wir uns an diesem Abend zuprosten, ist dieser Wunsch wahr geworden. Ich glaube, wir sind alle ein wenig stolz, einen winzigen Beitrag dazu geleistet zu haben.

An diesem Abend feiere ich außerdem meinen vierunddreißigsten Geburtstag. Nelson Mandelas Präsidentschaft ist das schönste vorstellbare Geschenk. Mit aller Macht meldet sich mein lang gehegter Wunsch zurück, einmal als Kinderärztin nach Südafrika zu gehen. Nun sind die idealen Voraussetzungen dafür gegeben: das Ende der Apartheid, eine demokratische Regierung, der Aufbau eines neuen Gesundheitssystems und der Wunsch nach Spezialisten, die dabei helfen. Ich nehme mir vor, meine Facharzt-Ausbildung mit vollem Elan voranzutreiben. Jeden Tag, wenn ich zur Arbeit fahre, freue ich mich, dass ich meinem Ziel wieder etwas näher komme.

Meine nächste Südafrika-Tour im Jahr 1995 beginnt in Windhoek, der Hauptstadt von Namibia. Ich bin von meinem Bekannten Jan Glazewski eingeladen worden. Jan ist ein weißer Südafrikaner und leidet an der Bluterkrankheit. Ihm wurde mit einer verseuchten Blutkonserve das HI-Virus übertragen. Jan ist also HIV-positiv, wie fast alle südafrikanischen Bluter.

Eigentlich lehrt er als Jura-Professor an der Universität Kapstadt. Doch da er als Koryphäe auf dem Gebiet des Meeresrechts gilt, ist Jan von der namibischen Regierung gebeten worden, an der entsprechenden Gesetzgebung und der neuen Verfassung mitzuarbeiten. Dieses Beispiel zeigt, wie sehr die friedliche Revolution am Kap den ganzen Süden des Kontinents verändert hat. Noch bis zum Jahr 1988 standen südafrikanische Besatzungstruppen auf namibischem Territorium. Nun schreibt ein weißer Südafrikaner an der Verfassung des Landes mit.

Jan begleitet mich auf einer Tour durch die Wüste Namib mit ihren riesigen roten Dünen. Nachts liege ich in völliger Dunkelheit reglos auf dem Dach unseres Geländewagens und starre in den Sternenhimmel. Rings um mich die unendliche Wüste und über mir die Unendlichkeit des Weltalls, empfinde ich eine bislang nie gekannte Verlorenheit – und fühle mich trotzdem unglaublich glücklich.

In Kapstadt bin ich mit meiner alten Freundin Theresa Solomon verabredet. Vom Apartheid-Regime verfolgt, gefoltert und eingesperrt, ist die Verfemte von einst inzwischen zur Bürgermeisterin von Kapstadt gewählt worden. Sie will mich in ihrem Amtszimmer im Rathaus empfangen. Nachdem ich die Personenkontrolle erfolgreich passiert habe, stelle ich mein Auto in der Tiefgarage ab. In einem mit Mahagoni verkleideten Lift gleite ich fast lautlos nach oben.

Nach der herzlichen Begrüßung führt mich Theresa durch das Haus. In einem Flur hängen in Reih und Glied die Bilder ihrer Vorgänger: Alle sind weiß, Männer und staatstragend dreinblickende Anzugträger. Neben dieser Ahnengalerie in Schwarzweiß steht Theresa in ihrem ebenso eleganten wie bunten afrikanischen Gewand samt Perlenketten und grinst schelmisch: »Auch mein Bild wird eines Tages hier hängen: schwarz, Frau und ANC-Mitglied.« Die frühere Staatsfeindin ist zu einer der angesehensten Persönlichkeiten in der Kap-Metropole aufgestiegen.

Von Theresas Büro aus bietet sich ein atemberaubender Blick auf die Table Bay. In ihrem Amtssitz dominieren wuchtige Teakmöbel. Die Wände sind mit dunklen Holzpanelen verkleidet. Während unseres Gesprächs serviert ein Butler mit Noblesse Tee auf dem Silbertablett. Was für ein Unterschied zu unserem letzten Treffen.

Doch Theresa lässt sich vom Glanz ihres neuen Lebens nicht blenden. Bewusst wohnt die Bürgermeisterin weiter in ihrem bescheidenen Haus im Township Mitchell's Plain. »Ich will den Kontakt zur einfachen Bevölkerung nicht verlieren«, erklärt sie mir.

Dass diese Auskunft glaubwürdig ist, erfahre ich einige Tage später bei der Township-Party, zu der mich Theresa spontan eingeladen hat. In ihrem beengten Haus stehen sich die Gäste fast auf den Füßen. Aus dem Ghettoblaster dröhnt afrikanische Tanzmusik. Bald wackeln auch die dicksten Mamas entfesselt mit sämtlichen Körperteilen. Ich stehe ein wenig ratlos herum und beobachte die Szenerie. Da tanzt Theresa Hüften schwingend auf mich zu und stupst mich an: »Move your body, girl!« Wenn die unmissverständliche Aufforderung zum Tanz aus dem Munde der Bürgermeisterin persönlich erfolgt, kann man sich dem unmöglich entziehen.

Als ich am nächsten Abend mit John beim Abendessen sitze, wartet er mit einer überraschenden Nachricht auf: »Ich werde in drei Wochen heiraten.« Seine Beziehung zu der weißen Pfarrerin sei vor einem Jahr zerbrochen.

»Wer ist denn die Glückliche?«, will ich wissen.

John zeigt mir das Foto einer traumhaft schönen farbigen Frau Mitte zwanzig: »Sie ist zwanzig Jahre jünger als ich, aber ich bin so verliebt in sie.«

John hat sich in Mitchell's Plain ein Haus gekauft, das er gerade einrichtet. Wir besichtigen es nach unserem Restaurantbesuch. Überall stehen Kisten herum, die Möbel und Küchengeräte sind noch verpackt.

Als ich mich verabschieden möchte, macht mir John zum wiederholten Mal das unverblümte Angebot, mit ihm ins Bett zu gehen.

»Du spinnst wohl«, entgegne ich und lasse ihn stehen.

Am nächsten Morgen sind wir in der Cafeteria eines Einkaufszentrums zum Frühstück verabredet. Die Rede kommt auch auf den Annäherungsversuch vom Vorabend. Ich beschließe, John ins Gebet zu nehmen: »John, du musst dich jetzt ändern. Du hattest ständig andere Liebschaften. Aber jetzt heiratest du eine blutjunge Frau, die ganz von dir abhängig ist. Ich will nicht, dass du ihr das Herz brichst.«

Ganz entgegen seiner sonstigen Gewohnheit spricht John nun zum ersten Mal ernsthaft über seine Gefühle zu mir: »Ich habe bis vor einem Jahr eine Beziehung zu einer Frau gehabt, die ich sehr schätze. Wir lagen geistig auf einer Ebene – aber es fehlte die körperliche Anziehung. Nun heirate ich eine attraktive junge Frau – aber sie ist mir geistig völlig unterlegen.«

Dann folgt der Kern von Johns Geständnis: »Irina, wir kennen uns nun seit acht Jahren. Es ist so schade, dass wir nie die Chance hatten, eine Beziehung aufzubauen. Ich weiß, dass es bei uns auf beiden Ebenen geklappt hätte – der geistigen und der körperlichen.«

Johns offenes Bekenntnis bedeutet ein riesiges Kompliment für mich. Natürlich habe auch ich häufig darüber nachgedacht, ob wir nicht zusammen sein könnten. Doch ich habe mich immer wieder dagegen entschieden.

Ich erkläre John den Grund dafür: »Du kannst nicht treu sein. Ich verkrafte es nicht, mit einem Partner zu leben, der immer wieder Affären hat. Seit wir uns kennen, fühle ich mich von dir angezogen. Aber ich hätte nicht mit dir leben können, weil du mich ständig verletzt hättest.«

Als wir uns trennen, begleitet mich John noch zum Auto. Er nimmt mich in den Arm und drückt mich wie nie zuvor, als wollte er mich nie mehr loslassen: »Irina, vergiss nie, was du mir bedeutest.«

Noch einmal beschwört er mich: »Vergiss es nie!«

Wir haben schon oft voneinander Abschied genommen, aber so hat sich John noch nie verhalten. Ich antworte verblüfft: »Aber John, du stirbst doch nicht. Du heiratest bald. Auch als verheirateter Mann bist du für mich nicht gestorben.«

Nur neun Tage später ist John tot. Er stirbt am 29. März 1995 an einem Herzinfarkt. John Maurice Daries ist nur sechsundvierzig Jahre alt geworden. Für mich ist es eine furchtbare Parallelität des Schicksals, denn Wilhelm ist im Alter von fünfundvierzig Jahren gestorben.

Die schreckliche Nachricht erreicht mich in Deutschland. Überbringerin ist wieder Lore Gollwitzer vom Arbeitskreis. Sie hat an Ostern 1987 den ersten Kontakt zwischen John und mir vermittelt.

Es ist ein entsetzlicher Schlag für mich. John war nach Wilhelms Tod mein innigster Freund und Vertrauter. Wir haben uns über die Jahre Hunderte von Briefen geschrieben. Er wusste so viel von mir. Mein letzter Brief an ihn wird bei seiner Beerdigung vor der Trauergemeinde verlesen. Leider kann ich aus beruflichen Gründen nicht dabei sein. Ich weiß bis heute nicht einmal, wo genau er begraben liegt. Bei der Trauerfeier wird mit Schautafeln voller Bilder an Johns Leben und Wirken erinnert. Ich erhalte später einige Fotos davon. Die meisten Bilder auf den Schautafeln habe ich gemacht.

Wenigstens hat John noch das Ende der Apartheid erlebt, die er mit der Macht des Wortes bekämpft hat. Vielleicht ist ihm durch seinen viel zu frühen Tod erspart geblieben, zu sehen, wie die Hoffnungen von Millionen Menschen auf mehr Wohlstand zerstoben sind.

Bis heute denke ich häufig an John. Vor allem in schwierigen Situationen überlege ich: Was würde John mir raten? Dieser Gedanke tröstet mich.

Die folgenden drei Jahre bereite ich mich in Regensburg intensiv auf meine Facharztprüfung als Kinderärztin vor. Anfang des Jahres 1998 bewerbe ich mich auf eine Anzeige im Deutschen Ärzteblatt beim Zentrum für Internationale Migration und Entwicklung, einer Unterorganisation der Gesellschaft für Technische Zusammenarbeit (GTZ) der Bundesregierung. Das südafrikanische Gesundheitsministerium sucht deutsche Ärzte und Ärztinnen, die bereit sind, für einige Jahre beim Aufbau des neuen Gesundheitssystems mitzuarbeiten.

Im März 1998 lege ich in München erfolgreich meine Facharztprüfung ab.

Nur sechs Wochen später werde ich zwei Tage von einem Kinderarzt-Professor im King Edward Hospital in Durban in englischer Sprache geprüft. Auch diese Hürde meistere ich. Damit ist klar, dass ich meine Zelte in Deutschland abbreche, und – wenn alles gut läuft – den Rest meines Lebens in Südafrika verbringen werde.

Genau am zehnten Todestag von Wilhelm geht ein Container mit einem kleinen Teil meines Hausstandes nach Südafrika. Das bedeutet – trotz vieler Jahre der Planung – einen enormen Schritt für mich als alleinstehende Frau. Es ist ein schwerer Abschied von meinen Freunden, meiner Familie und meiner Heimat. Doch jeder Tag, der mich meiner Abreise näher bringt, erfüllt mich mit wachsender Euphorie. Es wird tatsächlich wahr: Nach zehn Jahren der Vorbereitungen und Prüfungen, des Hoffens und Zweifelns erfüllt sich mein Lebenstraum. Ich werde Kinderärztin in Südafrika!

Kimberley

Schwester Bina stürmt aufgeregt fuchtelnd in mein Behandlungszimmer: »Doktor André, schnell, Doktor André, kommen Sie schnell!« Erst vor wenigen Stunden habe ich meine Stelle im Krankenhaus von Kimberley angetreten, da ereilt mich bereits der erste Notfall. Schwester Bina zerrt mich aus dem Behandlungsraum in den Flur hinaus.

Dort erwartet mich ein Anblick, wie ich ihn in Deutschland während meiner Ausbildung zur Kinderärztin nie gesehen habe. Eine schwarze Mutter, sie mag vielleicht siebzehn Jahre alt sein, streckt mir ihr etwa zweijähriges Mädchen entgegen: Es hat aufgeschwemmte Ärmchen und dicke Hamsterbacken, die Augen sind nach oben verdreht.

Das Kind ist kaum noch bei Bewusstsein. Es hängt bewegungslos in den Armen der Mutter. Ich bin entsetzt, als ich die Beinchen sehe. Die Haut hängt in Fetzen von den Unterschenkeln. Es sieht aus, als wäre das Kind verbrüht worden.

Die Mutter redet verzweifelt auf mich ein. Sie spricht im Stammesdialekt Tswana. Ich verstehe zwar kein Wort, doch jeder Satz von ihr ist ein Schrei: »Helfen Sie meinem Kind!« Die Kleine heißt Sesi, entnehme ich ihrem Wortschwall.

Ich werfe einen Blick auf die anderen Mütter mit ihren kranken Kindern, die seit Stunden in dem stickig heißen Flur mit engelsgleicher Geduld auf Behandlung warten. Glücklicherweise ist kein akuter Fall darunter.

Wir machen ein Untersuchungszimmer frei. Vorsichtig bette ich das Mädchen auf die Liege. Ich rätsle, an was das Kind leidet. Zum Glück habe ich erfahrene Krankenschwestern um mich. Sie werfen nur einen Blick auf die kleine Patientin und wissen sofort: Kwashiorkor.

Bei dieser Krankheit handelt es sich um eine besondere Form schwerster Unterernährung. Sie tritt vor allem in tropischen Zonen auf und ist in Europa völlig unbekannt. Ohne Therapie haben diese Kinder keine Chance. Und selbst mit einer Behandlung im Krankenhaus sterben 30 Prozent der kleinen Patienten einen qualvollen Tod.

Schwester Bina kommt mit dem Blutzucker-Messgerät angelaufen. Bei Sesi ist der Wert fast nicht mehr messbar. Deshalb ist die Kleine bewusstlos. Ich schiebe ihr vorsichtig eine Magensonde durch die Nase und führe ihr Zuckerwasser zu.

Ein erster Erfolg tritt bereits nach einer halben Minute ein. Sesi öffnet die Augen und blickt uns lethargisch an. Die momentane Lebensgefahr ist gebannt.

Um solche Momente des Glücks erleben zu dürfen, bin ich vor wenigen Tagen nach Südafrika gekommen. Nun habe ich endlich meinen seit Jugendtagen verfolgten Wunsch verwirklicht. Ich bin voller Tatendrang, Elan und Ideen.

Südafrika befindet sich in diesem Jahr 1998 mitten im Aufbruch. Ich möchte einen winzigen Teil dazu beitragen, dass sich das Land zum Vorbild für den gesamten gebeutelten Kontinent entwickelt. Mein fester Vorsatz lautet: Ich werde jedes Kind so behandeln, als ob es mein eigenes wäre.

Mein Idealismus wird in den kommenden Jahren jedoch auf manch harte Probe gestellt werden.

Bereits am Morgen meines zweiten Arbeitstages beginnt meine erste 30-Stunden-Schicht: Tagdienst, dann die ganze Nacht Bereitschaft und am kommenden Tag nochmals »normaler« Dienst bis zum frühen Nachmittag. Theoretisch kann man sich während der Nachtstunden zum Ausruhen in eine Kammer zurückziehen. Doch Kinder besitzen die unerfreuliche Eigenschaft, oft nachts krank zu werden. Gewöhnlich ist man die dreißig Stunden voll im Einsatz.

Natürlich schaue ich bei der Morgenvisite gleich bei Sesi vorbei. Das Mädchen liegt in einem eisernen Bettchen in der Spezialabteilung für unterernährte Kinder. Dort wird sie Tag und Nacht alle zwei Stunden gefüttert. Nach sechs Wochen ist sie endlich über den Berg. Während dieser Zeit wacht ihre Mutter unaufhörlich neben dem Bett.

Kwashiorkor entsteht durch Unterernährung über lange Zeit. Es mangelt den Kindern an allem. Fettreserven fehlen, die Muskeln schwinden, durch den Mangel an Eiweiß quellen sie auf und sind extrem infektionsgefährdet. Wegen des Vitamin- und Mineralienmangels löst sich die Haut in Fetzen. Der Körper bildet immer weniger rote Blutkörperchen. Deshalb leiden die Kinder an Atemnot, weil viel zu wenig Sauerstoff transportiert wird.

Sesi gehört zu den Glücklichen, bei denen die Behandlung anschlägt. Doch nach der Entlassung beginnen die Probleme von Neuem. Deshalb vermitteln wir die Mütter an Sozialarbeiter. Sie helfen ihnen, Zugang zum monatlichen Kindergeld zu erlangen, damit die Ernährung ihres Nachwuchses künftig ausreichend ist. Derlei Erkenntnisse erschließen sich mir jedoch erst im Laufe der Zeit.

Während meiner ersten 30-Stunden-Schicht ist erst einmal Chaos pur angesagt. Ich spreche weder die in Kimberley weit verbreitete Buren-Sprache Afrikaans, geschweige denn das Einheimischen-Idiom Tswana. Ich durchschaue die Organisationsabläufe nicht, kenne weder meine Kollegen, noch finde ich die Stationen.

Orientierungslos irre ich durch das Kimberley Hospital. Dieses Krankenhaus ist eine typische Ausgeburt der Apartheid. Für die wenigen Weißen in der Stadt stellte man in den 1960er-Jahren einen sechsstöckigen Bau mit Flachdach hin. Daneben ließ das Apartheid-Regime das Hospital für die Schwarzen bauen. Obwohl sie rund 90 Prozent der Bevölkerung stellen, war das Schwarzen-Hospital insgesamt nur etwa halb so groß wie die Klinik für die Weißen.

Bei früheren Aufenthalten in Johannesburg habe ich während der Apartheid-Zeit Krankenhäuser für Weiße gesehen, in denen ganze Abteilungen wegen dem Mangel an Patienten geschlossen waren. Zeitgleich vegetierten in den Hospitälern für die Schwarzen die Menschen auf überfüllten Gängen in Betten und auf Matratzen am Boden dahin.

Diese perversen Folgen der Apartheid-Politik gehören glücklicherweise der Vergangenheit an. Seit 1994 ist die Rassentrennung offiziell abgeschafft. Seitdem sind auch die beiden Krankenhäuser in Kimberley zu einem Komplex verschmolzen. Ein 180 Meter langer unterirdischer Gang verbindet sie. Die Krankenschwestern weigern sich allerdings, den schummrig beleuchteten, endlos langen Flur nachts zu betreten. Sie befürchten nicht ganz zu Unrecht, in den düsteren Katakomben vergewaltigt zu werden.

Mir bleibt keine andere Wahl, als diesen Gang bei jeder Tages- und Nachtzeit auf- und abzurennen. Mit einem schwer kranken Kleinkind im Arm sind 180 Meter eine weite Strecke. Denn die Kinderstation wurde im früheren Schwarzen-Krankenhaus eingerichtet. Dort erfolgen auch die Kaiserschnitte. Die Intensivstation wiederum liegt im ehemaligen Weißen-Hospital. Da befinden sich auch die Brutkästen und Beatmungsgeräte für die Frühchen. Als Kinderärztin bin ich für beide Stationen verantwortlich – wenn ich nicht gerade in der Kinderambulanz arbeite, einem barackenähnlichen Bau gegenüber dem ehemaligen Schwarzen-Hospital.

Nach meiner ersten Schicht bin ich körperlich und nervlich am Ende. Vollkommen ausgelaugt schleppe ich mich zurück in mein Haus in der Memorial Road, das kaum hundert Meter neben dem Krankenhaus liegt. Ein Hintereingang verbindet das Grundstück mit dem Klinikgelände. Ich öffne das schwere Blechtor und gehe durch den völlig verdörrten und heruntergekommenen Garten zur überdachten Veranda. Dort habe ich mir zwischen zwei Pfosten eine Hängematte aufgespannt. Ich lege mich hinein – und breche in Tränen aus.

Ähnliche Erschöpfungszustände werden mir in den kommenden Monaten noch häufig passieren.

Mein Hausrat mutet während der ersten Wochen äußerst bescheiden an: ein Koffer mit Kleidung – und mein Mountainbike. Dass Radfahrer, wenn sie noch dazu der weiblichen Hälfte der Menschheit angehören, in der südafrikanischen Provinz zu einer eher exotischen Spezies zählen, wird mir erst allmählich klar. Aber noch habe ich kein Auto und bin beim Einkaufen auf mein Fahrrad angewiesen. Ein Teil meines Hausstandes schippert noch irgendwo an der Küste Afrikas entlang. Genau 999 Kilogramm durfte ich in einen Container packen. Den Rest habe ich dauerhaft bei Freunden auf einem Bauernhof bei Regensburg geparkt.

In dem Haus, das der Klinik gehört, sind drei Ärztinnen untergebracht: zwei burische Jungmedizinerinnen und ich selbst. Wir teilen uns Küche, Bad und Wohnzimmer und jede von uns hat eine kleine Kemenate als Schlafraum.

Leider vertrage ich mich mit den beiden jungen Kolleginnen nicht sehr gut. Sie wirken ziemlich hochnäsig und zeigen eine bei den Buren immer noch häufig anzutreffende Arroganz gegenüber den Schwarzen. Auch Ordnungsliebe ist den jungen Damen weitgehend fremd. Wahrscheinlich sind sie es von Kindheit an gewohnt, dass primitive Arbeiten wie Aufräumen oder Abspülen von der schwarzen Maid erledigt wurden, die fester Bestandteil fast aller burischen Haushalte war und ist. Erfreulicherweise ziehen die beiden nach einigen Wochen aus. Danach wird eine deutsche Ärztin einquartiert, mit der ich mich sehr gut verstehe.

Entscheidung über Leben und Tod

Von Beginn an verbringe ich viel Arbeitszeit in der Frühchen-Intensivstation. In Südafrika gibt es weitaus mehr Frühgeburten, als ich es von Deutschland her gewohnt bin. Glücklicherweise verfügen wir in Kimberley wenigstens über einige Beatmungsgeräte und Brutkästen. Es berührt mich zutiefst, wenn ich sehe, wie die winzigen schwarzen Bündel Leben an Schläuchen und Kabeln hängen. Mühsam werden die Frühchen, die über 1.000 Gramm wiegen, aufgepäppelt.

Mag es uns auch grausam erscheinen, aber Kindern, die mit unter einem Kilogramm Gewicht zur Welt kommen, wird der »Luxus« einer entsprechenden Behandlung vorenthalten. Wir müssen mit unseren wenigen Beatmungsapparaten die Babys retten, die die größten Überlebenschancen haben.

Ich bin Kinderärztin geworden, um Leben zu erhalten. Doch im Kimberley Hospital muss ich mich regelmäßig zum Richter über Leben und Tod aufschwingen. »Du spielst Gott«, werfe ich mir dann selbst vor. Dieser Fall tritt immer dann ein, wenn wir unsere Jahresration des Medikaments Surfactant erhalten. Es dient der Erweiterung der noch unreifen Lungenbläschen bei Frühgeborenen. Da dieses Arzneimittel extrem teuer ist, stehen uns pro Jahr nur acht Ampullen zur Verfügung. Die Winzlinge, denen ich Surfactant injiziere, werden höchstwahrscheinlich überleben – die anderen ...

Die Ursachen für die zahllosen Frühgeburten sind mannigfaltig. Ich schätze, dass jede dritte Mutter, die bei uns in Kimberley entbindet, unter achtzehn Jahre alt ist. Bei Teenagerschwangerschaften steigt das Risiko einer Frühgeburt. Gleiches gilt für den Fall, wenn die Mütter unter Geschlechtskrankheiten wie Gonorrhoe oder Syphilis leiden, was leider häufig der Fall ist. Viele Mütter sind zudem völlig abgearbeitet. Sie müssen auch während der Schwangerschaft schwere Lasten schleppen. Ein Problem ist darüber hinaus der Alkoholmissbrauch. Nach meinen Erfahrungen trinkt etwa jede zehnte werdende Mutter Alkohol. Früherkennungs- und Vorsorgeuntersuchungen, wie sie jede Frau in Deutschland kennt, sind für die Armen in Südafrika oft Fremdwörter. Manche Mutter ist außerdem schwer an Aids erkrankt und bringt ihr Kind deshalb früher zur Welt.

Welche ungeheuren Abgründe sich durch das HI-Virus noch auftun, werde ich aber erst zwei Jahre später an einer anderen Wirkungsstätte erfahren.

Einen unheilvollen Einfluss üben die Kräuter- und Geisterheiler aus. Schwarze vertrauen sich wie seit Urzeiten diesen Inyangas und Sangomas an. Aus unerfindlichen Gründen flößen sie den Schwangeren ab dem sechsten oder siebten Monat eine Kräutermixtur ein, welche die Wehen stimuliert.

Als Medizinstudentin habe ich während meines Aufenthaltes in Indien mitgeholfen, viele Babys zur Welt zu bringen. In Kimberley begleite ich nur die Risikogeburten. Dennoch werde ich häufig gerufen, denn Komplikationen bei der Geburt sind an der Tagesordnung. Viele Teenagermütter quälen sich bei der Entbindung entsetzlich, weil in ihrem tiefsten Inneren der Wille fehlt, ein Kind zu gebären. Die Folgen der verheerenden sozialen und medizinischen Gemengelage sind zahllose behinderte Babys und viele Totgeburten.

Dank unseres Einsatzes und der passablen technischen Ausstattung bringen wir viele Frühchen durch. Die eigentlichen Probleme beginnen jedoch, wenn eine sechzehnjährige Mutter mit ihrem 1.600 Gramm leichten Baby das Krankenhaus verlässt. Wie erklärt man einer Jugendlichen, wie sie mit einem zerbrechlichen, viel zu früh geborenen Winzling umgehen soll? Die jungen Mädchen haben kaum eine Ausbildung, ihnen fehlt die geistige Reife, sie leiden nach dem Geburtsstress selbst unter massiven psychischen Problemen. Wir entlassen sie in völlig unzureichende soziale Verhältnisse.

Zwar bietet die Regierung bis zum dritten Schwangerschaftsmonat die Möglichkeit der Abtreibung an. Doch die unerfahrenen blutjungen Mädchen ahnen zu diesem frühen Zeitpunkt meist nicht einmal, dass sie schwanger sind.

Die Folgen dieses Dilemmas sind entsetzlich. Täglich werden in Südafrika Neugeborene bei lebendigem Leibe in Toiletten geworfen oder halbwegs verpackt irgendwo abgelegt, in der Hoffnung, jemand werde sie finden, bevor sie sterben.

Ein beliebter Ort, um Babys auszusetzen, sind die Kinderstationen der Krankenhäuser. Die Regierung hat an den Eingängen sogar Schilder anbringen lassen, auf denen vor den empfindlichen Strafen dafür gewarnt und auf die Hilfe durch Sozialarbeiter hingewiesen wird – mit zweifelhaftem Erfolg.

Kangaroo Mother Care

Ausreichend Nahrung, Wärme und medizinische Versorgung können wir diesen mutterlosen Babys geben. Doch Säuglinge brauchen in diesem frühen Entwicklungsstadium dringend körperliche Nähe. Deshalb betreiben viele Mütter, einige Krankenschwestern und bisweilen sogar ich selbst »Kangaroo Mother Care«. Zwar verfügen wir über keinen Brutbeutel wie die Kängurus, aber zwischen unseren nackten Brüsten fühlen sich die Winzlinge, die nur eine Stoffwindel tragen, geborgen. Der Säugling wird der Mutter oder Leihmutter mit einem simplen Tuch um den Leib gebunden. Ich genieße es immer sehr, selbst Känguru-Mutter zu spielen, und habe das Baby dann sogar bei meinen Visiten dabei.

Im Zuge von Studien über Kangaroo Mother Care wurde ein unerklärliches Phänomen entdeckt: Sinkt die Temperatur im Leib des Babys nur um ein halbes Grad, erhöht sich automatisch die Körpertemperatur der Mutter. Niemand weiß, wie dieser Mutter-Kind-Thermostat funktioniert.

Doch Kangaroo Mother Care kommt nicht nur Säuglingen zugute, die Waisen sind. In der südafrikanischen Wüste sind Minustemperaturen im Winter keine Seltenheit. In den nicht isolierten Hütten der Schwarzen wird es bitter kalt. Heizmaterial ist knapp und teuer. Unter solchen Umständen ist Kangaroo Mother Care die einzige Überlebenschance für die Kleinen.

An zwei außergewöhnliche Fälle von Kangaroo Mother Care erinnere ich mich bis heute gerne. Einmal betreuen wir eine Mutter, deren erste acht Kinder alle während der Geburt oder kurz danach gestorben sind. Nun bringt sie bei mir ihr neuntes Kind zur Welt. Leider ist es eine Frühgeburt mit nur 830 Gramm. Ich setze all mein Können daran, der Mutter wenigstens dieses eine Kind zu retten. Tagelang trage ich den Säugling als Känguru-Mutter mit mir herum und versuche, ihn möglichst wenig aus den Augen zu lassen.

Mein unermüdlicher Einsatz handelt mir schließlich eine massive Standpauke meines Chefs ein. Mitten auf der Station sagt er zu mir: »Irina, identifiziere dich nicht so stark mit deinen Patienten. Wenn du emotional zu sehr beteiligt bist, dann macht dich das auf Dauer kaputt.«

Doch ich kann gar nicht anders und fasse diese Kritik als Bestätigung meiner Arbeit auf. Als die glückliche Mutter mit ihrem gesunden Kind aus dem Kimberley Hospital entlassen wird, weiß ich, dass ich richtig gehandelt habe.

Ein anderer Säugling, den ich mir ebenfalls persönlich »zur Brust« nehme, wächst mir dabei besonders ans Herz. Die Mutter des Kleinen ist nur wenige Tage nach der Geburt an Aids gestorben. Kurz vor ihrem Tode hat sie ihren Sohn Matsimela getauft. Leider ist auch Matsimela mit dem HI-Virus infiziert. Ich habe ihn so gern, dass ich ihn am liebsten adoptieren würde.

Matsimela wächst jetzt in einem Kinderdorf für Aids-Waisen auf. Dort fehlt es ihm an nichts. Er hat sich zu einem strammen Jungen entwickelt. Ich besuche ihn bis heute.

»Freizeit« in Kimberley

Der Anblick der dankbaren Augen von Kindern und Müttern tröstet mich am Anfang über meine Einsamkeit hinweg. Ich lebe allein und die Freizeitmöglichkeiten in Kimberley sind denkbar begrenzt. Das Nachtleben in der Hauptstadt der südafrikanischen Provinz Nordkap lässt sich nicht mit dem vergleichen, was ich von der feierfreudigen Universitätsstadt Regensburg gewohnt bin.

Kimberley hat seine turbulenten Jahre schon lange hinter sich. Um das Jahr 1860 fanden Farmerkinder beim Spielen in der Umgebung einen riesigen Diamanten. Damit begann ein regelrechter Diamantenrausch, der Traum vom schnellen Reichtum zog Schürfer und Glücksritter, Händler und Prostituierte aus der ganzen Welt an. Damals muss wohl ein wüstes Treiben in der abgelegenen Stadt geherrscht haben, wie man es sonst nur aus Wildwest-Filmen kennt.

Heute erinnern nur noch ein bedrohliches schwarzes Hochhaus des Diamanten-Multis DeBeers und ein 600 Meter tiefes gigantisches Loch im Stadtzentrum an den Glanz vergangener Zeiten. Das Vorkommen ist erschöpft, es wird bereits seit Jahrzehnten nicht mehr geschürft. Insgesamt wurden der Erde 14.500 Karat an Diamanten entrissen. Das entspricht einem Gewicht von 2.720 Kilogramm.

Von diesem Reichtum ist allerdings wenig in Kimberley verblieben. Es gibt hier einige Restaurants, Kneipen und ein Kino – aber das ist meistens geschlossen. Ansonsten herrscht nach Einbruch der Dunkelheit Ruhe. Die konservativen Buren-Familien bleiben in ihren schmucken Häusern lieber unter sich, hinter Mauern, Stacheldraht und Alarmsystemen. In den von schwarzem Personal liebevoll gepflegten Gärten laufen nachts Wachhunde auf und ab. Nach Sonnenuntergang wächst die Gefahr dramatisch, überfallen, beraubt oder Opfer eines Einbruchs zu werden.

Weiß und Schwarz existieren auch nach dem Ende der Rassentrennung nicht miteinander, sondern leben bestenfalls nebeneinanderher. Die Schwarzen schlafen in ihren Blech- und Holzhütten sowie in winzigen Häuschen in den Townships außerhalb der Städte. Diese Viertel erinnern mich oft an die Slums in Indien. Es gibt in den Elendsvierteln der Townships häufig weder Strom noch Wasser, geschweige denn sanitäre Anlagen.

Unter diesen Voraussetzungen fällt es mir anfangs schwer, Freunde zu finden. Doch schon bald treffe ich mich mit denjenigen, die mein Schicksal teilen. Am Kimberley Hospital arbeiten Mediziner aus aller Herren Länder: Chinesen, Nigerianer, Kongolesen, Ugander, Inder, Pakistani, Kubaner und viele mehr.

Vor allem mit den extrovertierten, stets prächtig gelaunten, trink- und feierfreudigen kubanischen Kollegen veranstalte ich so manche Party im Garten meines Hauses. Einerseits plagt sie in der Wüstenstadt Kimberley das Heimweh nach ihrer grünen Tropeninsel, andererseits sind sie froh, dem Joch des kommunistischen Castro-Regimes und der bitteren Armut in der sozialistischen Mangelwirtschaft entronnen zu sein.

Eine Grillparty heißt in Südafrika »Braai«. Das Afrikaans-Wort steht nicht nur für eine Ernährungsweise und Freizeitbeschäftigung. Der Begriff versinnbildlicht eine gemeinsame Lebenseinstellung und Philosophie dieser zerrissenen Gesellschaft. Junge und Alte, Männer und Frauen, Schwarze und Weiße, Inder und Farbige, ja, alle Gruppen der Regenbogen-Nation Südafrika zelebrieren den Braai. Er ist Ausdruck der zersplitterten südafrikanischen Kultur. Hier werden Freundschaften fürs Leben geschlossen, Ehen angebahnt, Geschäfte gemacht und Verbrechen geplant.

Natürlich findet der Braai unter freiem Himmel, meist im Garten, statt. Das ist nicht nur den vielen lauen Abenden zu verdanken. Der Rückzug ins Private ist auch eine Flucht vor der allgegenwärtigen Gewalt, die nach Einbruch der Dunkelheit auf den Straßen droht.

Zum Braai gehört immer ein offenes Feuer, ein Braai mit Elektrogrill wäre ein Sakrileg. Am Grill herrscht strikte Geschlechtertrennung. Zuständig für die glühenden Kohlen und die Unmengen von Fleisch auf dem Rost sind die Männer – mit einer eiskalten Dose Bier in der Hand. Die Frauen sind in die Küche verbannt – typisch für die Stellung, die sie in der südafrikanischen Machokultur überwiegend innehaben.

Der Braai ist allgegenwärtig. Dieses Volksvergnügen findet im Garten, am Strand und auf dem Balkon ebenso statt wie am Straßenrand, auf dem Parkplatz oder neben der Nobellodge im Nationalpark.

Natürlich findet sich auch neben meiner Terrasse ein Grillplatz. Einmal rösten wir sogar ein ganzes Spanferkel. Bier und der exzellente heimische Brandy fließen in Strömen.

Dabei reden wir uns bis in die späte Nacht die Köpfe heiß: über Politik, über unsere Arbeit, die Apartheid und unser gemeinsames Leben am Rande der südafrikanischen Gesellschaft. Vor allem die Kubaner werden von den weißen Südafrikanern abgelehnt, denn Kuba hat zu Zeiten der Apartheid mit den von Fidel Castro nach Angola entsandten Truppen gegen die weiße südafrikanische Armee gekämpft.

Wir sind oft traurig, dass uns das Land ausschließt, für das wir uns so intensiv engagieren. Ein befreundeter kubanischer Arzt bringt es nach einigen Gläsern Hochprozentigem auf den Punkt: »Die Buren hassen die Briten. Die Briten hassen die Buren. Die Weißen hassen die Schwarzen. Die Schwarzen hassen die Weißen. Schwarze und Weiße hassen die Farbigen und die Inder. Und alle zusammen hassen uns Ausländer.« Mag diese Einschätzung übertrieben sein – völlig widersprechen kann ich ihr nicht.

Tatsache ist, dass Südafrikas Gesundheitssystem ohne Tausende ausländische Ärzte längst zusammengebrochen wäre. Zwar bilden die Universitäten des Landes hervorragende Mediziner aus. Am Groote Schuur Hospital in Kapstadt gelang Professor Christiaan Barnard bekanntlich bereits im Jahr 1967 die erste Herztransplantation an einem Menschen.

Aber die meisten südafrikanischen Jungmediziner drängen in die Selbstständigkeit oder in private Kliniken, die nach dem Fall der Apartheid allerorts aus dem Boden geschossen sind – meistens unmittelbar neben den früheren Krankenhäusern der Weißen. Die nun gemischtrassigen Hospitäler werden kaum noch von weißen Patienten betreten. Und auch der gut verdienende schwarze Mittelstand, der langsam entsteht, vertraut den teuren Privatkliniken weißer Unternehmer mehr als der fast kostenlosen staatlichen Gesundheitsfürsorge. Die frühere Rassengesellschaft ist zur Klassengesellschaft mutiert.

In den Privatkliniken finden Südafrikas Ärzte angenehmere Arbeitsbedingungen und deutlich bessere Verdienstchancen als in den staatlichen Hospitälern. Viele zieht es nach Europa, Australien, Neuseeland oder Kanada. Dort locken hohe Einkommen, hervorragende Schulen für die Kinder und drastisch mehr Sicherheit vor kriminellen Übergriffen.

So arbeiten in den südafrikanischen Krankenhäusern vor allem einheimische Jungmediziner, die hier nach dem Studium erstmals intensiv Erfahrungen am Patienten sammeln. Die Mehrheit der Ober- und Fachärzte kommt aus Staaten der Dritten Welt. Diese Mediziner ziehen Südafrika den meist noch verheerenderen Bedingungen in ihrer Heimat vor.

Kubanische Ärzte gegen Devisen

Vor allem für Ärzte aus Kuba bedeutet der Sprung nach Südafrika eine einmalige Chance. Das Castro-Regime bildet weitaus mehr Mediziner aus, als auf der Zuckerinsel gebraucht werden. So hat ein regelrechter »Handel« unter dem Motto »Ärzte gegen Devisen« eingesetzt. Die Regierung in Havanna kassiert 56 Prozent des Lohnes ihrer in Südafrika tätigen Mediziner. Doch mit dem Rest können meine kubanischen Kollegen immer noch wesentlich besser leben als in Kuba.

Einer aus der Kubaner-Clique heißt Frederico. Der Chirurg ist ein überragender Tänzer und begnadeter Charmeur. Er weiß, wie er Frauen unter Einsatz seines strahlenden Lächelns um den Finger wickeln kann. Aber natürlich kann er, wie alle Kubaner, den Macho in sich nicht verleugnen. Frederico ist so alt wie ich und man hat mich vor den unwiderstehlichen Umgarnungskünsten dieses Filous sogar gewarnt. Dennoch lasse ich mich auf eine heftige, aber kurze Liebelei ein. Sie endet abrupt nach einem Abendessen in meinem Haus. Eigentlich bin ich eine gute Köchin, doch da ich an diesem Abend nach einem langen Arbeitstag unter Zeitdruck stehe, improvisiere ich aus den Resten, die der Kühlschrank hergibt, ein Mahl. Frederico erscheint, setzt sich an den Tisch, wirft einen Blick auf die Speisen, steht wieder auf und verlässt meine Wohnung, ohne ein einziges Wort zu sagen. Offenbar hatte er ein mehrgängiges Gala-Menü erwartet. Erst nach zwei Tagen meldet er sich wieder bei mir. Doch das ist dann bereits das Ende unseres Techtelmechtels.

Etwas später lerne ich Mahendra kennen. Er ist ein indischer Pharmazeut und arbeitet in der Apotheke des Kimberley Hospitals. Mahendra ist wesentlich jünger als ich und ein gepflegter, attraktiver, kultivierter Mann. Eines Tages werden wir gemeinsam mit anderen Kollegen zu einer Tiersafari auf eine Farm eingeladen. Wir fahren in der Dämmerung in einem offenen Wagen herum und beobachten wilde Tiere. Danach offeriert man uns auf der Farm natürlich einen Braai. Es ist ein Abend, wie ich ihn liebe. Doch die Harmonie trügt.

Während des gemeinsamen Grillens erzählt der weiße Besitzer der Tierfarm von seinem Leben. Wegen der häufigen Überfälle hat er immense Angst vor den Schwarzen. Und er lässt sich in rassistischen Andeutungen über das angeblich unseriöse Geschäftsgebaren der in Südafrika lebenden indischen Minderheit aus. Ich bemerke, wie sich Mahendra zunehmend unwohler fühlt. Und ich spüre an diesem Abend hautnah, wie der Rassismus trotz der Abschaffung der Apartheid den Alltag der Südafrikaner weiter beherrscht.

Nelson Mandela

Im Februar 1999 feiert Kimberley eines der bedeutendsten Ereignisse seiner Geschichte: Nelson Mandela kommt. Der

Mann, den die schwarzen Massen verehren wie einen Heiligen, wird im Stadion eine Wahlkampfrede halten. Nach fast fünf Jahren als Präsident bewirbt er sich nicht mehr selbst um das Amt. Bei seinem Auftritt in Kimberley setzt er sich wenige Wochen vor der Wahl für seine Partei, den Afrikanischen Nationalkongress (ANC), und für Thabo Mbeki, seinen designierten Nachfolger als Präsident, ein.

Natürlich ist Mandela auch für mich ein Idol. Ich möchte diese lebende Legende unbedingt einmal mit eigenen Augen sehen. Eigentlich sollte ich ihm bereits im Juni 1990 begegnen. Kurz nach seiner Freilassung war Mandela damals nach Deutschland gereist, um politische Kontakte zu knüpfen und den Mitgliedern der Anti-Apartheid-Bewegung persönlich für ihren Einsatz zu danken. Auch mir war die Ehre einer Einladung nach Bonn zuteil geworden.

Das Treffen sollte an einem extrem heißen Sommertag in einer Halle der damaligen Bundeshauptstadt stattfinden. Auch viele schwarze Exilanten und ANC-Aktivisten waren angereist. Wegen der stickigen Luft war plötzlich direkt neben mir ein junger Schwarzer umgefallen. Er war bewusstlos und hatte Schaum vor dem Mund. Vielleicht war er Epileptiker.

Ich leistete Erste Hilfe und organisierte einen Krankenwagen. Als Ärztin fühlte ich mich verpflichtet, den Mann in die Bonner Klinik zu begleiten, um sofort eingreifen zu können, falls sich sein Zustand beim Transport verschlechtert hätte. Ich wich erst von der Seite des Bewusstlosen, als ich ihn in die Obhut meiner Kollegen übergeben konnte. Als ich zur Halle zurückkam, war Mandelas Auftritt bereits Geschichte. Nur seinetwegen hatte ich einen Tag Urlaub genommen und war nach Bonn gefahren. Damals war ich sehr enttäuscht.

Eingedenk dieser Erfahrung möchte ich Mandela nun unbedingt im großen Stadion am Rande von Kimberley erleben. Ich überrede Mahendra, mich zu begleiten. Wir fahren mit dem winzigen weißen Toyota, den ich inzwischen gekauft habe. Als wir in der Dämmerung ankommen, quillt das Stadion schon über mit euphorisierten Mandela-Anhängern. Zehntausende von Menschen drängen sich dicht an dicht. Es herrscht ein für Europäer unvorstellbares Gedrücke und Geschiebe. Selbst auf den Dächern der angrenzenden Gebäude ist nicht einmal mehr ein Stehplatz zu ergattern. Unverdrossen wagen Mahendra und ich uns ins Getümmel. Wir sind die Einzigen weit und breit, die nicht schwarzer Hautfarbe sind.

Zu Beginn der Veranstaltung bringen die in Südafrika sehr bekannte Sängerin Brenda Fassie und ihre Band die Massen mit Township-Jive-Klängen mächtig in Stimmung. Obwohl ein striktes Alkoholverbot verhängt wurde, tanzen die Menschen ausgelassen. Wahlkampf in Südafrika bedeutet immer auch fröhliches Happening.

Mahendra jedoch bekommt Angst und drängt zum Aufbruch. Ich dagegen lasse mich von den afrikanischen Rhythmen mitreißen. Die Schwarzen um mich herum sind völlig aus dem Häuschen, weil eine weiße Frau mit ihnen tanzt. Ich spüre, dass diese Menschen, die mich sympathisch finden, sich im Falle einer Bedrohung schützend vor mich stellen würden.

Mit seiner Rede zieht der schon fast achtzig Jahre alte Mandela die Massen in seinen Bann. Sie hängen an den Lippen ihres Erlösers, der sie vom Joch der Weißen befreit hat und ein neues Südafrika symbolisiert. Auch mich beeindruckt Mandelas Charisma.

Nach der Rede löst sich die Veranstaltung rasch auf. Die Leute strömen zu Fuß nach Hause. Mahendra und ich wollen in meinem Wagen den Rückweg antreten. Plötzlich wogt eine dichte Menschenmasse um unser Auto herum. Wir können keinen Zentimeter mehr vorwärts oder rückwärts fahren. Die Menschen werden gegen die Fahrzeugscheiben gepresst und auf die Motorhaube gedrängt. Die Seitenscheiben drohen eingedrückt zu werden.

Mahendra gerät in Panik. Ich beschwöre ihn, Ruhe zu bewahren: »Wir müssen warten, bis sich die Menge verläuft. Das ist unsere einzige Chance.«

Die Minuten kommen uns wie eine Ewigkeit vor. Aber irgendwann gibt es tatsächlich wieder Platz um unser Auto und wir fahren unbehelligt weiter.

»Heimat« Südafrika

Nachdem ich Mahendra in dieser Nacht heimgebracht habe, steuere ich mein Haus an. Wohlbehalten, aber erschöpft kehre ich zurück. Auch in dieser Sommernacht herrscht wieder einmal brütende Hitze. Um ein wenig Luftzirkulation zu ermöglichen, lasse ich die eigentliche Tür offen, sperre jedoch die parallel angebrachte Gittertür gewissenhaft zu. Ich streife mir nur ein dünnes Trägernachthemd über, falle auf mein Bett und schlummere sofort ein. Morgen muss ich früh aufstehen und zur Arbeit.

Im Halbschlaf höre ich einen Nachbarshund aufgeregt bellen. »Hör endlich auf zu kläffen«, murmle ich vor mich hin.

Ich lebe erst seit wenigen Monaten in Südafrika und interpretiere Hundegeräusche noch als Ruhestörung und nicht als Warnsignal.

Das Gebell hört nicht auf. Schließlich stehe ich auf und schlurfe schlaftrunken durch den Flur. Gewöhnlich komme ich dabei an einem Kleiderständer vorbei, der auf kleinen Rollen ruht. Doch was ist das? Er hat sich wie von Geisterhand rund sechs Meter in Richtung der vergitterten Tür bewegt.

Wie ich schnell herausfinde, waren keineswegs höhere Mächte, sondern dreiste Diebe am Werk. Mithilfe eines Wurfankers haben sie den etwa 1,80 Meter hohen und 1,50 Meter breiten Kleiderständer durch das eiserne Gitter hindurch an den Haken genommen und an meiner offenen Schlafzimmertür vorbeigezerrt. Dann haben sie sämtliche Kleidungsstücke einzeln durch die Gitterstäbe hindurchgezogen und Fersengeld gegeben. Nur der Nachbarshund hat das raffinierte Gaunerstück bemerkt.

Dieser ausgeklügelte Coup bleibt kein Einzelfall. Trotz eines Gitters am Fenster werden die Konserven mit speziellen Stöcken oder Haken aus der Vorratskammer geangelt. Die Wäsche wird beim Trocknen vom Ständer geklaut. Und die 150 Geranien, die ich mühsam in meinem Garten gepflanzt habe, werden fachgerecht ausgebuddelt und abtransportiert. Wo es am Abend noch prachtvoll blühte, finde ich am Morgen nur noch Löcher und keine einzige Blume mehr vor.

Bei allen Diebstählen habe ich noch Glück, weil ich wenigstens körperlich unversehrt bleibe. In mehreren Nachbarhäusern werden die Bewohner von Kriminellen gefesselt und die Räume dann in aller Ruhe restlos ausgeräumt.

Wer eine wertvolle Sammlung besitzt, an teurem Schmuck oder den Erbstücken der Großmutter hängt, der sollte niemals nach Südafrika ziehen. Er wird seiner Pretiosen mit Gewissheit eines Tages beraubt – trotz aller Sicherheitsvorkehrungen.

Viel Zeit für Privatleben bleibt mir im Kimberley Hospital nicht. Nach den 30-Stunden-Schichten bin ich gewöhnlich so erledigt, dass ich bis zum nächsten Morgen durchschlafe. Nur zwei Wochenenden im Monat sind frei. Auch der Jahresurlaub hält sich in Grenzen: 21 Tage.

Hin und wieder erlaube ich mir den Spaß, in Richtung Durban ans Meer zu fahren. Das sind zwar hin und zurück rund 1.600 Kilometer. Aber die Straßen sind ausgezeichnet und ich liebe es, Südafrikas wundervoll abwechslungsreiche Landschaften an mir vorüberziehen zu lassen. Riesige Gegenden sind kaum besiedelt. Der Weg führt an unzähligen Farmen vorbei, wo Ackerbau und vor allem Rinder- sowie Schafzucht betrieben wird.

Während dieser Fahrten spüre ich, wie sich meine Gefühle gegenüber Südafrika langsam verändern. Wenn auch der Entschluss, Deutschland zu verlassen, von ein wenig Abenteuerlust befeuert gewesen sein mag, beginne ich nun allmählich, Südafrika als meine eigentliche Heimat zu betrachten.

An der Küste genieße ich das Meer, den Strand und das tropische Klima. Es durchströmt mich ein unbeschreibliches Glücksgefühl und ich nehme mir vor, mich eines Tages dauerhaft in dieser Region niederzulassen.

Dabei ahne ich nicht, wie rasch mein Wunsch in Erfüllung gehen wird, aber unter ganz anderen Voraussetzungen, als ich sie mir erträumt habe.

Die Rückfahrten nach Kimberley gestalten sich umso trostloser. Mit jedem Kilometer, den ich Richtung Nordwesten zurücklege, wird das Grün spärlicher, beginnen die Gelb- und Brauntöne der Wüste zu dominieren. Manchmal sitze ich im Auto und kann die Tränen nicht zurückhalten. Denn ich weiß, dass ich die Farbe Grün für die kommenden Monate aus meinem Gedächtnis streichen muss.

Beim Sterben allein

Im Kimberley Hospital holt mich der alltägliche Wahnsinn rasch wieder ein. Da unsere gut ausgebildeten Schwestern im Laufe der Jahre viel Erfahrung sammeln konnten, fangen sie sämtliche leichteren Fälle ab. In meinem Behandlungsraum landen meist nur die schwer kranken Patienten.

Immer wieder werden Kinder mit schrecklichen Vergiftungserscheinungen eingeliefert. Sie haben Schaum vor dem Mund, leiden an Atemnot, es droht unmittelbare Erstickungsgefahr. Diese Kinder sind in einem unbeobachteten Moment mit Organophosphat in Kontakt geraten, einem Pestizid, das auf den Farmen zur Schädlingsbekämpfung verwendet wird. Kleinste Mengen dieses Giftes reichen aus, um Kinder in Lebensgefahr zu bringen.

Leider haben wir auch ständig Kinder mit schwersten Hirnverletzungen und Knochenbrüchen auf dem OP-Tisch. Sie sind während der Fahrt von den offenen Ladeflächen der Pickup-Trucks gefallen.

Viele dieser Kinder sterben trotz all meiner Bemühungen. Viele bleiben behindert oder chronisch krank und werden den Rest ihres Lebens an den Folgen dieser Unfälle zu leiden haben. Die Vorstellung, wie leicht man derlei Katastrophen hätte vermeiden können, macht mich immer wieder traurig.

Besonders tief rührt mich das Schicksal eines etwa achtjährigen Jungen. Auch er ist vom Auto gefallen. Sein Schädel ist aufgeplatzt, man kann die Gehirnmasse erkennen. Er ist bewusstlos und wird beatmet – es ist so gut wie sicher: Dieses Kind wird sterben.

Plötzlich öffnet sich die Tür der Kinder-Intensivstation. Mehrere nahe Angehörige, darunter der Vater, wollen den kleinen Patienten sehen. Sie stehen auf beiden Seiten neben dem Bett und starren ihn minutenlang an. Dann verlassen sie wortlos den Raum. Ich bin entsetzt. Die Familie lässt ihr Kind beim Sterben allein, kein Wort des Abschieds, keine Geste der Zärtlichkeit. In Momenten wie diesen wird mir wieder der unbegreifliche Unterschied zwischen der afrikanischen und meiner europäischen Kultur bewusst.

Auch Skorpionstiche und Schlangenbisse kommen häufig vor. Mit einem Spezialserum, das Gegengifte für sechzehn verschiedene südafrikanische Schlangen beinhaltet, versuche ich, meinen kleinen Patienten zu helfen. Die Wirksamkeit der Behandlung hängt davon ab, an welcher Stelle das Kind gebissen worden ist und wie schnell es ins Krankenhaus gebracht wurde. Außerdem reagieren viele Kinder mit einem allergischen Schock auf das Antiserum. Die meisten der von Schlangen gebissenen Kinder bringen wir aber glücklicherweise durch.

Besonders leid tun mir die Kinder der Buschmänner. Niemand im Hospital versteht ihre Sprache. Sogar die mit vielen Stammesdialekten vertrauten Krankenschwestern können sie nicht verstehen. Die Buschmann-Kinder liegen stets reglos in den Eisenbettchen. Meist sind sie an Tuberkulose erkrankt. Sie sind in einer völlig fremden Welt gestrandet, in der für sie keine Kommunikation möglich ist. Sie beklagen sich nie und werden deshalb mit ihren Ängsten ständig übersehen. Manchmal habe ich Tränen in den Augen, wenn ich ein Buschmann-Kind mit der Spritzennadel stechen muss und ihm nicht einmal erklären kann, warum ich ihm jetzt Schmerzen zufüge, und dass ich es nur tue, um ihm zu helfen.

Wenn ich nachts ein wenig Zeit habe, schleiche ich zu den Bettchen und streichle diese armen Wesen. Am Abend singen die Schwestern mit ihnen. So können die Kleinen ihr Elend wenigstens für Momente vergessen. Trotzdem vermögen wir die Mauer unendlicher Einsamkeit, welche die Kinder der Buschmänner umgibt, nicht zu durchbrechen.

Township-Party

Eine immense Hilfe sind mir die Krankenschwestern auf der Kinderstation. Mit ihrer ungekünstelten Fröhlichkeit, ihrem schallenden Lachen und ihrer natürlichen Freundlichkeit bauen sie mich immer wieder auf. Es ist mir extrem wichtig, sie als gleichwertige Partner am Arbeitsplatz zu behandeln. Nichts läge mir ferner, als sie wegen ihrer Hautfarbe als Menschen zweiter Klasse zu betrachten, wie es für viele Weiße in Südafrika gang und gäbe ist.

Natürlich ärgere ich mich auch manchmal sehr über meine Schwestern – die europäischen Vorstellungen von Tempo und zügigem Arbeiten sind ihnen völlig fremd. Und wenn Kaffeepause angesagt ist, müssen die Patienten eben warten. Bei mir hingegen zählt Geduld nicht unbedingt zu den hervorstechenden Eigenschaften.

Aber obwohl bei unserer Zusammenarbeit höchst unterschiedliche Mentalitäten aufeinanderprallen, bin ich mit mehreren Schwestern bald gut befreundet.

Die engste Beziehung knüpfe ich zu Bontleng Morake. Sie ist Krankenschwester auf meiner Station und lebt mit ihrem

Mann im Township Galeshewe. Dieser früher rein schwarze Wohnbezirk liegt einige Kilometer außerhalb von Kimberley. In der Arbeit harmonieren wir perfekt. Vor allem ist Bontleng genauso erpicht darauf, meine Kultur kennenzulernen, wie ich die ihre. Bontleng wohnt mit ihrem Mann in einem Häuschen. Ich empfinde es als hohe Ehre, als sie mich zum ersten Mal zu einer kleinen Geburtstagsfeier in ihr Zuhause einlädt.

Das Wohnzimmer ist winzig. Aber es ist liebevoll mit dicken Polstermöbeln, einem Tisch, einer Anbauwand und einem Fernseher eingerichtet. Bontleng ist sehr stolz, dass eine Weiße zu Besuch kommt. Die Nachbarn sind über das außergewöhnliche Ereignis bestens informiert. Bontleng hat Hühnchen mit Phutu gekocht. Dieser Maisbrei ist das Hauptnahrungsmittel der Schwarzen. Nach dem Essen strömen die Leute aus der Umgebung herbei. Es steigt eine feucht-fröhliche typische Township-Party mit Tanz und Gesang.

Bald darauf bittet mich Bontleng, ihr bei der Geburt ihres zweiten Kindes beizustehen. Ihre Tochter kommt überraschend etwas zu früh zur Welt, aber natürlich bin ich dabei. Während der stundenlangen Entbindung stöhnt Bontleng kein einziges Mal. Sie zeigt keine Zeichen von Schmerzen. Das ist typisch für schwarze Frauen. Sie lernen von frühester Kindheit an, jede Art von physischen und psychischen Torturen still zu ertragen. Mit Bontleng bin ich bis heute befreundet.

Thlaluso stirbt an Tollwut

Einige Zeit später untersuche ich einen Jungen. Seine Mutter hat ihn ins Hospital gebracht. Thlaluso ist etwa zehn Jahre alt und klagt über Bauchschmerzen. Ich schließe einen Fall von Bilharziose nicht aus. Dabei handelt es sich um Parasiten, die sich Kinder beim Baden in Flüssen und stehenden Gewässern einfangen. Diese ekligen Würmer bohren sich durch die Haut in den Körper. Dann schwimmen sie mit dem Blut in die

Harnblase. Dort lassen sie sich häuslich nieder, was eine chronische Infektion hervorruft.

Weiter stelle ich beim Abhören mit dem Stethoskop einen minimalen Herzfehler fest, der aber ohne Bedeutung ist. Außerdem fällt mir auf, dass die Mutter ständig am Mund von Thlaluso herumwischt. Leider vermag ich dieses Symptom nicht sofort zu deuten.

Während der Untersuchung beschleicht mich jedoch ein unerklärliches Gefühl der inneren Beunruhigung. Ich bringe den Jungen also zur Beobachtung in die Kinderstation. Rational kann ich mir mein Handeln nicht erklären, ich entscheide aus einem reinen Bauchgefühl heraus. Dieser »siebte Sinn«, eine lebensbedrohliche Situation zu erkennen, auch wenn das Kind relativ gesund aussieht, leistet mir häufig gute Dienste. Bei Thlaluso schlägt mein inneres Warnsystem an.

Als ich am nächsten Morgen meinen Dienst antrete, rennt mir die Nachtschwester aufgelöst entgegen. Der von mir eingewiesene Zehnjährige sei in der Nacht plötzlich hyperaktiv und aggressiv geworden. »Er hat versucht, uns zu beißen«, berichtet die Schwester. Nach dem Anfall sei Thlaluso unter furchtbaren Qualen gestorben.

Ein schrecklicher Verdacht steigt in mir hoch: Tollwut! Plötzlich verstehe ich das ständige Wischen der Mutter am Mund ihres Sohnes. Wer mit Tollwut infiziert ist, speichelt unentwegt. Tollwutopfer sterben unter brutalen Schmerzen. Sie entwickeln eine Wasserphobie, können nichts mehr trinken. Es ist ein grausamer Tod.

Und Tollwut ist extrem ansteckend. Wenn sich mein Verdacht bestätigt, dann müssen wir die gesamte Kinderstation immunisieren. Das heißt, dass alle Ärzte und Patienten, die mit Thlaluso Kontakt hatten, möglichst schnell gegen Tollwut geimpft werden müssen. Ich brauche unbedingt Gewissheit.

Der gestorbene Junge liegt zwischen anderen Leichen in der Totenhalle. Bewaffnet mit einem dicken Nagel, einem Ziegelstein und einer langen Spritze mache ich mich an mein schauderhaftes Werk. Mit Hilfe des Ziegelsteins treibe ich den Nagel am Augapfel vorbei ins Gehirn von Thlaluso. Dann sauge ich mit der Spritze Hirngewebe ab. Hierin sammeln sich die Tollwuterreger. Danach rutscht der Augapfel wieder vor das Loch, sodass der Schädel äußerlich unversehrt wirkt.

Die Probe schicke ich zur Untersuchung ans Veterinäramt. Einen Tag später erhalte ich den Befund: Volltreffer. Thlaluso ist an Tollwut gestorben. Wahrscheinlich war er von einem infizierten Hund gebissen worden. Damit war er unrettbar verloren. Leider sind Fälle von Tollwut in Südafrika keine Seltenheit. Im Laufe meiner Arbeit werde ich immer wieder mit dieser grauenerregenden Krankheit konfrontiert.

7.000 Pumpvorgänge von Hand

Bald danach erlebe ich einen wunderbaren Höhepunkt meiner Arbeit in Kimberley. Eine siebzehnjährige junge Frau bringt bei uns ihr Kind zur Welt. Die Geburt verläuft unproblematisch, aber der Säugling ist blau angelaufen. Das Mädchen leidet unter Sauerstoffmangel. Bei der Untersuchung stelle ich fest, dass kein Lungenschaden vorliegt. Aber das Baby hat einen schweren Herzfehler. Nur eine rasche Operation kann das Leben von Kelelo retten, wie das kleine Mädchen von seiner Mutter genannt wird.

In Kimberley gibt es weder einen Herzspezialisten, der diesen schwierigen Eingriff vornehmen könnte, geschweige denn die erforderliche technische Ausstattung, wie zum Beispiel eine Herz-Lungen-Maschine. Wenn Kelelo leben soll, dann muss sie ins 165 Kilometer entfernte Bloemfontein gebracht werden. Dort könnte sie erfolgreich operiert werden.

Ich schließe Kelelo sofort an eines der Beatmungsgeräte in der Frühchen-Station an. Nur diese Maschine hält den winzigen geschwächten Organismus am Leben. Ohne künstliche Beatmung kann Kelelo jede Sekunde sterben.

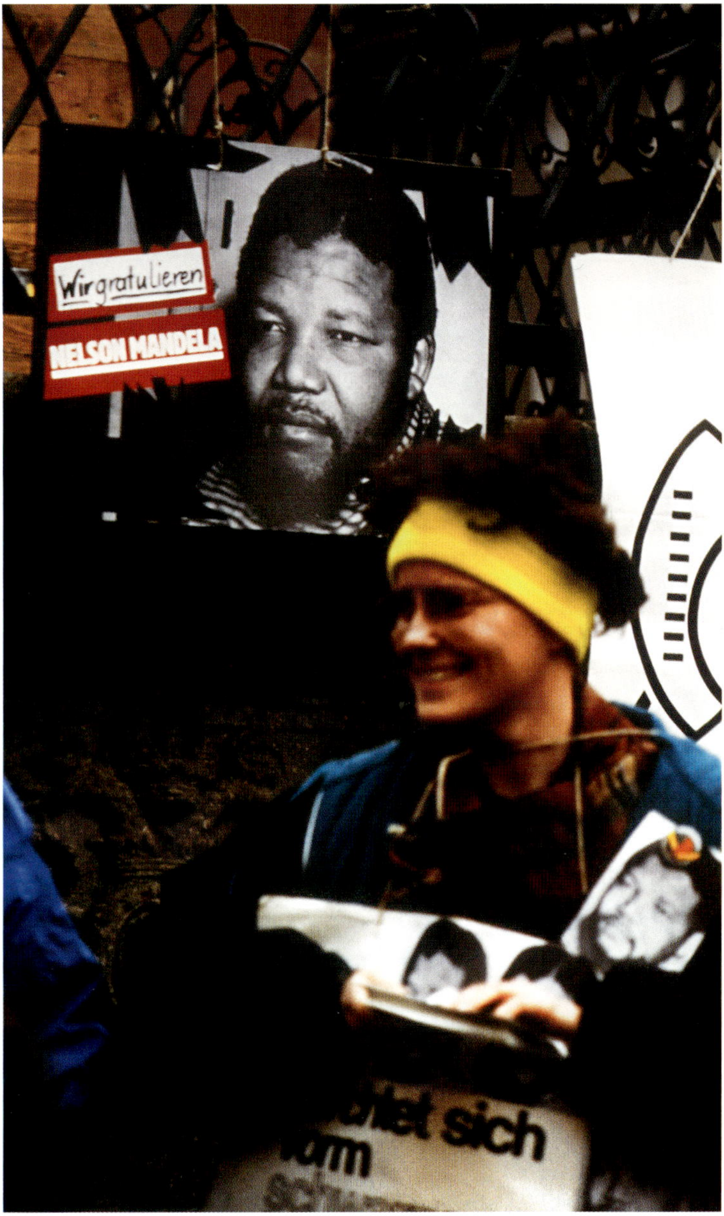

Öffentliche Aktion in Regensburg zur Freilassung Nelson Mandelas

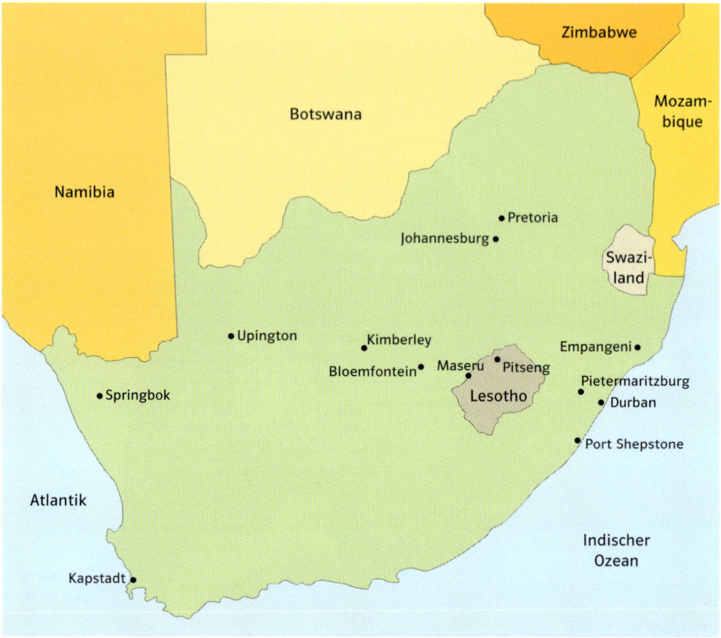

Karte von Südafrika

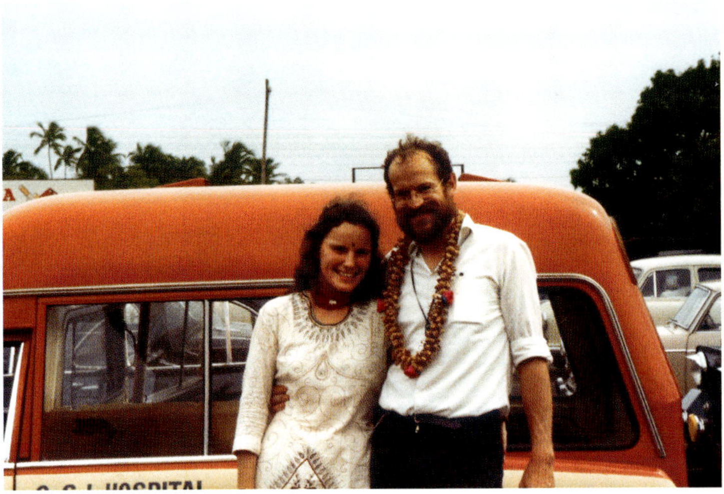

Mit meinem Mann Wilhelm in Indien

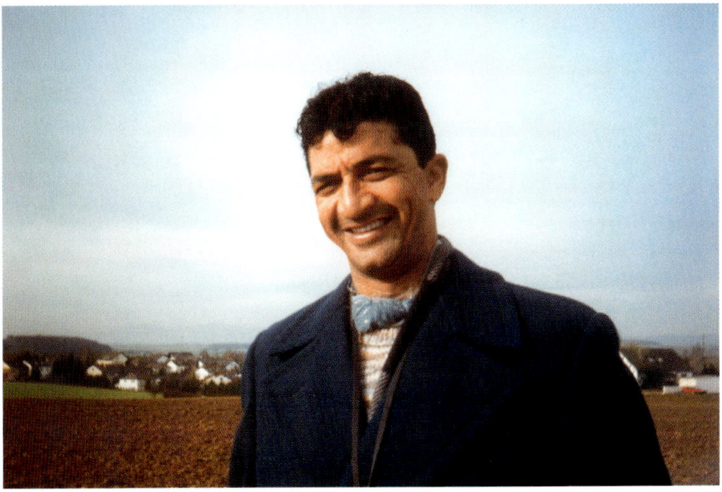

John Daries bei einem seiner Deutschlandbesuche

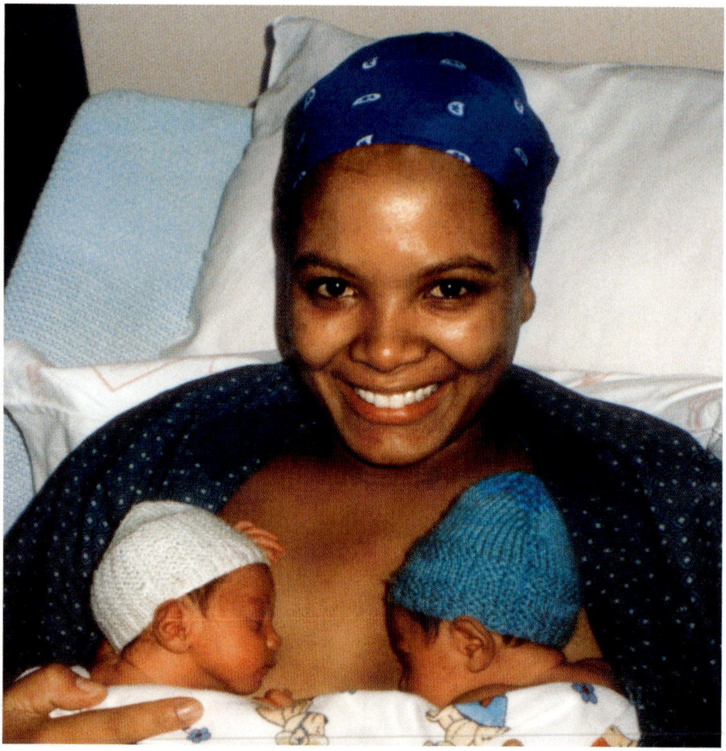

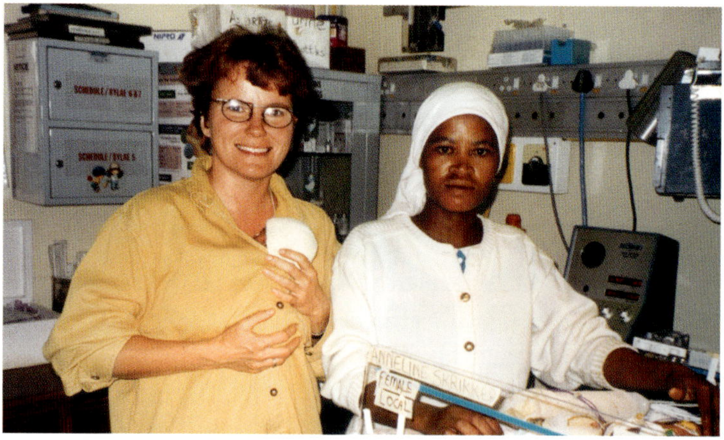

Kangaroo Mother Care in Kimberley

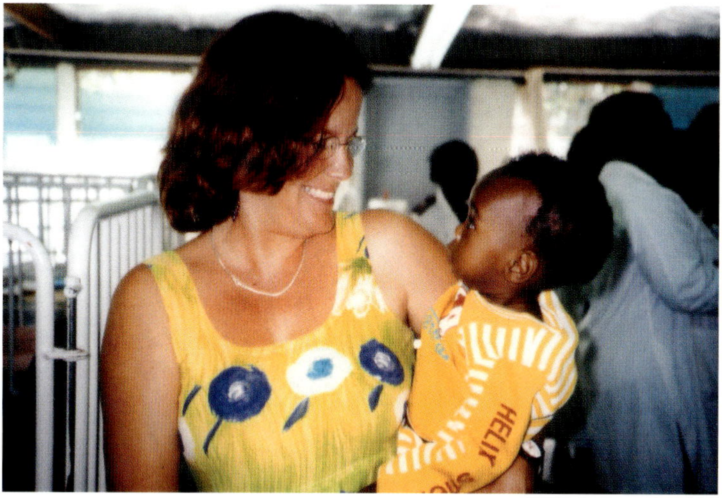

Mit einem kleinen Patienten in Empangeni

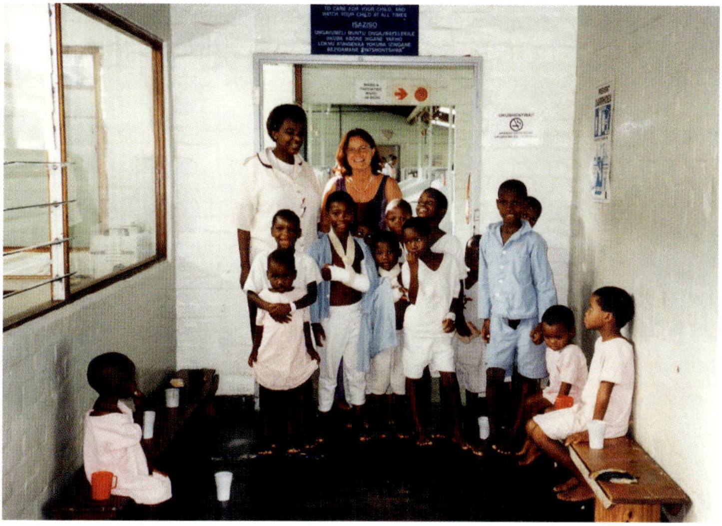

Auf der Kinderstation mit Schwester Zandile

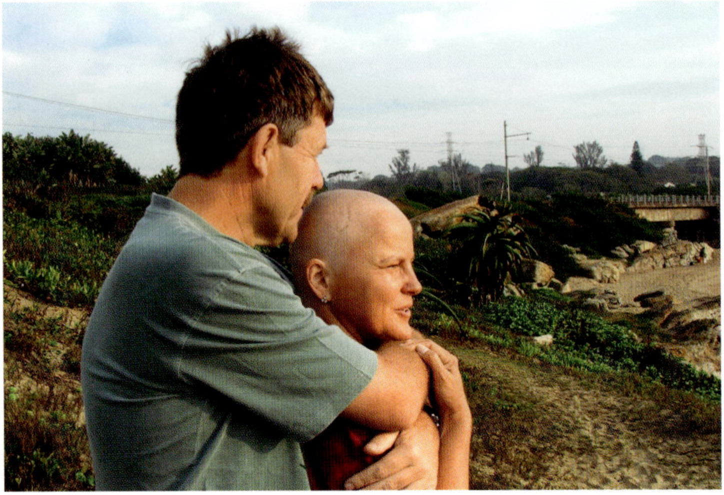

Während der Chemotherapie mit Peter am Strand von Port Shepstone

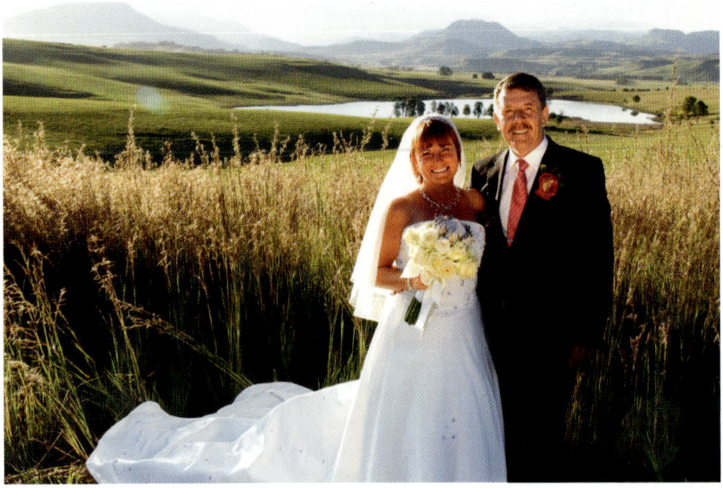

Hochzeit in den Drakensbergen

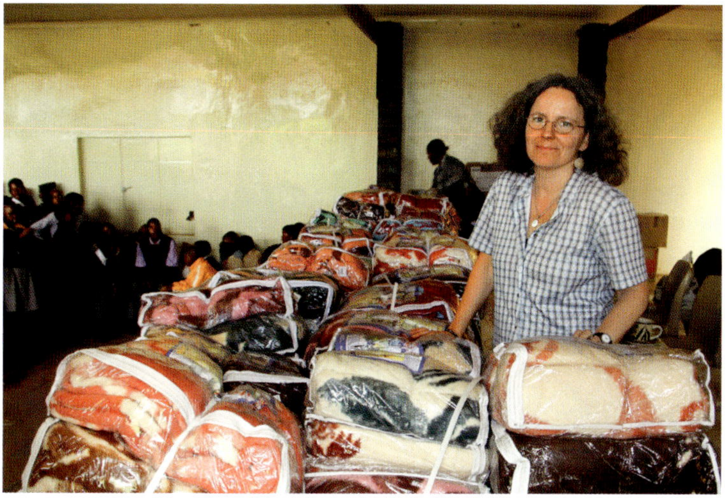

Meine Zwillingsschwester Bettina in Pitseng

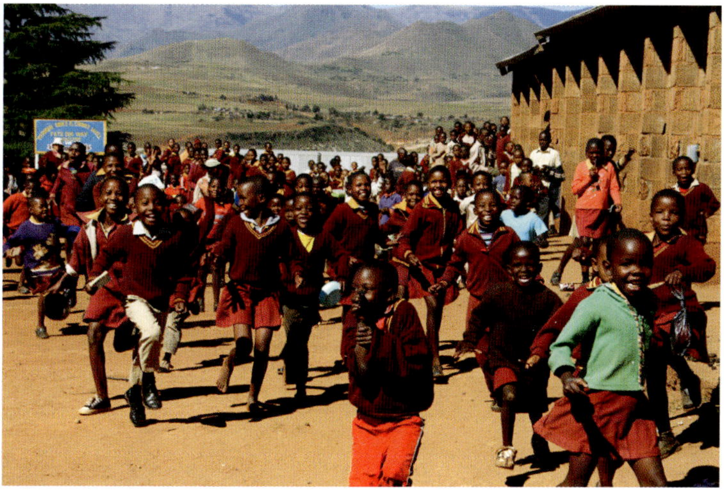

Fröhliche Begrüßung auf dem Schulhof von Pitseng

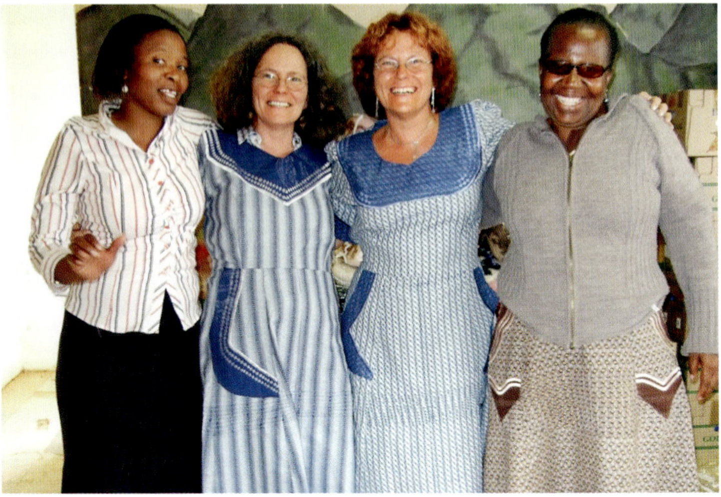

Freude über die für uns genähten Sotho-Kleider

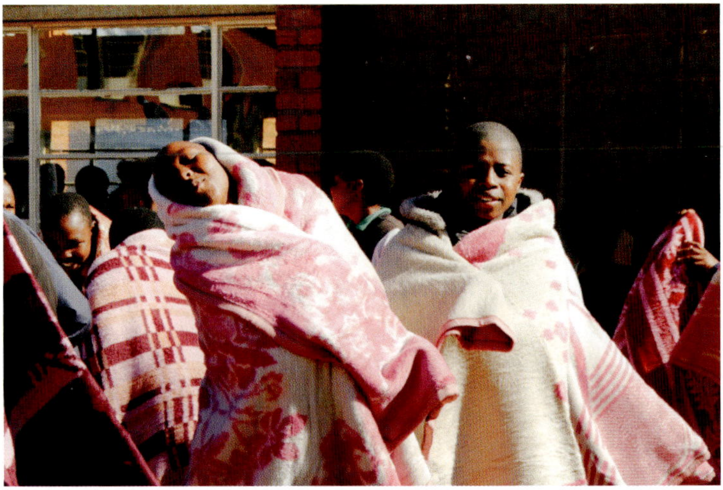

»Deckentanz« in Pitseng

Leider verfügen wir in Kimberley über kein elektrisches Beatmungsgerät für Transporte. Wir haben nur einen der üblichen simplen Apparate, bei denen man per Hand einen Blasebalg auf- und zudrückt. Die Fahrt mit dem Krankenwagen ins Hospital von Bloemfontein dauert rund zwei Stunden. Jede Sekunde gilt es, den Ballon zu drücken – also insgesamt rund 7.000 Mal.

Ich überlege keine Sekunde, bevor ich diese Aufgabe übernehme. Sollte es zu Komplikationen kommen, bin ich als Kinderärztin die Einzige, die vielleicht noch helfen kann.

Während der Fahrt bleiben Kelelos Werte, die das Sauerstoffmessgerät anzeigt, erfreulich stabil. Dafür verschlechtert sich recht bald mein eigener Zustand. Ich sitze hinten im Sanka neben Kelelos Wärmekiste und werde ordentlich durchgeschüttelt. Das unaufhörliche Pumpen ist weitaus anstrengender, als ich erwartet habe. »Wir müssen beide durchhalten«, rede ich Kelelo und mir selbst ein. »Du hast eine Chance zu leben, denn du bist bei mir«, flüstere ich ihr ins Ohr.

In Bloemfontein übergebe ich die Kleine in stabilem Zustand den Herzspezialisten. Kelelo wird erfolgreich operiert und wächst in den nächsten Jahren zu einem lebensfrohen Tswana-Kind heran.

Während der Rückfahrt durch die Nacht nach Kimberley schnalle ich mich hinten im Sanka auf der Transportliege fest. Ich schließe die Augen und lasse die vergangenen Stunden geistig Revue passieren. Ein ungekanntes Glücksgefühl ergreift von meinem Körper Besitz. Genau um solche Sternstunden zu erleben, bin ich nach Südafrika gekommen. Ich werde derlei Transporte danach noch häufig absolvieren und dabei nie ein Kind verlieren.

Allerdings zeigt diese Geschichte auch die inneren Widersprüche des südafrikanischen Gesundheitssystems. Einerseits werden Unsummen in eine einzige Herzoperation investiert, andererseits fehlt es an Cent-Beträgen, mit denen man Kinder beispielsweise entwurmen könnte.

Unterwegs als Flying Doctor

Von der ersten Stunde an bin ich Mitglied im Team der Flying Doctors. Die regelmäßigen Flüge in weit entfernte Landhospitäler bereiten mir ungeheures Vergnügen. Die manchmal abenteuerlichen Außeneinsätze bedeuten auch eine willkommene Abwechslung vom Klinikalltag im Kimberley Hospital. Deshalb bin ich stets begeistert, wenn ich als Flying Doctor starten kann.

Meine Kollegen und ich betreuen von Kimberley aus die südafrikanische Provinz Nordkap. Sie ist etwa so groß wie die alte Bundesrepublik. Doch auf dieser riesigen Fläche leben nur etwa eine Million Menschen. Die meisten von ihnen sind Hunderte Meilen vom nächsten Arzt entfernt. Unter den Schwarzen besitzt kaum jemand ein Auto. Deshalb kommt der Doktor per Flugzeug zu ihnen.

Auch heute bin ich wieder einmal als Flying Doctor unterwegs. Es ist fünf Uhr morgens und ich stehe schlaftrunken am metallenen Gartentor meines Wohnhauses und warte. Der Kleinbus, mit dem ich abgeholt werde, sollte eigentlich schon längst da sein.

Mich fröstelt. Die Nächte in Kimberley können empfindlich kalt werden, die Tage sind dafür umso heißer. Hier am Rande der Kalahari herrscht typisches Wüstenklima.

Die Sonne ist noch nicht aufgegangen. Besorgt schaue ich mich um. Für eine Frau ist es in Südafrika niemals ratsam, bei Dunkelheit allein auf der Straße zu stehen.

Endlich höre ich den Kleinbus kommen. Er hält an, ich steige ein und begrüße den Fahrer. Er sammelt sieben Ärztinnen und Ärzte auf: je einen Chirurgen, Orthopäden, Allgemeinmediziner, Augenarzt, Gynäkologen, Zahnarzt und mich als Kinderärztin.

Uns allen steht ein harter Tag bevor. Nach zwei Stunden Flug gilt es für jeden von uns, bis zu hundert Patienten zu versorgen. Manche von ihnen laufen zu Fuß Dutzende Kilometer durch die Wüste. Mütter tragen ihre kranken Kinder mit einem Tuch auf den Rücken gebunden durch die Hitze. Viele warten schon seit Tagen geduldig auf unsere Ankunft.

Der nächste Arzt kommt frühestens in zwei Wochen. Bis dahin kann ein Patient bereits gestorben sein. Deshalb wollen wir so viele Kranke wie irgend möglich behandeln. Niemand legt eine Pause ein. Wir wollen keinen Patienten unversorgt zurücklassen. Man arbeitet unter extremem Zeitdruck, denn zwei Stunden vor Sonnenuntergang werden wir unweigerlich wieder in unser kleines Flugzeug klettern. Mit dem letzten Tageslicht müssen wir in Kimberley landen, da die Maschine keine Nachtflug-Ausrüstung hat.

Inzwischen hat unser Bus den kleinen Provinzflugplatz von Kimberley erreicht. Wir eilen über das Rollfeld. Die Maschine steht startklar bereit. Ich zwänge mich wie immer in den Sitz des Co-Piloten, die Kollegen nehmen hinter mir Platz.

»How'zit?«, begrüße ich den Piloten Danie in typisch südafrikanischem Slang.

»I'm fine«, erwidert er nur.

Danie, ein blendend aussehender Bure Ende dreißig, ist ein erfahrener Buschpilot. Wir waren uns vom ersten Tag an sympathisch, und deshalb nehme ich im Cockpit stets neben ihm Platz. Danie ist ein cooler Typ mit eisernen Nerven. Er hat schon manchen Kalahari-Sturm ohne gröbere Blessuren überstanden und seine betagte einmotorige Maschine immer gut heruntergebracht.

Sobald die Tür geschlossen ist, rumpeln wir über das Rollfeld Richtung Startbahn. Danie gibt Gas, der Motor röhrt ohrenbetäubend. Unser Achtsitzer beschleunigt und gewinnt rasch an Höhe.

Unter uns jagt die Kalahari dahin. Mit jedem Kilometer, den wir Richtung Westen zurücklegen, sieht man weniger Büsche. Schon bald ist jegliche Vegetation verschwunden. Wir fliegen über ein endloses Meer aus Sand und Steinen. Dennoch genieße ich beim Blick aus dem Cockpitfenster immer wieder diesen Anblick. Auch die lebensfeindlichen Wüsten machen den Zauber meines Lieblingskontinents Afrika aus. In solchen Momenten kann ich es kaum glauben, dass ich wirklich hier im Cockpit sitze und meinen Lebenstraum verwirklichen kann.

Plötzlich reißt mich Danie aus meinen morgendlichen Träumereien. Er brüllt mich an, um den Motorenlärm zu übertönen: »Irina, greif doch mal rechts neben dich, da liegt ein Handbuch! Schlag Seite 110 auf! Da findest du Informationen zum Thema ›Totalausfall der Bord-Hydraulik‹. Lies mir doch mal vor, was da steht!«

Ich lache nur. Da erlaubt sich Danie doch wieder mal einen seiner typischen Scherze. Doch dann fällt mein Blick auf die Armaturentafel. Mehrere Zeiger stehen auf Null. Trotz der brütenden Hitze läuft es mir eiskalt den Rücken hinunter. Mit zitternden Fingern beginne ich in dem Handbuch zu blättern und lese Danie die technischen Anweisungen vor. Der leitet daraufhin eine Kehrtwende um 180 Grad ein. Wenigstens läuft der Motor noch, rede ich mir selbst zur Beruhigung ein.

Wie durch ein Wunder schafft es unser waidwunder Vogel zurück bis nach Kimberley. Dort stehen wir vor einem neuen Problem. Ohne Hydraulik lässt sich das Fahrwerk nicht ausfahren. Immerhin ist die Maschine für diesen Notfall ausgerüstet: Danie kurbelt die Räder per Hand herunter. Wenn das Gestänge eingerastet ist, leuchtet am Bauch unseres Fliegers eine Leuchte auf.

Danie hat den Airport per Funk über unsere Notlage informiert. Als wir um den Tower in Kimberley kreisen, stellt der Fluglotse fest, dass die Leuchte an der Unterseite des Fliegers, die das Einrasten des Fahrwerks bestätigt, nicht brennt. Sollten die Räder beim Aufsetzen wegknicken, steht uns eine brachiale Bauchlandung bevor.

Wir kreisen über dem Flugplatz, um den Sprit möglichst vollständig aufzubrauchen. Das verringert bei einer Bruchlandung die Explosionsgefahr. Ängstlich blicken wir nach unten. Auf dem Rollfeld fahren Krankenwagen und Feuerwehr auf. Beim Hinunterschauen fährt es mir durch den Kopf: So etwas erlebt man sonst nur im Film!

Mit jeder Sekunde wird mir mulmiger zumute. Ich denke an eine andere lebensbedrohliche Situation, in der ich seit einigen Tagen stecke. Ich habe mich bei der Behandlung eines HIV-positiven Kindes durch den Handschuh hindurch mit der Spritzennadel gestochen. Obwohl ich danach sofort mit virushemmenden Medikamenten behandelt wurde, leide ich noch immer unter einer quälenden Ungewissheit. Erst in einigen Tagen wird sich endgültig herausstellen, ob ich mich mit HIV infiziert habe. Doch angesichts der unmittelbar bestehenden Gefahr, in wenigen Minuten bei der Landung zu sterben, ist mir dieser Nadelstich plötzlich völlig egal.

Schließlich ist der Tank fast leer. Danie setzt die Maschine so vorsichtig wie möglich auf. Die Räder halten, wir rollen aus. Das Flugzeug ist kaum zum Stillstand gekommen, als die Tür aufgerissen wird. »Raus, raus, schnell raus!«, ertönt das Kommando der Feuerwehrmänner. Wir klettern in Windeseile aus dem Cockpit und werden von den Feuerwehrleuten in die Arme geschlossen. Die befürchtete Explosion bleibt aus.

»Wir haben für euch gebetet«, berichten uns die Rettungsteams später. »Mehr konnten wir nicht für euch tun.«

Wir sind mit viel Glück ohne eine Schramme davongekommen. Wenige Tage später erhalte ich das Ergebnis meines HIV-Tests: Er ist Gott sei Dank negativ.

Leider sind derlei lebensgefährliche Zwischenfälle für die Flying Doctors fast an der Tagesordnung. Lebhaft erinnere ich mich noch an meinen ersten Flug in die Stadt De Aar. Gewöhnlich brachte Danie seine Maschine dort auf einem Militärflugplatz herunter. Bei meinem Jungfernflug erhielt er jedoch aus unerfindlichen Gründen vom Tower keine Landeerlaubnis.

So kreisten wir über der Stadt. Weit und breit war keine Landepiste, geschweige denn ein Flugplatz zu sehen. Plötzlich stieß Danie steil hinab und donnerte mit seiner Maschine in nur wenigen Metern Höhe mehrfach über ein Feld. Nachdem er dort im holprigen Niemandsland aufgesetzt hatte, erklärte er uns lachend seine Strategie: »Ich musste vor der Landung erst die Ziegen verjagen und dann schauen, wo die tiefsten Schlaglöcher sind.«

Auch eine andere Notlandung mitten in der Wüste ging glimpflich aus. Fast ohne Wasser und bei rund 40 Grad Hitze setzten wir uns unter die Tragflächen. Das war weit und breit der einzige schattige Fleck. Nach mehreren Stunden holte man uns mit dem Geländewagen ab.

Doch am 19. Oktober 1999 geht meine Glückssträhne als Flying Doctor zu Ende. An diesem Morgen stellt uns Danie eine junge Pilotenkollegin vor. Sie sei eine erfahrene Fliegerin, meint Danie und nimmt meinen angestammten Platz als Co-Pilot ein. Ich setze mich ganz hinten in die Maschine.

Der Flug ins rund 780 Kilometer entfernte Springbok verläuft ohne Zwischenfälle. Für uns Ärzte ist diese Tour Routine, wir praktizieren dort einmal pro Monat. In dem kleinen Ort an der Atlantikküste hat die Regierung ein Landhospital gebaut. Dort arbeiten einige Krankenschwestern, und zwei Jungmediziner dienen ihr Jahr als Arzt im Praktikum in diesem verschlafenen Provinznest ab.

Das Krankenhaus hat einen simpel ausgestatteten Operationssaal. Komplizierte medizinische Fälle werden für den Tag einbestellt, an dem die Flying Doctors einschweben. Wenn hin und wieder ein Platz im Flugzeug leer bleibt, nehme ich ein schwer krankes Kind auf dem Rückweg mit. Denn im Krankenhaus von Kimberley habe ich technisch bessere Möglichkeiten, meinen kleinen Patienten zu helfen.

An diesem 19. Oktober soll das Ärzteteam gleich für zwei Tage in Springbok bleiben, denn die Wartelisten sind übervoll.

Die ziemlich kurze Landebahn liegt zwischen einer Hügelkette. Vom nahen Atlantik weht immer ein unberechenbarer böiger Seitenwind. Selbst für Danie bedeutet jede Landung in Springbok eine Herausforderung. Wegen der schwierigen Flugbedingungen ist die Tour schon öfter ausgefallen – immer dann, wenn das Wetter nicht mitspielte.

Heute setzen wir trotz geschlossener Wolkendecke zur Landung an. Die junge Pilotin drückt die Maschine viel zu rasant und zu steil durch den milchigen Dunst hinunter. Unsere Gesichter werden schlagartig so weiß wie die Wolken um uns herum. Plötzlich taucht die Landebahn auf. Stumm vor Entsetzen schauen wir uns an. Wir beugen uns nach vorne, legen die Arme hinter den Köpfen zusammen und pressen die Stirn gegen die Lehne des Vordersitzes. Jeder von uns weiß, das kann nicht gut gehen. Todesangst steigt in mir auf. Der Flieger schießt auf die Landebahn zu, das Fahrwerk kracht auf die Piste. Ein furchtbarer Schlag staucht meinen Körper zusammen. Das kreischende Geräusch des berstenden Metalls brennt sich für alle Zeiten in mein Gedächtnis.

Gott sei Dank greift in diesem Moment Danie ein. Er zieht am Steuerknüppel und reißt die lädierte Maschine in letzter Sekunde hoch. Zum Glück ist der Flieger noch schnell genug und gewinnt wieder an Höhe. Danie übernimmt das Kommando. Er dreht eine Platzrunde und landet die Maschine trotz des schrottreifen Fahrwerks. Ohne sein mutiges Handeln wären wir alle tot.

Kreidebleich steigen wir aus. Mir ist speiübel. Das ist nur der seelische Schock, rede ich mir ein.

Die Patienten warten. Wie in Trance verarzte ich den ganzen Tag Dutzende kranke Kinder, obwohl ich mich hundeelend fühle.

Die Nächte in Springbok verbringen die Mediziner stets gemeinsam in einem kleinen Hotel. Doch heute habe ich nicht die geringste Lust, den Tag mit den Kollegen bei einer Partie Billard ausklingen zu lassen.

Nach einer weitgehend schlaflosen Nacht ist mein Nacken am Morgen steif. Unser böse demoliertes Flugzeug kann nicht mehr starten. Und unsere Pilotin ist spurlos verschwunden. Wie ich später erfahre, hatte sie erst wenige Tage zuvor ihre Ausbildung an unserem Flugzeug-Typ bestanden – nach einem Minimum an Flugstunden.

So beschließt man, uns mit dem Auto nach Upington zu fahren, von dort aus können wir die restlichen 400 Kilometer nach Kimberley zurückfliegen. In einem schwarzen Taxi ohne Klimaanlage muss ich nun bei glühender Hitze rund 375 Kilometer Holperstrecke durch die Kalahari überstehen. An eine Halskrause zur Stabilisierung meines grausam schmerzenden Nackens denkt niemand von uns.

Während der qualvollen Rückreise erinnere ich mich an den Besuch meiner Freundin Monika Witt vor einigen Wochen. Als besonderes Highlight hatte ich für sie einen Mitflug bei den Flying Doctors arrangiert. Aber meine Freundin weigerte sich, in das Flugzeug einzusteigen. »Ich bin doch nicht verrückt, in dieser Kiste mitzufliegen«, war ihr Kommentar.

Kaum in Kimberley angekommen, droht mir die nächste 30-Stunden-Schicht im Krankenhaus. Aber ich kann nicht mehr, die Schmerzen sind kaum noch auszuhalten. Telefonisch melde ich mich bei meinem Chef ab und bei einem privaten Orthopäden an. Ein Krankenwagen holt mich ab.

In der Privatklinik steckt man mich in ein Streckbett und pumpt mich voll mit Valium. Mein Zustand wird immer katastrophaler. Eine Computertomographie enthüllt nach einigen Tagen das ganze Ausmaß meiner Verletzungen: Im Nackenbereich sind drei Bandscheiben herausgerutscht. Jedes Schlagloch während meines Höllenritts durch die Kalahari hätte eine Querschnittslähmung auslösen können.

Und nicht nur die Verletzungen an der Wirbelsäule machen mir zu schaffen. Ich zittere und schwitze, Durchfall quält mich. Die Ärzte in Kimberley sind ratlos. Ich selbst führe das unerklärliche Phänomen auf den brutalen mentalen Schock zurück, den ich bei der Bruchlandung erlitten habe. Schließlich beuge ich mich dem Drängen meiner Ärzte und Freunde – ich muss zur Spezialbehandlung zurück nach Deutschland.

Schweren Herzens steige ich Anfang November ins Flugzeug und verlasse mein Traumland Südafrika.

Ich ahne nicht, dass ich nie mehr als Flying Doctor unterwegs sein werde und meine Arbeit für das Kimberley Hospital bereits Geschichte ist.

Aus der Sommerhitze der Kalahari kommend, lande ich mitten im bayerischen Winter. In einer Reha-Klinik nahe Regensburg erhole ich mich im November 1999 von den Folgen der Bruchlandung. Meine drei Bandscheibenvorfälle im Nacken werden mit Massagen und Ultraschall behandelt.

Obwohl draußen der Schnee liegt, sitze ich im luftigen Nachthemd bei sperrangelweit geöffnetem Fenster auf meinem Bett und schwitze unentwegt. Ich bin überdreht, nervös und zittrig. Pro Nacht schlafe ich kaum länger als eine Stunde. Meine Herz- und Atemfrequenz sind viel zu schnell. Ich könnte unaufhörlich essen und verliere trotzdem an Gewicht. Und ich bin so schwach, dass mich beim Treppensteigen in der Klinik die Achtzigjährigen abhängen.

Im Regensburger Krankenhaus der Barmherzigen Brüder wird schließlich eine Überfunktion der Schilddrüse festgestellt, die eine massive Herzschwäche verursacht. Grundlage ist eine Autoimmunerkrankung, bei der das körpereigene Abwehrsystem beginnt, die Schilddrüse zu bekämpfen. Diese wehrt sich, indem sie unentwegt Hormone produziert. Nach Überzeugung des behandelnden Chefarztes ist diese Krankheit möglicherweise durch das Schockerlebnis in Springbok ausgelöst worden.

Die langwierige Behandlung erfolgt mit speziellen Medikamenten und bedeutet monatelangen Krankenstand. Wenn ich wieder gesund werden und meine Arbeit in Südafrika fortsetzen will, bleibt mir keine andere Wahl.

Erst nach fünf Monaten der Rekonvaleszenz in Regensburg habe ich mich erholt und kehre nach Südafrika zurück. Nachdem es für mich nicht mehr ratsam ist, als fliegende Ärztin tätig zu sein, stürze ich mich voller Elan in eine neue Herausforderung: Empangeni.

Empangeni

Als ich im Jahr 2000 in der Stadt Empangeni ankomme, lande ich mitten in einem »Kriegsgebiet«. Der Feind ist ein winziges Bakterium und heißt Cholera. Die Regierung hat offiziell den Notstand ausgerufen und Soldaten in die Krankenhäuser entsandt, um Ärzten und Krankenschwestern zu helfen. In und um Empangeni sind schätzungsweise über 100.000 Menschen infiziert.

Jeden Morgen, wenn ich zu meiner neuen Arbeit erscheine, herrscht schon das absolute Chaos. Ein Ambulanzwagen nach dem anderen öffnet die Heckklappe und bringt weitere schwer kranke Menschen. Die Flure sind so mit den auf Tragen liegenden Patienten überfüllt, dass ich kaum noch meine Station erreiche. Die Infusionsbeutel hängen an Ständern, sodass die Gänge an einen Stangenwald erinnern. Da wir bald nicht mehr genügend Ständer haben, legen sich die Patienten, die noch sitzen können, die Infusionsbeutel einfach auf den Kopf. Zeitweise gehen uns die Infusionslösungen aus.

Auch auf meiner Aufnahmestation liegen überall Kinder herum, die von tödlicher Austrocknung bedroht sind. Einmal hocke ich mich auf eine Bank neben einer Krankentrage und fange an, eine Infusion zu legen. Plötzlich merke ich, dass ich im Nassen sitze. Ich schaue auf die Bank und sehe ein Kind, aus dem wässriger Stuhl herausläuft, der in mein Kleid sickert. Ich bin entsetzt, weil ich in dieser Kleidung noch die nächsten dreißig Stunden weiterarbeiten muss.

Cholera ist eine Seuche, die früher auch Europa regelmäßig heimgesucht hat. Diese schwere Durchfallerkrankung wird durch verseuchtes Trinkwasser ausgelöst. In einem Landstrich, in dem Hunderttausende von Menschen ohne Toiletten und ohne Abwasserentsorgung auskommen müssen, wundert man sich fast, dass die Cholera kein Dauerzustand ist. Über sauberes Trinkwasser zu verfügen, bleibt für zahllose Südafrikaner in den Dörfern und Elendsvierteln bis heute ein unerfüllbarer Wunschtraum. Dort hingegen, wo die Wasserversorgung funktioniert, kann man das Leitungswasser gefahrlos trinken. Auch das ist einer der vielen Widersprüche, mit denen man in diesem außergewöhnlichen Land leben lernt.

Cholera-Opfer scheiden durch den Darm unentwegt Flüssigkeit aus, sechs bis acht Liter pro Tag. Der Körper trocknet sehr schnell aus – man dehydriert, wie wir Ärzte sagen. Der Tod ist bei Erwachsenen und Kindern nur eine Frage von Stunden.

Eigentlich ist die Cholera, wenn sie rasch und intensiv behandelt wird, gut heilbar. Die Patienten müssen per Infusion ständig mit Flüssigkeit und Elektrolyten versorgt werden. Die Epidemie kann nur durch die Ausgabe von sauberem Trinkwasser gestoppt werden. Hier sind die Behörden und das Militär gefordert. Doch ehe die Maßnahmen endlich greifen, sterben einige hundert Menschen.

Wir Ärzte kämpfen an unserer Front im Krankenhaus eine verzweifelte Abwehrschlacht. Ich lege wie am Fließband Infusionen und rektale Katheter. Dann rinnt der Darminhalt in einen transparenten Plastikbeutel, an dem Markierungen angebracht sind. So lässt sich auf einen Blick erkennen, wie viel Flüssigkeit der Patient in den vergangenen Stunden verloren hat. Bei Cholera wird der Druck im Darm so stark, dass es keiner der Patienten rechtzeitig bis zur Toilette schafft. Als uns die rektalen Katheter ausgehen, schneiden wir Löcher in die Mitte der Betten. Das nackte Hinterteil des Patienten wird über dem Loch platziert und ein Eimer unter das Bett gestellt. Bei den akut Infizierten rinnt die Flüssigkeit heraus wie das Wasser aus einem nicht ganz geschlossenen Wasserhahn.

Der Gestank, der das ganze Krankenhaus durchdringt, ist unbeschreiblich. Es ist März, das bedeutet in Südafrika Sommer. Die Temperaturen steigen auf über dreißig Grad, die Luftfeuchtigkeit ist unerträglich. Klimaanlagen gibt es kaum. An der Decke drehen sich im Zeitlupentempo einige betagte Ventilatoren – wenn sie nicht gerade defekt sind.

Empangeni liegt mitten im Zululand, in der Provinz Kwa-Zulu-Natal, etwa zwei Autostunden nordöstlich der Millionenstadt Durban. Der Ort selbst zählt nur etwa 24.000 Einwohner, aber das fruchtbare Umland ist ziemlich dicht besiedelt. Es gibt, wie so oft in Südafrika, zwei Krankenhäuser. Das Empangeni Hospital mitten in der Stadt war bis zur politischen Wende im Jahr 1994 ausschließlich den Weißen vorbehalten, obwohl hier mitten im abgelegenen Zulu-Gebiet nur eine winzige weiße Minderheit lebt. Anders als an meiner Wirkungsstätte in Kimberley hat das Apartheid-Regime das Krankenhaus für die Schwarzen nicht direkt daneben gebaut. Das Ngwelezana Hospital liegt etwa acht Kilometer außerhalb der Stadt, unmittelbar am Eingang des gleichnamigen Townships. So genieße ich das zweifelhafte Vergnügen, mit meinem kleinen Auto ständig zwischen den beiden Krankenhäusern hin- und herpendeln zu müssen.

Natürlich werden seit dem Ende der Rassentrennung an beiden Orten Schwarze behandelt. Weiße Patienten treffe ich hier kaum. Sie ziehen es vor, die Privatkliniken in Durban oder im 30 Kilometer entfernten Richards Bay aufzusuchen.

Den Großteil meiner Arbeitszeit verbringe ich im Ngwelezana Hospital. Direkt neben seinem Haupteingang erstrecken sich auf einem lang gezogenen Hügel die Hütten des Elendsviertels. Natürlich ist das Ngwelezana schlechter ausgestattet und viel heruntergekommener als das ehemalige Weißen-Hospital. Die Kinderstation besteht aus zwei riesigen Sälen, in denen jeweils siebzig Bettchen Platz finden. Unter diesen Bedingungen verbreiten sich Infektionskrankheiten unter meinen kleinen Patienten rasend schnell. Und an Privatsphäre, wie wir sie in Deutschland kennen und schätzen, ist hier sowieso nicht zu denken.

Das ganze Krankenhaus besteht aus ebenerdigen besseren Baracken. Sie sind durch endlose, primitiv überdachte, aber ansonsten offene Gänge miteinander verbunden. Die Krankenschwestern weigern sich, nach Einbruch der Dunkelheit über das Gelände des Hospitals zu gehen. Sie befürchten, von Männern aus dem Township angegriffen und vergewaltigt zu werden, die natürlich wissen, dass hier viele junge Frauen arbeiten.

Verglichen mit Empangeni erscheint mir Kimberley in der Rückschau wie ein Nobel-Krankenhaus. Die Sonne brennt unbarmherzig auf die Blechdächer der Station. Wenn es regnet, stellen wir Schüsseln und Eimer auf, denn das Dach ist zum einen nicht isoliert und zum anderen undicht. Wenn es hin und wieder kalte Tage gibt, frieren die Kleinen in ihren Gitterbettchen, denn die meisten Fensterscheiben sind zerbrochen oder fehlen ganz.

Zahllose Vögel fliegen herein und flattern um die kranken Kinder herum. Die Piepmätze setzen sich auf einen Balken unter dem Dachfirst und ihre Hinterlassenschaften fallen auf den Boden, mitten in die Betten und auf die Patienten. Wer unter diesen Umständen deutsche Hygienemaßstäbe ansetzt, wird binnen weniger Tage verrückt. Dieses Elend gebiert aber auch unvergessliche, weil unfreiwillig witzige Momente. Wenn meine kleinen Patienten ihren Brei löffeln, dann segeln die Vögel hinab, setzen sich auf den Rand der Schüsselchen und picken fleißig mit.

Während der Cholera-Epidemie legen wir jeweils zwei Kinder in ein Bett. Wenn sich nachts die Beine oder Arme in den Infusionsschläuchen verheddern und die Nadel dadurch herausgezogen wird, liegt das Kind am Morgen tot im Bett. Meine Schwestern und ich behandeln gleichzeitig rund dreihundert Kinder in einer Station, die von den Räumlichkeiten und der Personalausstattung her für höchstens halb so viele

Patienten vorgesehen ist. Und neben der Cholera müssen wir noch das ganze Arsenal des normalen täglichen Wahnsinns bewältigen: Infektionen, Unterernährung, Verbrennungen, Frühgeburten, Schlangenbisse, Vergiftungen, Knochenbrüche ...

Allmählich bekommen die Behörden die Cholera-Epidemie in den Griff. Mit Tankwagen werden Millionen Liter frisches Wasser in die Dörfer gekarrt. Und man bringt den Menschen bei, ihr Wasser mit einem gewöhnlichen Putzmittel namens »Jik« zu desinfizieren. Selbstredend wird das so behandelte Wasser danach getrunken und auch den Kindern eingeflößt. Immerhin vernichtet »Jik« die Cholera-Erreger. Ob die Einnahme dieses Reinigungsmittels dafür andere negative Folgen zeitigt, ist erst einmal Nebensache.

Im Laufe des Jahres 2000 stabilisiert sich die Lage an der Cholera-Front. Dafür bricht kurz vor Weihnachten eine verheerende Malaria-Epidemie aus. Im nördlichen Zululand erkranken über 65.000 Menschen, über 450 Infizierte sterben.

Die Malaria-Parasiten zerstören die roten Blutkörperchen, die Träger des lebenswichtigen Sauerstoffs sind. Wir therapieren mit dem bewährten Chinin, bekommen aber plötzlich ein neues »Wundermittel« zur Verfügung gestellt. Bei leichteren Malaria-Schüben erweist sich Co-Artemis, ein Extrakt aus einem chinesischen Pilz, als äußerst wirksam. Ich kann nach Verabreichung der Tabletten zusehen, wie bei meinen kleinen Patienten das Fieber sinkt. So verzeichnen wir Ärzte bei der Bekämpfung der Cholera und Malaria messbare Erfolge. Durch unseren Einsatz werden unzählige Menschenleben gerettet. Es erfüllt mich mit Stolz, dass ich mitgeholfen habe, diese entsetzlichen Epidemien zu bekämpfen. Doch schon bald werde ich erkennen, dass uns in Empangeni ein neuer, noch mächtigerer Feind erwächst, bei dem sich alle ärztliche Kunst als weitgehend machtlos erweisen wird: Aids. Und nicht nur deshalb wird sich die Zeit in Empangeni als die schwärzeste während meiner Karriere als Kinderärztin erweisen.

Schon der Start in Empangeni hatte sich als wenig verheißungsvoll erwiesen. Genau in dem Moment, als ich meine neue Wirkungsstätte, die Kinderstation, erstmals betrat, erbrach ein direkt neben der Tür liegendes Kind seinen Mageninhalt in einem Schwall über meine Füße. Als ich mich notdürftig säuberte, nahm ich das Erbrochene genauer in Augenschein. In dem Brei schlängelten sich Dutzende lebende Würmer; manche waren bis zu sechzig Zentimeter lang.

Kinder, in deren Magen-Darm-Trakt sich haufenweise solch unappetitliches Getier eingenistet hat, sind in Südafrika keine Seltenheit. Glücklicherweise lässt sich dieses Problem mit einem billigen Arzneimittel beheben. Dennoch bekommen nicht alle Kinder eine Wurmkur verschrieben. Das Medikament ist zwar nicht teuer, aber trotzdem knapp. Der nächste Arzt ist oft bis zu einem Tagesmarsch entfernt. In den Zulu-Dörfern besitzt kaum jemand ein Auto.

Einige Zahlen verdeutlichen mein ganzes Dilemma in Empangeni: Die beiden Krankenhäuser haben ein Einzugsgebiet von rund zwei Millionen Menschen. Die Hälfte von ihnen ist unter achtzehn Jahren alt. Für mehrere hunderttausend Kinder gibt es genau zwei Kinderärzte: meinen Vorgesetzten und mich selbst. Im Ngwelezana Hospital haben wir nur ein Beatmungsgerät zur Verfügung. Es ist immerhin transportabel, aber genau deshalb nicht für den Dauereinsatz geeignet. Im Empangeni Hospital befinden sich drei weitere Beatmungsgeräte, an die wir Säuglinge anschließen können. Unzählige Babys sterben uns unter den Händen weg. Es ist zum Verzweifeln, denn wenn wir genügend technische Ausstattung und ausgebildetes Personal hätten, könnten wir die meisten retten.

Angesichts des ständigen Mangels an Ressourcen bin ich regelmäßig gezwungen, »Gott« zu spielen. Ich muss entscheiden, welchem Kind eine lebensrettende Medizin gewährt und welchem sie verweigert wird. Ich muss bestimmen, welches

Frühchen auf die Intensivstation kommt und welches seinem unausweichlichen Schicksal überlassen wird.

Mein Chef kann meine Selbstzweifel nur schwer nachvollziehen. Auch im Kollegium mache ich eine neue, äußerst unangenehme Erfahrung. Ich werde mit einem Phänomen konfrontiert, das man »reverse rassism« nennt. Mit »umgekehrter Rassismus« ist es nur unvollständig übersetzt. Ebenso wie es bis heute viele Weiße gibt, die Schwarze allgemein wegen der Hautfarbe verachten, existieren auch Schwarze, die grundsätzlich alle Weißen ablehnen. Als weißer Ärztin werden mir in Empangeni ständig die unangenehmen Jobs zugeteilt und bei Urlaubsplanung und Fortbildungen werde ich übergangen.

Mein Arbeitsalltag ist sowieso schon ungeheuer belastend. Bei meinen ständigen 30-Stunden-Schichten sieht der Ablauf wie folgt aus: von 8 Uhr bis 16 Uhr als Stationsärztin im Ngwelezana Hospital, Fahrt ins Empangeni Hospital mit anschließendem Nachtdienst von 16.15 Uhr bis 8 Uhr morgens, danach Rückfahrt ins Ngwelezana Hospital mit offiziellem Dienstende um 13 Uhr. Meistens wird es später.

In den Nächten komme ich selten zum Schlafen, denn ich verarzte nach den Kaiserschnitten die Frühchen. Ich habe maximal vier ganze Tage pro Monat frei. Über Diskussionen in Deutschland, wonach man die 40-Stunden-Woche wieder einführen sollte, kann ich nur den Kopf schütteln.

Mein Leben besteht nur noch aus zwei Aggregatzuständen: Arbeit und Schlaf. Kein Wunder, dass ich bald an chronischer Erschöpfung leide. Außerdem bin ich wegen meiner Autoimmunerkrankung noch immer gezwungen, täglich Medikamente einzunehmen.

Auch die psychische Belastung ist enorm. Während meiner gesamten Ausbildungszeit an der Regensburger Hedwigsklinik musste ich den Tod von insgesamt drei Kindern verarbeiten. In Empangeni erlebe ich eine derartige Todesrate bei nahezu jedem Nachtdienst. Immer wieder kommt eine Schwester angelaufen und erklärt: »Dr. André, a child is changing condition!« Die eigentliche Bedeutung dieses Satzes, wonach sich »der Zustand eines Kindes verändert« habe, erschließt sich mir erst nach einigen Tagen, nämlich dass es tot in seinem Bettchen liegt und sein kleiner ausgezehrter Körper längst erkaltet ist. Oft ist es von den Schwestern zu spät bemerkt worden. Zur Ehrenrettung der vielen Schwestern, die aufopferungsvoll arbeiten, muss man aber feststellen, dass die meisten der Kinder, die wir verlieren, unrettbar dem Tode geweiht waren.

Anfangs renne ich jedes Mal aufgeregt los, wenn sich der Zustand eines meiner kleinen Patienten nach Aussage einer Schwester »verändert« hat, doch diese Lauferei gewöhne ich mir bald ab. Ich komme stets zu spät.

In Kimberley bin ich längst nicht mit einem derartigen Ausmaß an Leid und Tod konfrontiert gewesen, wie nun in Empangeni. Bisweilen plagt mich ein wenig Heimweh nach der Diamantenstadt am Rande der Kalahari. Ich denke mit Wehmut an die lustigen Partys und Grillabende mit meinen kubanischen Freunden.

Auch mein Haus und der Garten fehlen mir. Denn meine neue Unterkunft in Empangeni ist ein Graus. In den beiden Hospitälern arbeiten Ärzte aus bis zu vierzig verschiedenen Nationen. Ich bin genauso wie viele andere von ihnen in einem heruntergekommenen Appartementblock an der Hauptstraße mitten in der Stadt untergebracht. Gemäß Arbeitsvertrag müsste mir eine Wohnung mit einer vorgeschriebenen Mindestausstattung zur Verfügung gestellt werden. Anfangs teile ich mir ein Mini-Appartement im dritten Stock mit einem jungen burischen Arzt. Wir haben keinen Herd, keine Waschmaschine, die Fenster sind zerborsten und es regnet herein. Statt Lampen baumeln nur Kabel von der Decke.

Bald habe ich die Nase voll und stiefle zum Klinikleiter, um freundlich, aber bestimmt auf die Missstände hinzuweisen. Mit meiner selbstbewussten, direkten und wenig diplomatischen Art bin ich ihm wohl eher unsympathisch. Jedenfalls lässt er mich mit meinen berechtigten Forderungen einfach abblitzen. Für die Steigerung meines Wohnkomforts sei kein Geld vorhanden. Ich könne mir ja privat eine Wohnung mieten. Auch eine schriftliche Beschwerde fruchtet nicht.

Nach einiger Zeit erhalte ich jedoch unerwartet Schützenhilfe. Abends fahre ich gerne nach Richards Bay ans Meer, um dort zu schwimmen. Von Empangeni bis an die Küste sind es nur etwa 30 Kilometer. Da ich alleine bin, bitte ich ein am Strand sitzendes weißes Ehepaar, auf meine Sachen aufzupassen, während ich mich in den Wellen vergnüge. Als ich den warmen Fluten des Indischen Ozeans entsteige und mich für den kleinen Wachdienst bedanke, entwickelt sich der übliche Smalltalk. Ich erzähle, wer ich bin, warum ich nach Südafrika gekommen bin und welcher Arbeit ich hier nachgehe. Und ich klage über meine grauenhaften Wohnverhältnisse. Der Mann stellt sich als Mitarbeiter der Regierung vor. Er bietet mir seine Unterstützung an, die ich dankend annehme, obwohl ich innerlich von der Ernsthaftigkeit seines Angebots nicht so recht überzeugt bin.

Als ich am nächsten Morgen zur Arbeit erscheine, wartet schon die Sekretärin des Klinikleiters auf mich. »Kommen Sie sofort in das Büro des Chefs!« Der Direktor des Hospitals erweist sich wie verwandelt. Selbstverständlich werde man meine Wohnung sofort renovieren, verspricht er.

Meine Zuversicht hält sich in Grenzen, denn ich habe oft genug erfahren müssen, wie wenig derlei Zusagen in Südafrika wert sind. Aber wie durch ein Wunder rücken schon in den nächsten Stunden die Handwerker an und bringen meine Wohnung auf Vordermann. Sogar der Deckenventilator, den ich mir selbst gekauft habe, wird montiert. Allerdings werden Geräte wie der Herd, den ich ebenfalls auf eigene Kosten erworben habe, selbstredend von meinen ständig wechselnden Mitbewohnern mitbenutzt.

Als ich das Appartement mit den beiden kleinen Schlafzimmern endlich für einige Zeit allein bewohnen kann, hoffe ich natürlich, dass dieser Zustand von Dauer sein wird. Doch weit gefehlt. Eines Morgens bekomme ich um acht Uhr einen Anruf von der Klinikleitung: »Heute um neun Uhr zieht eine neue Mitbewohnerin bei Ihnen ein. Räumen Sie eines der Schlafzimmer.«

Ich schäume vor Wut. Die Verantwortlichen wussten seit Wochen davon und informieren mich eine Stunde vorher.

Tatsächlich erscheint pünktlich um neun Uhr Kerry Powell. Sie ist eine weiße Südafrikanerin mit britischen Vorfahren und stammt aus Johannesburg. Kerry ist Jungärztin und arbeitet im Bereich Gynäkologie und Geburtshilfe. Es ist der Beginn einer wunderbaren Freundschaft, die bis heute anhält. Ich bin traurig, als Kerry nach sechs Monaten wieder auszieht. Sie lebt heute in Johannesburg und wir telefonieren noch immer regelmäßig miteinander. Scherzhaft bezeichnet sie mich manchmal als ihre »deutsche Mama«.

Langsam baue ich auch wieder soziale Kontakte auf. Ich liebe es, in meiner kargen Freizeit Menschen um mich zu haben. Als hilfreich erweist sich der Billardtisch, den ich bereits in Kimberley angeschafft habe und der nun mein Wohnzimmer in Empangeni dominiert. So treffen sich Zandile, eine schwarze Krankenschwester aus der Kinderstation, sowie einige Freunde regelmäßig bei mir zu einer feucht-fröhlichen Partie Billard.

Für meine Mitbewohnerin Kerry öffnet sich dadurch die Tür zu einer für sie unbekannten Welt. Obwohl Kerry in Südafrika aufgewachsen ist, hatte sie nie zuvor so engen privaten Kontakt zu den Angehörigen der schwarzen Bevölkerungsmehrheit in ihrem Heimatland.

Fernando

Im Januar 2001 erfahre ich, dass vor wenigen Tagen zwei kubanische Ärzte in unseren Appartementblock eingezogen sind. Nach meinen vielen netten Erfahrungen mit den Kubanern in

Kimberley bin ich natürlich neugierig auf die beiden. Ich beschließe, mich ihnen vorzustellen und ihnen anzubieten, sie morgens zur Arbeit in die jeweils mehrere Kilometer entfernten Hospitäler mitzunehmen. Kubaner kommen meist ohne Führerschein in Südafrika an und müssen ihn deshalb erst hier erwerben.

Die neuen Kollegen wohnen nur ein paar Meter neben meinem Appartement. Ich läute. Ein Mann öffnet die Tür. Er ist ein weißhäutiger Kubaner, etwa 1,80 Meter groß, stämmig, aber keineswegs dick, Brillenträger, hat eine Tonsur wie ein Mönch und die lustigsten Augen der Welt.

»Hi, ich bin Irina André. Ich arbeite hier als Kinderärztin und freue mich, Sie kennenzulernen.«

Die Englischkenntnisse meines Gegenübers sind ausbaufähig. Aber immerhin reicht es, um sich vorzustellen. »Mein Name ist Fernando. Ich komme aus Kuba und bin der neue Internist.«

Fernando und ich sind uns auf Anhieb sympathisch. Er ist zwei Jahre älter als ich, verheiratet und Vater von zwei Kindern. Die kubanischen Behörden halten die Familie als Faustpfand im Land, um seine Rückkehr sicherzustellen. In seiner Heimatstadt Havanna hat Fernando als Dozent für innere Medizin Vorlesungen an der Universität gehalten. Er ist einer der intelligentesten Menschen, die ich je getroffen habe, und dazu ehrgeizig, fleißig und hervorragend in seinem Beruf. Bereits nach wenigen Monaten spricht er perfekt Englisch.

Auch die Krankenschwestern und die Patienten mögen Fernando auf Anhieb. Er ist immer für einen Blödsinn zu haben und macht gerne Faxen. Seine Grimassen sind bald legendär und vor allem unsere kleinsten Patienten lieben Fernando. Bald hat er im Krankenhaus einen Spitznamen: Alle nennen ihn in enger Anlehnung an den britischen Komiker nur noch »Dr. Bean«.

Natürlich wird Fernando sofort Mitglied meiner Billard-Clique. Wie alle Kubaner kann er fantastisch feiern. Sein Lebensmotto lautet: »Work hard – play hard«. Er arbeitet intensiv, weiß aber auch, das Leben zu genießen. Fernando kann kochen wie ein Gott und überirdische Cocktails mixen. Denn in Havanna hat er im Nebenerwerb gemeinsam mit seiner Frau ein illegales Restaurant betrieben. Allein mit seinem Arztgehalt konnte er in Kuba seine Familie nicht ernähren.

Ein apartes Detail am Rande: Während seines Militärdienstes war Fernando als Arzt den kubanischen Truppen zugeteilt gewesen, die in Angola die Befreiungsbewegung MPLA unterstützten und gegen Truppen aus Südafrika kämpften.

Fernando und ich fühlen uns von Anfang an zueinander hingezogen. Doch in Havanna warten seine Frau und seine Kinder auf ihn. Ich mag Fernando sehr, aber ich habe keine Lust auf eine Beziehung mit einem vorprogrammiert unglücklichen Ende.

Eines Tages lädt uns eine gemeinsame kubanische Bekannte zu einem Wochenende in ihr Strandhaus bei Ramsgate ein. Wir verbringen herrliche Stunden am Meer. Am Strand unter dem Sternenhimmel wagt Fernando die ersten Annäherungsversuche. Danach müssen wir das einzige verfügbare Schlafzimmer miteinander teilen. Doch in dieser Nacht lasse ich zwischen uns nichts zu.

Wohl auch wegen dieser aus seiner Sicht unfreiwilligen Kasteiung zerstreut er bald meine Bedenken: »Meine Ehe ist sowieso am Ende. Ich bin auch deshalb nach Südafrika gekommen, weil ich mich scheiden lassen möchte.«

Im Glauben an seine Worte gebe ich meine Zurückhaltung auf. So beginnen privat sehr glückliche Zeiten für mich. Fernando lässt mich das Elend und den Stress im Krankenhaus wenigstens für einige Stunden vergessen. Wir spazieren Hand in Hand am Strand von Richards Bay und wir kochen und feiern miteinander.

Höhepunkte unserer gemeinsamen Unternehmungen sind die regelmäßigen Ausflüge in den Hluhluwe-Umfolozi-Park. Dieser älteste Park Südafrikas liegt nur eine knappe Autostunde von Empangeni entfernt. Das Areal hat sich in seiner Ursprünglichkeit erhalten. Der legendäre Zulu-König Shaka hatte dort seine heiligen Jagdgründe. Ich entdecke eine neue Leidenschaft, die mich bis heute nie mehr losgelassen hat: die Beobachtung wilder Tiere.

Im Hluhluwe-Umfolozi-Park tummelt sich die größte Population an Nashörnern in Südafrika. Außerdem leben dort Elefanten, Zebras, Impala-Antilopen, Wasserböcke, Warzenschweine, Wasserböcke, Flusspferde, Büffel, Löwen, Leoparden, Geparden, Hyänen und unzählige andere Tierarten. All diese Tiere lassen sich in ihrer natürlichen Umgebung bequem vom Auto aus besichtigen. Fernando und ich übernachten häufig in einem der Park-Camps. Manche davon sind nicht eingezäunt. Nach Sonnenuntergang streifen die Hyänen um unsere Hütte und wir hören ihr bedrohliches heiseres Lachen.

Wenige Meter vor jeder Hütte findet sich ein fester Grillplatz für den unvermeidlichen Braai. Eines Abends bruzzeln wir uns gerade Straußensteaks über glühender Holzkohle. Es ist schon dunkel. Nachdem ich uns einen Salat zubereitet und den Tisch gedeckt habe, gehe ich hungrig und voller Vorfreude auf ein leckeres Abendmahl zum Grill, um die Steaks auf einen Teller zu laden.

Doch mir bleibt fast das Herz stehen: Eine große Hyäne hat sich auf die Hinterbeine gestellt und räumt mit den Vorderpfoten den heißen Grill ab. Angelockt vom Duft des Fleisches, hat sich das Biest auf leisen Sohlen angeschlichen, obwohl ich nur wenige Meter entfernt hantiert habe. Während sich die gefräßige Hyäne die Straußensteaks munden lässt, sind Fernando und ich an diesem Abend zum Vegetarierdasein verurteilt.

Tagsüber holpern wir wieder mit meinem Auto im Schritttempo durch den Busch – Fotoapparat und Fernglas immer griffbereit. Als wir einen kleinen Hügel passieren, packt mich der Übermut. Ich überrede Fernando, den Hang hinaufzusteigen, um die Aussicht von dort oben zu genießen.

Heute weiß ich, dass eine derart unüberlegte Aktion ohne Parkranger und ohne Waffe absolut lebensgefährlich ist. Wir hätten beide gut und gerne als Futter für die Löwen enden können, die ihrer Beute bevorzugt in diesem Gebiet auflauern. Mir wird heute noch ganz schlecht bei dem Gedanken, wie dumm ich mich verhalten habe. Löwen fressen ihre Opfer übrigens oft bei lebendigem Leibe, ohne sie vorher zu töten.

Bei einem anderen Ausflug erleide ich plötzlich einen Migräne-Anfall und rasende Schmerzen toben durch meinen Kopf. Fernando nimmt sanft meine Hand und wendet einige Akupressurgriffe an. Schlagartig fühle ich mich besser. Auf Kuba ist Fernando in traditioneller chinesischer Heilkunde ausgebildet worden – auch deshalb, weil in dem unter Embargo stehenden Land Medikamente oft nicht verfügbar sind.

Natürlich hat unsere Beziehung auch Bewährungsproben zu bestehen. Weil Fernando die Führerscheinprüfung ablegen möchte, fungiere ich als seine »Fahrlehrerin«. Eine Fahrschule wie in Deutschland muss man in Südafrika nicht absolvieren. Während einer »Fahrstunde« geraten wir wegen irgendeiner Belanglosigkeit in heftigen Streit. »Halt an!«, schreit Fernando mich an. »Ich gehe zu Fuß heim!«

Ich gehorche. Fernando steigt aus und verschwindet. Drei Tage redet er kein Wort mehr mit mir – aber den Führerschein besteht er mit Bravour.

Natürlich schlummert auch in Fernando der klassische iberische Macho. Seinen bisweilen gebieterischen Ton überhöre ich geflissentlich. Verglichen mit seinen kubanischen Geschlechtsgenossen ist er jedoch ein partnerschaftlich veranlagter Mensch. Und eine ausgeprägte Sturheit und Emotionalität sind uns beiden nicht abzusprechen.

Sein feierliches Versprechen, die Scheidung einzureichen, scheint Fernando allerdings vergessen zu haben. Ich stelle ihn deshalb zur Rede. Er gibt zu, dass er seine Frau und die Kinder sehr liebt und eigentlich nie ernsthaft beabsichtigt habe, sie zu verlassen. Daraufhin beschließen wir, unsere Beziehung in gegenseitiger Freundschaft zu beenden. Doch wir hängen viel zu sehr aneinander und halten die Trennung nicht lange durch.

Fernando hat einen Drei-Jahres-Vertrag erhalten. Wir einigen uns, so lange zusammenzubleiben, bis er ohnehin nach Kuba zurückgehen muss. Ich respektiere seine Ehe und stelle keine weiteren Fragen. Er muss mir nur versprechen, mich nicht wie eine Mätresse zu behandeln.

An einem Nachmittag im Mai 2002 fahren wir wieder einmal gemeinsam an den Strand. Ich erkenne gleich, dass Fernando ein Kummer plagt. Seine sonst immer lachenden Augen wirken traurig.

»Ich bin nur müde und überarbeitet«, antwortet er zunächst ausweichend auf meine besorgten Fragen.

Aber schließlich beginnt er zu weinen und beichtet mir die Wahrheit. Seit Jahren beteilige sich seine Familie schon an einer regelmäßigen Verlosungsaktion der US-amerikanischen Regierung. Dabei gibt es sogenannte »Green Cards« zu gewinnen, die zum dauerhaften Aufenthalt in den Vereinigten Staaten berechtigen. Nun sei ihnen das Losglück hold gewesen: Seine Familie könne legal in die USA ausreisen. Er selbst müsse nach Kuba zurück und könne seiner Frau und den Kindern erst in einigen Jahren folgen.

»Ich muss so handeln, um meiner Tochter und meinem Sohn eine bessere Zukunft zu ermöglichen«, erklärt mir Fernando. Seinen Vertrag mit dem Krankenhaus in Empangeni habe er bereits gekündigt.

Einige Tage später bringe ich Fernando zum Flughafen nach Richards Bay. Knapp eineinhalb glückliche Jahre sind unwiderruflich zu Ende. Unter anderen Bedingungen hätten wir beide wahrscheinlich geheiratet.

Ich habe ihn seitdem nie mehr gesehen. Doch wir schreiben uns regelmäßig E-Mails. Nachdem ihm das Castro-Regime nach seiner Rückkehr auf die Zuckerinsel jahrelang die Ausreise verweigert hatte, sah Fernando seine Familie erst im Dezember 2007 wieder.

Böse Geister

Nach der wundervollen Zeit mit Fernando muss ich mich den schweren Anforderungen meines Lebens und Berufes in Südafrika wieder alleine stellen.

Während eines Nachtdienstes gehe ich gegen 23 Uhr nichts Böses ahnend in Richtung Kinderstation. Plötzlich höre ich aufgeregte Stimmen. Ich beschleunige meinen Schritt, betrete den Schlafsaal. Rund um die Gitterbetten herrscht Aufruhr. Die Mütter schreien aufgeregt durcheinander. Ich spreche zwar ein wenig Zulu, aber in dieser aufgeheizten Situation verstehe ich kein Wort. Die Frauen gestikulieren wild. In ihren Gesichtern spiegeln sich blankes Entsetzen und nackte Angst. Die Mütter zerren ihre schwer kranken Kinder aus den Betten, wickeln sie notdürftig ein. Sie ziehen ihnen die Infusionsnadeln aus den Venen, binden die Kinder mit Handtüchern auf ihren Rücken fest und eilen mit den brüllenden Kindern hektisch dem Ausgang zu.

Eine unserer Schwesternhelferinnen beobachtet das panische Treiben fassungslos.

»Was ist denn hier los?«, frage ich sie.

Ihre Antwort bleibt mir zunächst unverständlich: »Tokoloshe, Tokoloshe!«

Dieses Zulu-Wort heißt »böser Geist«. Ich bohre weiter: »Was meinen Sie denn damit?«

In brüchigem Englisch erwidert die Schwesternhelferin nur: »Station ist verhext.«

Ich bin zutiefst beunruhigt. Denn die meisten Zulu sind von einem tief sitzenden Aberglauben beseelt. Trotz christlicher Missionierung sind für sie die Geister allgegenwärtig, die ihre Vorfahren seit Jahrhunderten beschwören. Auch der Schwesternhelferin ist sichtlich unwohl.

»Was ist denn passiert?«, forsche ich weiter.

»Alle fünf Babys unter den Sauerstoffhauben – gestorben in kurzer Zeit«, erklärt sie mir.

Langsam begreife ich den Zusammenhang. Da wir in dieser Station nur fünf Anschlüsse haben, können wir maximal fünf Babys parallel mit Sauerstoff versorgen. Unsere Kapazitäten reichen bei Weitem nicht. Deshalb wird das Privileg der Sauerstoffgabe nur fünf schwerst kranken Kindern zuteil. Natürlich ist bei diesen das Risiko sehr hoch, dass sie trotzdem sterben. Offenbar haben durch einen entsetzlichen Zufall alle am Sauerstoff hängenden Kinder binnen weniger Minuten ihr junges Leben ausgehaucht.

Nun wähnen die Mütter in diesem Raum einen bösen Geist am Werk, der ihre Kinder tötet. In Empangeni bleiben gewöhnlich viele Frauen bei ihren auf der Station liegenden Kindern, um sie zu versorgen und zu trösten, oft vor allem deshalb, weil es zu weit ist, nach Hause zu gehen und wiederzukommen.

Trotz ihrer medizinischen Ausbildung glaubt auch die Schwesternhelferin an Tokoloshe. Dennoch hilft sie mir, auf die Flüchtenden einzureden, sie zum Bleiben zu bewegen. Vergebens. Einige Minuten später ist die Station fast leer. Nur noch wenige Kinder sitzen oder liegen in den Bettchen – es sind diejenigen, die keine Begleitperson bei sich haben.

Tokoloshe wird sein Ziel erreichen, denke ich mir später. Denn ohne medizinische Behandlung werden die meisten der schwer kranken kleinen Patienten innerhalb weniger Tage sterben. Tatsächlich verschwinden Mütter wie Kinder auf Nimmerwiedersehen.

Gott sei Dank spricht sich der Vorfall anscheinend kaum in der Gegend herum. Schon am nächsten Tag sind alle Betten in der Kinderstation wieder belegt.

Viele Zulu betrachten das HI-Virus als Fluch, der von anderen verhängt wird. Tatsächlich aber ist der entsetzliche Tod dieser fünf Kinder ein Resultat der Aids-Epidemie. In den Hospitälern feiert der Tod täglich eine reiche Ernte. Trotz meiner langjährigen Ausbildung zur Kinderärztin stoße ich bei Aids an die Grenzen des medizinisch Machbaren. Die Krankheit ist unheilbar. Antiretrovirale Mittel, mit denen sich der vom Virus verursachte Kollaps des Immunsystems hinauszögern lässt, werden zu dieser Zeit von der südafrikanischen Regierung noch nicht zur Verfügung gestellt.

Ich kann das unweigerliche Sterben bestenfalls ein wenig humaner gestalten. In Deutschland wurde ich trainiert, nie aufzugeben, jeden Patienten retten zu wollen. Nun muss ich schmerzhaft umdenken. Es gibt einen Zeitpunkt, von dem an es inhuman wird, ein Kind weiter am Leben erhalten zu wollen. Ich muss lernen, ab wann ich das Kind nicht mehr retten, sondern ihm nur noch das Sterben erleichtern kann. Diese schreckliche Entscheidung würde in Deutschland im Team getroffen. Hier bin ich meistens alleine.

Täglich schleppen Mütter Babys in mein Untersuchungszimmer, die nur noch schlapp in ihren Armen hängen. Die Kleinen sind wenige Monate alt und schnappen nach Luft. Ich verabreiche Sauerstoff und lege eine Infusion. Doch eigentlich benötigen diese kleinen Patienten eine intensivmedizinische Betreuung, wie sie nur in Durban möglich ist. Das dortige Krankenhaus nimmt HIV-positive Kinder aber zur Beatmung erst gar nicht an. Der Schnelltest belegt nach einer halben Stunde fast immer den furchtbaren Verdacht: Aids im Endstadium.

Nun beginnt der letzte Akt. Meistens dauert das Martyrium der Kleinen etwa 48 Stunden. Manche der Kinder erweisen sich allerdings als unglaublich zäh. Sie entwickeln trotz des Zusammenbruchs ihres Immunsystems einen erstaunlichen Lebenswillen. Bei ihnen zieht sich das elende Sterben über fünf bis sechs Tage hin. Ihre Lungen arbeiten immer schlechter. Wegen des Sauerstoffmangels nimmt ihr ganzer Körper eine bläuliche Farbe an. Wer den rasselnden Atem dieser Kinder einmal gehört hat, vergisst dieses furchtbare Geräusch nie mehr. So klingt das Todesröcheln. Die kleinen Aids-Opfer ersticken langsam und qualvoll.

Bis zu ihrer letzten Sekunde leiden diese Kinder extreme Schmerzen. Ihre Muskeln verkrampfen, der Bauch ist aufgebläht, die Ohren sind entzündet. In ihrem Mund macht sich ein weißer Pilz breit. Zur Schmerzbekämpfung steht mir nur Paracetamol zur Verfügung. Dieses Arzneimittel senkt das Fieber, dämpft ein wenig die Pein.

Morphium wird nur selten verabreicht. Es würde zwar am wirksamsten die Schmerzen lindern, aber es schwächt auch den Atemantrieb. Deshalb betrachten meine Krankenschwestern eine Morphiumgabe fast als aktive Sterbehilfe. Oft weigern sie sich, Morphium anzuwenden. Sie können den Gedanken nicht ertragen, dass ein Kind aufgegeben wird. Auch wenn man sich dabei schlecht fühlt, muss man diese Entscheidung dem Kind zuliebe treffen.

In Südafrika hat Aids einen »schrecklichen Zwilling«: die Tuberkulose, kurz TB genannt. Zwei Drittel der HIV-Positiven infizieren sich mit Tuberkulose. Umgekehrt leiden zwei Drittel aller TB-Kranken an HIV. Die als Schwindsucht bekannte Lungenkrankheit grassierte früher auch in Deutschland. Diese bakterielle Infektion bricht erheblich leichter aus, wenn das Immunsystem durch Unterernährung oder das HI-Virus geschwächt wird.

Trotz der Infektion mit TB kann man mit dieser Krankheit alt werden. Ein funktionierendes Immunsystem hält sie dauerhaft in Schach. Aber wenn das HI-Virus die Körperabwehr langsam ausschaltet, kann sich die Tuberkulose ausbreiten. Bei Kindern führt die TB häufig zu Meningitis, also zu Gehirnhautentzündung. Ich behandle täglich Kinder, die mit Husten und Fieber, ausgelöst durch die TB, ins Krankenhaus kommen. Die Meningitis lässt sie ins Koma fallen. Dann sterben sie.

Das HI-Virus vernichtet die Körperabwehr und an den Folgen der Infektionskrankheiten geht der Mensch zugrunde. Das Virus kann außerdem einzelne Körpergewebe infizieren.

Oft sind es nicht nur die »schrecklichen Zwillinge«, sondern sogar »furchtbare Drillinge«, die den Aids-Tod herbeiführen. Der dritte Killer ist ein winziger Erreger namens Pneumocystis carinii. Mediziner bezeichnen die Folge dieser Infektion als PCP. Dabei steht der dritte Buchstabe für Pneumonie, also Lungenentzündung. Diese Mikroorganismen können unerkannt in jedem Menschen leben. Machen sie sich in der Lunge breit, dann bedeutet dies, dass das Immunsystem vom HI-Virus vernichtet worden ist. PCP-Befall bedeutet fast unweigerlich das Ende. Kinder mit PCP-Erregern in der Lunge schnappen nach Luft, bis sie sterben. Diesen grauenerregenden Anblick muss ich unzählige Male meist hilflos ertragen. Die Therapie ist langwierig und häufig nicht erfolgreich. Die Hälfte der Kinder stirbt trotz Behandlung.

Ebenso nahe gehen mir meine täglichen Gespräche mit jungen Müttern, denen ich die grausame Wahrheit ins Gesicht sagen muss, dass sie und ihr Kind HIV-positiv sind.

In den Zulu-Dörfern spricht niemand offen über die Krankheit. Aber jeder erlebt die täglichen Beerdigungen von jungen Leuten und Kindern. Die Frauen wissen, dass ich ihnen ihr Todesurteil mitteile.

In Empangeni wird allen Schwangeren angeboten, vor der Entbindung einen HIV-Test zu machen. Viele lehnen ab, weil sie Angst haben und sich lieber weiter dem Glauben hingeben wollen, nicht infiziert zu sein. Manche lassen sich testen und dann nie mehr blicken, weil sie das Ergebnis doch nicht ertragen könnten.

Nur die mutigsten Frauen kommen nach dem Test noch einmal zu uns. Wir sitzen in einem winzigen Raum neben der Station, den wir als Besprechungszimmer für derlei Fälle nutzen. Mit dabei ist meistens nur noch die Putzfrau. Sie ist Zulu und spricht leidlich Englisch. Die Krankenschwestern haben für derlei Gespräche schlicht keine Zeit. So obliegt einer Putzfrau die undankbare Aufgabe, täglich jungen Frauen all ihre Hoffungen auf ein erfülltes langes Leben zu nehmen.

»Sie und Ihr Kind sind HIV-positiv.« Für eine junge Zulu-Mutter bedeutet dieser Satz den Schritt in den Abgrund. Nachdem die Worte gefallen sind, sitzen die meisten stocksteif da. Wenige brechen stumm in Tränen aus. Nur selten kommen Fragen.

Es ist der Moment, in dem ein Berg schlimmster Befürchtungen über den Frauen zusammenbricht, denn ihnen droht nicht nur ein langsamer und qualvoller Tod. Wenn die Dorfgemeinschaft von der Infektion erfährt, ist die betroffene Person stigmatisiert und wird häufig verstoßen. Ohne den Schutz der Großfamilie muss sie sich der Katastrophe alleine stellen und wird damit meist auch ihrer wirtschaftlichen Basis beraubt. Dieses Verhalten mutet umso befremdlicher an, wenn man bedenkt, dass sehr viele Menschen in der Umgebung der Infizierten ebenfalls HIV-positiv sind – dies aber für sich behalten oder sich dem Test verweigern.

Eigentlich müsste mit der Eröffnung des Testergebnisses ein intensives Beratungsgespräch einhergehen. Doch dazu fehlt die Zeit. Zudem erweist es sich als schwierig, Menschen, die nie eine Bildung genossen haben und weder schreiben noch lesen können, diese hoch komplexe Krankheit zu erklären. Gleichzeitig muss ich als Arzt erläutern, warum die Situation kritisch ist und meine Behandlungsmöglichkeiten eingeschränkt sind.

Ich habe für die Zulu eine bildhafte Erläuterungsstrategie entwickelt: Der Körper ist ein Land, das von einem Feind, zum Beispiel Bakterien oder Pilzen, angegriffen wird. Nun braucht man Soldaten, also Immunzellen, um den Feind zu bekämpfen. Der Doktor kann den Soldaten Waffen, also Antibiotika, an die Hand geben. Doch wenn es keine Soldaten mehr gibt, weil die Immunzellen durch HIV zerstört worden sind, dann helfen die besten Waffen nichts.

Meine kleinen Patienten und die nie endende, immense Arbeit lassen mir keine Zeit, Heimweh zu entwickeln. Zudem fühle ich mich in Südafrika zu Hause, seitdem ich das Land zum ersten Mal betreten habe. Doch es gibt eine Zeit, während der ich mich zurück nach Deutschland sehne – Weihnachten. Mir fehlt dann einfach alles: der Schnee, die Kälte, der Tannenbaum, der Glühwein, die Plätzchen, der Regensburger Christkindlmarkt und die Weihnachtslieder. Vor Weihnachten bin ich richtig sentimental und möchte meine Familie um mich wissen. Um diesen Schmerz zu betäuben, melde ich mich grundsätzlich für den Dienst an Heiligabend. Dann habe ich keine Zeit zum Nachdenken.

An diesem 24. Dezember jedoch hauchen auf meiner Station in drei nebeneinanderstehenden Bettchen drei kleine Kinder fast gleichzeitig ihre zarten Leben aus. Ich sitze heulend in meinem Arztzimmer. Statt an der Krippe zu beten und an die Geburt Jesu zu denken, fülle ich Totenscheine für drei Babys aus. Aids hat für mich am Weihnachtsabend drei weitere Gesichter bekommen. In Empangeni bedeutet Aids keine anonyme Statistik wie in Deutschland.

Ich bin ein gläubiger Mensch, aber an diesem Abend, an dem die Christenheit weltweit die Geburt des Erlösers feiert, herrscht hier der übliche Irrsinn und ich hadere mit meinem Glauben. Zweifel fressen sich durch mein Herz: Wenn Gott diese Kinder mehr liebt als ich, dann muss er doch längst vor Leid wahnsinnig geworden sein.

Ich bin zur Managerin eines Massensterbens geworden. Das unendliche Leid, das ich ständig erlebe, lässt mich eintauchen in eine teuflische Abwärtsspirale aus Trauer, Wut, Verzweiflung, Hilflosigkeit und Frustration. Ich werde immer aggressiver und irritierbarer. Aus nichtigem Anlass schreie ich die Schwestern und die Mütter der kleinen Patienten an. Freunde sorgen sich, weil sich meine Persönlichkeit so drastisch verändert. Immer öfter stelle ich mir die Fragen: Was tue ich hier? Warum bin ich hergekommen? Macht mein Einsatz angesichts des politischen Unwillens der südafrikanischen Regierung, den Fluch Aids zu bekämpfen, überhaupt einen Sinn?

Das Aids-Virus reist per Lastwagen

Warum hat die Aids-Katastrophe Südafrika so schwer getroffen? Warum zählt ausgerechnet die größte Wirtschaftsmacht des Kontinents weltweit die meisten Infizierten? Warum hat sich das Killervirus an der Südspitze Afrikas so rasant ausgebreitet? Warum hat die Regierung nicht rechtzeitig gehandelt? Warum hat auch das Gesundheitssystem eklatant versagt?

Leider hat das Aids-Virus in Südafrika aus mannigfaltigen Gründen einen idealen Nährboden vorgefunden. Es mag paradox klingen, aber das HI-Virus profitiert bei seiner Verbreitung von der guten südafrikanischen Infrastruktur. Diese ist, verglichen mit dem Rest des Kontinents, hervorragend. Das Netz an ausgebauten und geteerten Straßen braucht den Vergleich mit wirtschaftlich schwächeren europäischen Staaten keineswegs zu scheuen. Das hinterste Dorf ist mit dem Auto erreichbar, wenn auch oft nur über einen geschotterten Weg.

Die gut ausgebauten Verbindungen beschleunigen die Mobilität von Waren – und Menschen. Vor allem die Personen, die diese Waren transportieren, haben zur raschen Ausbreitung des Virus erheblich beigetragen. Gemeint sind die Lastwagenfahrer, die zu Zehntausenden auf den Straßen unterwegs sind. Die Herren der Trucks werden passabel bezahlt und sind oft lange getrennt von ihren Frauen. Sie sind die beste Klientel der Prostituierten am Straßenrand.

Diese Mädchen sind häufig Sexsklavinnen. Manche von ihnen sind aus den noch ärmeren und von Bürgerkriegen zerstörten Nachbarländern geflohen oder wurden verschleppt. Mehrheitlich handelt es sich um mittellose Ortsansässige, für die Prostitution die einzige Erwerbsquelle darstellt. Für einige zusätzliche Rand verzichten sie widerspruchslos auf das schützende Kondom. Zahllose LKW-Fahrer haben sich bei ihnen angesteckt – und dann ihre Ehefrau oder Freundin infiziert.

Auch das Herz der südafrikanischen Ökonomie, die Minen, in denen Gold, Diamanten, Erze und andere Bodenschätze abgebaut werden, schlägt nur dank eines Millionenheers an Wanderarbeitern. Auf der Suche nach Verdienstmöglichkeiten verlassen die jungen Männer ihre Dörfer, um in den städtischen Industrieregionen ihr Glück zu suchen. Zurück bleiben einsame Frauen und Kinder, die ohne Väter aufwachsen. Häufig muss auf dem Land eine Großfamilie von dem Geld leben, das der weit entfernt arbeitende Ernährer verdient. Diese Männer sehen ihre Frauen oft nur einmal im Jahr. Den Rest der Zeit sind sie den Verlockungen der käuflichen Liebe ausgesetzt und geben diesen oft genug nach. Während des Urlaubs wird dann die Ehefrau »beglückt« und das tödliche Virus hat ein neues Opfer gefunden.

Oft nehmen sich die Arbeiter in den Städten auch eine Geliebte und setzen mit dieser weitere Kinder in die Welt. Es ist keineswegs ungewöhnlich, dass ein Mann zwei Familien ernährt, eine in seinem Heimatdorf und eine an seinem Arbeitsplatz, ohne dass diese voneinander wissen. Mehrere oder häufig wechselnde Partnerschaften sind in der schwarzen südafrikanischen Kultur kein Tabu. Männer sind stolz, wenn sie mehrere Frauen haben.

Ein Handy vom »Sugar Daddy«

Auch in der wachsenden schwarzen Mittelschicht zählt eine Geliebte zu den wichtigen Statussymbolen eines Mannes im besten Alter. Besonders begehrt sind junge Mädchen. Es ist preiswert, sich die »Liebe« eines Teenagers zu erkaufen. Der Volksmund bezeichnet derlei Herren vielsagend als »Sugar Daddys«. Dieser Spezies reicht schon eines der »drei C«: »cash«, »car« oder »cellphone« – also Geld, die Möglichkeit, im Auto mitgenommen zu werden, oder ein Handy. Die Mädchen erkaufen sich einen Disco-Besuch, Mobilität oder Kommunikation, indem sie ihre Körper feilbieten. Sie haben keine Ausbildung, kein Einkommen und damit keine Alternative.

Sex ist besonders für junge Frauen ein übliches und weit verbreitetes Zahlungsmittel. Mir haben sogar immer wieder verheiratete, ältere Krankenschwestern gestanden, dass sie ihrem Mann eine besonders schöne Nacht bereiten mussten, weil sie dringend neue Schuhe oder Kleidung für ihr Kind brauchten.

In der schwarzen Gesellschaft genießen Ehemänner ein permanentes Recht auf Sex. Die Ehefrauen dürfen nicht Nein sagen. Diese Machtlosigkeit resultiert aus der Tatsache, dass die Frauen im sozialen Gefüge weit unter den Männern stehen. Die Mädchen werden vom ersten Tag an zur Unterwürfigkeit erzogen. Bei Umfragen unter weiblichen schwarzen Teenagern wurde herausgefunden, dass die wenigsten von ihnen aktiv entscheiden durften, wer ihr erster Sexualpartner war. Rund 60 Prozent der jungen Mädchen erschien es als völlig normal, dass ihr Freund ohne ihre Zustimmung Sex von ihnen bekommt, wann immer er es möchte.

Häufig ist es keineswegs der erste Freund, mit dem die Mädchen beginnen, sexuelle Erfahrungen zu sammeln. Schon Kleinkinder werden von ihren Vätern, Onkeln und Nachbarn als sexuelles Freiwild betrachtet. Ich habe in meiner Kinderstation unzählige vergewaltigte kleine Mädchen behandelt. Die Jagd auf junge Mädchen wird von einem furchtbaren Irrglauben ausgelöst: Sexueller Verkehr mit einer Jungfrau soll Aids heilen.

Die Folgen dieses weit verbreiteten Wahns sind fatal: Zahllose Kinder werden vergewaltigt. Sie haben ein Leben lang unter den psychischen Folgen dieser Taten zu leiden. Und sie werden mit dem HI-Virus infiziert. Durch die Sexualkontakte in jungen Jahren mit meist älteren infizierten Männern haben Frauen eine deutlich geringere Lebenserwartung als Männer. HIV-positive Mütter sterben meist im Alter zwischen zwanzig und dreißig Jahren. Die HIV-positiven Männer werden im Durchschnitt zehn Jahre älter. Sie stecken sich später an als die Mädchen und leiden nicht unter der körperlichen Auszehrung durch die Schwangerschaften.

Gerade verheiratete Frauen haben kein Recht auf sexuelle Selbstbestimmung und körperliche Unversehrtheit. Das muss ich bei intensiven Gesprächen mit den Krankenschwestern auf meinen Stationen immer wieder erfahren. Viele meiner Mitarbeiterinnen wissen, dass ihr Mann sich eine Geliebte hält oder zu Prostituierten geht. Trotzdem müssten sie ungeschützten Geschlechtsverkehr über sich ergehen lassen, berichten sie mir. Warum? »Mein Mann schlägt mich sonst windelweich«, lautet die Standardantwort. Wer es trotzdem wagt, Nein zu sagen, erscheint mit einem blauen Auge zur Arbeit – und ist vom Ehemann vergewaltigt worden.

Besonders erschüttert mich in diesem Zusammenhang immer wieder, dass unter diesen Krankenschwestern ausgebildete Aids-Beraterinnen sind. Trotz ihres Wissens um die lebensgefährlichen Folgen von ungeschütztem Sex können sie nicht Nein sagen. Diese Krankenschwestern sind mit allen Argumenten ausgestattet – und können selbst die Lehre, die sie anderen Frauen nahe bringen sollen, in der eigenen Familie nicht durchsetzen. Deshalb müssten sich Aufklärungsprogramme vor allem an die Männer richten. Sie üben in der schwarzafrikanischen Familie die Macht aus. Es gibt bereits Ansätze für solche Initiativen, aber bei Weitem nicht genug.

Ein Virus profitiert von der Demokratie

Das HI-Virus profitiert bei seinem verheerenden Siegeszug nicht nur von der Sorglosigkeit der promisk und polygam lebenden Menschen. Es wurde auch wegen schwerer politischer Fehler nicht rechtzeitig gestoppt.

Anfang der 1980er-Jahre grassierte in Kalifornien eine mysteriöse Krankheit. Da sie vor allem bei Homosexuellen auftrat, war von einem »Schwulenkrebs« die Rede. Die HI-Viren wurden aber bald enttarnt, ihre Übertragungswege rasch entdeckt. Bereits Ende der 1980er-Jahre hatten Virologen ein

Desaster prophezeit, das unausweichlich auf Südafrika zurollte. Während meines Einsatzes gegen das Apartheid-Regime warnte ich bei Vorträgen in Deutschland vor der kommenden Katastrophe.

Anfang 1990 verkündete der neue Präsident F. W. de Klerk die Abschaffung der Apartheid. Im Februar des gleichen Jahres wurde Nelson Mandela freigelassen. Die kommende Demokratisierung löste in Südafrika einen Taumel der Begeisterung aus. Niemand wollte während dieser historischen Phase Hiobsbotschaften über das Vordringen des HI-Virus hören.

Das weiße ehemalige Apartheid-Regime war in den Jahren 1990 bis 1994 eine Regierung auf Abruf. Es herrschte Lethargie und Furcht vor dem unausweichlichen politischen Wechsel. Ein groß angelegtes Projekt zur Bekämpfung von Aids wollte in dieser Lage niemand mehr anstoßen. Dieses Problem ließ sich prächtig auf die schwarze Nachfolgeregierung abwälzen.

Doch nachdem der ANC die demokratischen Wahlen im Jahr 1994 klar gewonnen hatte, passierte wenig. Es galt, die Apartheid zu überwinden und ein demokratisches System aufzubauen. Mandela, der als erster frei gewählter Präsident amtierte, räumt seine eigenen Versäumnisse in der Anti-Aids-Politik heute offen ein.

Der ANC war damals eine erfolgreiche Befreiungsbewegung, aber keine erfahrene Regierungspartei. Die ANC-Führer waren im Gefängnis gesessen, hatten im ausländischen Exil gelebt oder im Untergrund agiert. Es gab in den Reihen des ANC zwar fähige Politiker, Experten oder Bürokraten, aber sie waren voll damit beschäftigt, ein neues politisches System zu etablieren.

Außerdem stand nach dem Jahr 1994 ein ehrgeiziges Reformprogramm ganz oben auf der Regierungsagenda, mit dem man die Arbeitslosigkeit verringern und den Wohlstand der Schwarzen steigern wollte. Zeitgleich herrschten bürgerkriegsähnliche Zustände, die rund 14.000 Todesopfer forderten. In den Townships gab es grausame Gemetzel zwischen ANC-Aktivisten und den Anhängern der Zulu-Partei Inkatha.

Die Bekämpfung von Aids war in diesen bewegten Zeiten einfach kein Thema, das die politische Klasse elektrisiert hätte. Das Drama dabei ist, dass man genau in dieser Übergangszeit zwischen dem Ende der 1980er- und der Mitte der 1990er-Jahre das Virus noch stoppen hätte können. Danach war es zu spät.

Eine relativ weit entwickelte Gesellschaft wie die südafrikanische hätte die Mittel besessen, die Aids-Tragödie zu verhindern. Die Staaten Westeuropas haben das erfolgreich vorexerziert. Hier ist die in den 1980er-Jahren prophezeite Aids-Epidemie ausgeblieben. Auch in afrikanischen Dritte-Welt-Ländern, wie zum Beispiel Uganda, wurde dank drastischer Aufklärungskampagnen eine Verhaltensänderung der Bevölkerung erreicht. Als Folge waren in Uganda im Jahr 2003 »nur« 4 Prozent der 15- bis 49-Jährigen infiziert, während es in Südafrika 21,5 Prozent waren. Ein solcher Erfolg wäre auch in Südafrika erzielbar gewesen. Fast jeder Bürger hat Zugang zu Ambulanzen und Behörden. Hier hätte die Aufklärung über Aids ansetzen können. Dazu hätte es vor allem des politischen Willens bedurft, beträchtliche Summen in Prophylaxe-Programme zu stecken. Die volkswirtschaftlichen Kosten, die das HI-Virus nach den Versäumnissen nun verursacht, sind um ein Vielfaches höher.

Während meiner Zeit in Empangeni sind ungefähr 20 Prozent der Südafrikaner zwischen 15 und 49 Jahren infiziert. Das sind rund 5,3 Millionen Menschen. Das Virus fordert in Südafrika Opferzahlen wie ein Krieg. Insgesamt sterben um die Jahrtausendwende jährlich ungefähr 300.000 Südafrikaner, ein paar Jahre später sind es bereits über 600.000. Dieser sprunghafte Anstieg verdeutlicht die katastrophalen Auswirkungen von Aids. Würden ähnlich immense Verluste an Menschenleben aus dem militärischen Angriff eines äußeren Gegners resultieren, dann ginge ein Aufschrei durch das Land.

Man würde ohne Zögern aberwitzige Milliardenbeträge in die Landesverteidigung stecken.

In Südafrika wird leider am falschen Ende gespart – am Gesundheitssystem. Als Ärztin erlebe ich das jeden Tag. Im Jahr 1998 hat die Regierung ein Gesetz erlassen, wonach schwangeren Frauen die antiretroviralen Mittel künftig verweigert werden sollen. Mit diesen Arzneien aber kann die Virenlast im Blut bis unter die Nachweisgrenze gedrückt werden. Die billigen Begründungen der Behörden lauteten: Erstens könne sich Südafrika diese Art der Behandlung nicht leisten, zweitens erhielten alle Gruppen von HIV-Positiven ein Anrecht auf diese Arzneimittel, wenn man sie den Schwangeren gewähren würde.

Dieses Gesetz bedeutet das Todesurteil für Hunderttausende Babys, die von HIV-positiven Müttern geboren werden. Ohne Therapie übertragen 30 bis 40 Prozent der HIV-positiven Schwangeren das Virus auf ihr Kind. In Deutschland liegt diese Rate dank der Behandlung bei unter 2 Prozent. Wenn vor und während der Geburt antiretrovirale Mittel eingesetzt werden, sinkt für das Neugeborene das Risiko drastisch, während der Geburt infiziert zu werden, denn die Ansteckung erfolgt meist nicht in der Schwangerschaft, sondern erst während der Geburt. Das HI-Virus kann im Normalfall die Sperre, welche die Plazenta bildet, nicht überwinden.

Ein weiteres Beispiel beweist die ganze Schizophrenie des südafrikanischen Gesundheitssystems. Jeder Bürger genießt ein Anrecht auf medizinische Betreuung. Ein Krebskranker wird behandelt, ein Aidskranker aber laut Gesetz nicht. In der Praxis bedeutet dies, dass eine achtzigjährige Raucherin, die an Lungenkrebs leidet, die Segnungen des südafrikanischen Gesundheitswesens erfährt. Eine zwanzigjährige Mutter zweier Kinder, die Aids hat, ist dagegen zum Tode verurteilt. Dieser eklatante Widerspruch kann auch mit fehlenden Finanzmitteln nicht schlüssig erklärt werden. Denn die Behandlung eines Krebskranken verschlingt ebenfalls enorme Summen.

Aids-Bekämpfung mit Zitronensaft

Die südafrikanische Regierung hat bei der Aids-Bekämpfung kolossal versagt. 1999 wurde Dr. Manto Tshabalala-Msimang Gesundheitsministerin. Sie behauptet höchstpersönlich und öffentlich noch im Herbst 2006, dass Aids eine Folge von armutsbedingter Unterernährung und Überarbeitung wäre. Tshabalala-Msimang, selbst Ärztin, verbreitet die irrsinnige Theorie, die Krankheit sei mit Zitronensaft, Roter Beete, Knoblauch und Olivenöl behandelbar.

Dabei müsste man sofort den nationalen Notstand ausrufen. Statt alle Ressourcen auszuschöpfen, wird die Katastrophe nach Kräften ignoriert. Eine Infektion mit dem HI-Virus ist in Südafrika nicht meldepflichtig. Der staatlich gewollte Selbstbetrug beginnt beim Feststellen der Todesursache. Die weit verbreiteten Versicherungen, die die Beerdigungskosten übernehmen, zahlen bei Tod durch Aids nicht. Deshalb schreiben die Ärzte »Lungenentzündung«, »Tuberkulose« oder irgendeine andere Krankheit in den Totenschein. Folglich geben die statistischen Daten das Ausmaß der Tragödie nicht wieder.

Stattdessen wird von offizieller Seite die völlig weltfremde »ABC-Strategie« propagiert. Dabei steht das »A« für Abstinenz. In einem Land, in dem Sex – auch mangels anderer Vergnügungsmöglichkeiten – einen extrem hohen Stellenwert besitzt, ist die Forderung nach sexueller Selbstkasteiung ein schlechter Witz.

Das »B« bedeutet »Be faithful« – sei deinem Partner treu. Dieser Vorschlag ist nur noch blauäugig. Monogamie ist in der Kultur der Schwarzen schlicht unbekannt. Im Gegenteil. Das historische Vorbild ist die Vielweiberei. In der kriegerischen Zulu-Gesellschaft hatten die Männer immer mehrere Frauen. Dies war der Tatsache geschuldet, dass bei den ständigen gewaltsamen Auseinandersetzungen viele Männer umkamen und die Witwen einen Ernährer brauchten. Den Frauen sicherte dieser Brauch Schutz und Nahrung. Die Polygamie war und ist ein Modell der sozialen Sicherheit. Aus dem gleichen Grund wird sie auch in anderen Ländern praktiziert. Treue bedeutet für einen schwarzen Südafrikaner keineswegs sexuelle Exklusivität, sondern verlässliche finanzielle Zuwendungen.

Der letzte Punkt der »ABC-Strategie« beinhaltet das englische Wort »condom«. Tatsächlich verteilt die Regierung im Jahr 2008 kostenlos über 270 Millionen Kondome. In vielen Toiletten von Restaurants, Kliniken und anderen öffentlichen Gebäuden sind Kondomspender angebracht. Hier kann man sich ohne Bezahlung frei bedienen. Doch häufig sind diese Spender leer. Ansonsten sind Kondome für die an der Armutsgrenze lebenden Südafrikaner unerschwinglich. Außerdem sind für rund zwanzig Millionen sexuell aktive Erwachsene die durchschnittlich dreizehn Kondome pro Person und Jahr lächerlich wenig. Diese Fakten entlarven die Kondomkampagne der Regierung als Propaganda.

Besser wäre in Südafrika eine »1-2-3-Strategie«: »Eins« für nur einen Partner, »zwei« für gemeinsame Beratung und HIV-Tests und »drei« für Verwendung eines Kondoms, sobald eine dritte Person ins Beziehungsspiel kommt.

Südafrikas Regierung sparte nicht nur am falschen Ende. Es fehlte sogar der Mut, die Aids-Katastrophe öffentlich einzugestehen. Aids ist eine Folge von Sex – und Sex ist ein gesellschaftliches Tabuthema. Jeder treibt es, keiner redet darüber. Ehepaare sprechen untereinander nicht über Sex und mit ihren Kindern erst recht nicht. Die Regierung wagte es anfangs nicht, dieses Tabu aufzubrechen.

Die Aids-Prophylaxe hätte bereits in den 1990er-Jahren in den Schulen vermittelt werden müssen. Tatsächlich begann zu dieser Zeit kurzzeitig eine Diskussion über die Aufnahme des Themas in die Lehrpläne. Öffentliche Empörung war die Folge: Auf diese Weise würden die Schüler zum frühzeitigen Sex animiert. Das Argument wirkte umso lächerlicher, als sich genau diese Jugendlichen schon längst der körperlichen Liebe hingaben.

Ein bedeutender Politiker, der in seinen Reden unermüdlich gegen die Aids-Katastrophe zu Felde zieht, ist Nelson Mandela. Trotz seines fortgeschrittenen Alters hat er die Dimension des Dramas erkannt. Der Held der südafrikanischen Massen lässt sich von der Regierung nicht den Mund verbieten. Auch Mandelas Familie ist wie alle anderen von der Seuche betroffen. Sein Sohn starb an Aids. Bei dessen Beerdigung überwand Mandela seinen Schmerz und machte die Todesursache öffentlich. Damit wollte er ein Vorbild geben und das Tabu brechen.

Dagegen lebt der im Jahr 2009 zum Präsidenten gewählte Jacob Zuma polygam. Als er noch Vizepräsident war, war er ebenfalls Vorsitzender des South African National Aids Council (SANAC), was ihn aber offenbar nicht hinderte, mit einer bekannt HIV-positiven Frau ungeschützt Sex zu haben. Nach gerichtlicher Aussage der Frau fand der Geschlechtsverkehr ohne ihre Zustimmung statt. Sie zeigte Zuma wegen Vergewaltigung an. Im folgenden Prozess meinte Zuma auf die Frage, wie er denn seine eigenen Frauen vor einer drohenden HIV-Infektion zu schützen gedenke, nur lapidar: »Ich habe ja anschließend geduscht.« Das Verfahren gegen Zuma verlief im Sande.

Längst hemmt die Krankheit massiv die Entwicklung der südafrikanischen Wirtschaft. Den Firmen sterben die Facharbeiter weg. Wegen der Versäumnisse der Regierung starten die Konzerne in Eigenregie Behandlungs- und Beratungsprojekte. Und sie stellen auf ihre Kosten antiretrovirale Mittel zur Verfügung.

Südafrikas Statistiker entwerfen dennoch wahre Horrorszenarien. Sie prophezeien, dass Aids einen großen Teil der ökonomisch produktiven Schicht auslöschen wird. Genau die Alterskohorte, auf deren Arbeitsleistung die Versorgung von Kindern und Alten sowie der Großteil des Konsums basieren, ist die sexuell aktivste. Deshalb reißt das HI-Virus in diese Generation die schlimmste Lücke.

Das Gesundheitssystem gerät durch die Epidemie zwischen Hammer und Amboss. Zum einen steigt die Zahl der Kranken und Pflegebedürftigen. Zum anderen gibt es immer weniger ausgebildetes Personal. Gesunde Krankenschwestern fliehen ins Ausland. Dort erhalten sie mehr Geld, bessere Arbeitsbedingungen und sie laufen nicht dauernd Gefahr, sich bei ihrer Tätigkeit mit Aids zu infizieren. Ich selbst bin mehrfach mit dem Schrecken davongekommen, wenn ich mich mit gebrauchten Skalpellen oder Spritzennadeln verletzt habe.

Eine ältere Krankenschwester brach auf meine naive Frage, warum sie denn noch arbeite, obwohl sie längst in Rente sein könnte, einmal in Tränen aus: »Alle meine Kinder sind tot. Sie sind an Aids gestorben. Ich muss weiterarbeiten, um meine Enkel zu ernähren.«

Diese Frau hatte unter schwersten Entbehrungen ihre Kinder großgezogen. Dann stand sie an deren Gräbern. Nun muss sie weiterschuften, um ihre Enkel durchzubringen. Hoffentlich ist ihr wenigstens das Glück beschert, nicht auch diese sterben zu sehen.

Die Senkung der hohen Kindersterblichkeit war eines der hehren Ziele, die nach dem Machtwechsel im Jahr 1994 formuliert worden waren. Aber Aids macht sämtliche Bemühungen zunichte. Während meiner Tätigkeit in Empangeni sehe ich fast täglich bis zu drei Kinder den grausamen Aids-Tod sterben.

Aids ist in Südafrika keineswegs ein Phänomen, das nur die Schwarzen betrifft. Rund 6 Prozent der weißen Südafrikaner sind HIV-positiv. In den Sälen der Sterbehospize habe ich weiße und schwarze Südafrikaner nebeneinanderliegend dem Ende entgegendämmern sehen. Im Angesicht des Todes spielen die Rassenschranken keine Rolle mehr.

Der Fairness halber muss man anmerken, dass inzwischen ein Prozess des Umdenkens begonnen hat. Die Schüler werden ab dem zehnten Lebensjahr in einem eigens geschaffenen Fach über die Krankheit unterrichtet. Die Lehrer aller anderen

Fächer sind offiziell angehalten, die HIV- und Aids-Problematik so oft wie möglich zu thematisieren.

Auch die Medien haben die Brisanz erkannt. In den bei Jugendlichen beliebten TV-Seifenopern wird offen über Kondome und das Infektionsrisiko geredet.

Im Jahr 2000 kanzelte Präsident Thabo Mbeki die drohende Aids-Epidemie noch als Lüge der westlichen Staaten ab. Immerhin hat er inzwischen umgedacht und seine Verharmlosungsstrategie beerdigt. Doch diese Erkenntnis kommt um mindestens fünfzehn Jahre zu spät. Die Passivität der südafrikanischen Regierung hat eine ganze Generation dem Killervirus überantwortet.

Während der Fußball-Weltmeisterschaft im Jahr 2010 sollte eigentlich jeder Fan bei der Einreise zusätzlich zu seinem Stempel im Pass eine Packung Kondome erhalten. Bei diesem Mega-Event bemühen sich Liebesdienerinnen aus halb Afrika um die Freier. Wer sich ungeschützt Vergnügungen außerhalb des Fußballs hingibt, spielt südafrikanisches Aids-Roulette mit mehreren Kugeln. Ich befürchte, dass Tausende Fußballfans ein potenziell tödliches »Reise-Andenken« mit nach Hause nehmen werden.

»Lastesel« des Systems

Ab Januar 2002 bietet sich mir die Möglichkeit, der Aids-Apokalypse im Krankenhaus wenigstens phasenweise zu entfliehen, denn ich bin nun für die praktische Umsetzung eines von der Weltgesundheitsorganisation (WHO) angestoßenen Projektes verantwortlich.

Erstens soll ich in Empangeni Krankenschwestern ausbilden, die dann in den abgelegenen Ambulanzen auf dem Land quasi die Arbeit von Ärzten übernehmen. Zweitens soll ich in den Dörfern und Kleinstädten Vorträge über die Gesundheitsvorsorge für Babys und Kinder halten.

In Ermangelung anderer Freizeitmöglichkeiten kommt es bei meinen Auftritten auf dem Land zu Massenaufläufen, bei denen ich jeweils zu Hunderten von Einheimischen spreche. Da das vorgesehene Thema massiv von der Aids-Problematik überlagert wird, geraten meine Ansprachen zwangsweise zu öffentlichen sexuellen Aufklärungsveranstaltungen.

Drittens soll ich die Ausstattung der jeweiligen Dorfambulanzen dokumentieren. Ich muss dafür sorgen, dass fehlende Geräte angeschafft und die notwendigen Medikamente regelmäßig geliefert werden.

Und viertens kümmere ich mich bei jeder Visite in einer Dorfambulanz um mindestens fünfzig oft schwer kranke Kinder. Dabei handelt es sich ausnahmslos um Fälle, bei denen die erfahrenen Schwestern nicht mehr helfen können.

Für diese neuen Herausforderungen werde ich vom ständigen Stationsdienst in den beiden Krankenhäusern in Empangeni befreit. Ich muss mich aber weiter an den Nacht- und Wochenendschichten beteiligen. Der Arbeitsdruck lässt nicht nach. Mein neues Aufgabenspektrum bietet mir jedoch die willkommene Chance, mich noch intensiver mit der faszinierenden Kultur der Zulu zu beschäftigen.

Den Grundstein für meine Lehrtätigkeit habe ich bereits in Kimberley gelegt. Dort habe ich eine intensive Ausbildung in dem Projekt IMCI erhalten, das von der WHO und UNICEF weltweit in allen Entwicklungsländern angestoßen worden ist. Die Abkürzung steht für »Integrated Management of Childhood Illness«. Bis dahin hatte sich die WHO in Einzelprojekten verzettelt, die sich jeweils verschiedenen Problemkreisen der Kindergesundheit wie Impfung, Durchfall, Unterernährung oder Tuberkulose gewidmet hatten. Doch dabei war ein wildes Durcheinander von parallel laufenden Projekten entstanden.

IMCI sollte einen ganzheitlichen Ansatz verfolgen, denn beispielsweise ist die Tuberkulose bei Kindern häufig eine direkte Folge der Unterernährung. Ein gut genährtes Kind entwickelt ein leistungsfähiges Immunsystem und läuft kaum Gefahr, sich mit der Lungenkrankheit zu infizieren. IMCI basiert zudem auf der traurigen Erkenntnis, dass es in allen Staaten der Dritten Welt viel zu wenig Ärzte gibt. Folglich müssen die Krankenschwestern intensiver geschult werden.

Im Rahmen von IMCI habe ich bereits in Kimberley Schwestern in der Erkennung und Behandlung von Kinderkrankheiten ausgebildet. Diese Arbeit hat mir unglaublich viel Spaß gemacht. Nun freue ich mich, dieselbe Tätigkeit in Empangeni fortsetzen zu können. Meine Motivation wird durch eine einfache Gleichung bestärkt: Als Kinderärztin kann ich täglich maximal bis zu fünfzig kleinen Patienten helfen. Bilde ich ein Dutzend Krankenschwestern in den Grundzügen der Kinderheilkunde aus, dann hilft das bis zu sechshundert Kindern. Diese Patientenschar lebt noch dazu in abgelegenen Gegenden, die ich als Ärztin kaum erreiche.

Meistens sitzen um die sechzehn Krankenschwestern in meiner Klasse. Es sind überwiegend Frauen; nur selten verirrt sich ein Mann in diesen Beruf. Der Transportservice des Krankenhauses hat sie aus den Dörfern im weiten Umkreis nach Empangeni gebracht. Der Kurs dauert elf Tage. Meine Schützlinge müssen zwar keine Abschlussprüfung absolvieren, sie erhalten aber eine Urkunde.

Eigentlich ist die Schulung für erfahrene Krankenschwestern gedacht. Aber natürlich herrscht bei der Auswahl das übliche Chaos. Man schickt mir auch Seniorinnen, die in zwei Monaten pensioniert werden, oder blutjunge Mädchen, die bislang kaum Patienten gesehen haben. Zumindest sind alle mit großem Eifer dabei.

Die Krankenschwestern in den Dorfambulanzen sind die »Lastesel« des südafrikanischen Gesundheitssystems. Sie werden täglich mit allen nur vorstellbaren Arten von Krankheiten oder Katastrophen konfrontiert. Sie behandeln Frühgeburten und Greise, akute Unfallopfer und langjährig chronisch Kranke. Sie sehen verbrannte Kinder, vergewaltigte Frauen und verletzte Männer. Sie leisten Geburtshilfe und begleiten Sterbende in den Tod.

Krankenschwestern in Südafrika sind zu weit mehr Hilfeleistungen berechtigt als ihre Kolleginnen in Deutschland. Sie durchlaufen eine vierjährige praktische und theoretische Ausbildung. Danach arbeiten sie im Grunde als Allgemeinmediziner, obwohl sie nie eine Universität von innen gesehen haben. Zusätzlich schauen sie sich viel von den Ärzten ab und sammeln mit der Zeit immense praktische Erfahrungen. Das Monatsgehalt einer südafrikanischen Schwester beträgt umgerechnet bis zu 1.300 Euro; genug, um eine Familie gut ernähren zu können.

Eine IMCI-Studie belegt, dass Südafrikas Krankenschwestern teilweise korrektere Diagnosen stellen als ausgebildete Allgemeinmediziner. Die gleiche Statistik zeigt, dass die Schwestern sparsamer und sinnvoller Medikamente einsetzen als Ärzte. So sank zum Beispiel der Verbrauch an teuren Antibiotika nach den IMCI-Schulungen um bis zu 50 Prozent. Die bessere Ausbildung der Schwestern erhöht also nicht nur die Leistungsfähigkeit des Gesundheitssystems, sondern sie verringert darüber hinaus dessen Kosten.

Die Krankenschwestern lernen vor allem zwischen leichten, schweren und lebensbedrohlichen Krankheiten zu unterscheiden. In letztgenanntem Fall können sie per Telefon einen Krankenwagen rufen, der den Patienten meistens noch am gleichen Tag ins Hospital nach Empangeni bringt. In solchen Situationen müssen die Schwestern allerdings auch wissen, dass beispielsweise ein Kind mit schwerer Lungenentzündung während der Fahrt unbedingt mit Sauerstoff versorgt werden muss, weil es sonst kaum eine Chance hat, den Transport zu überleben.

Nur die wenigsten Patienten landen im Krankenhaus, da die Hospitäler dem Ansturm ohnehin kaum gewachsen sind. Das südafrikanische Gesundheitssystem ist so konzipiert, dass die große Mehrheit der Kranken in den Ambulanzen versorgt wird. Dabei handelt es sich keineswegs nur um kleine medizinische Versorgungszentren auf den Dörfern. In den großen Townships sind Ambulanzen in Betrieb, in denen die Schwestern täglich mehrere tausend Patienten verarzten – im wahrsten Sinne dieses Wortes.

In die Krankenhäuser werden nur die schweren Fälle überstellt. Man braucht dazu die Überweisung einer Ambulanz. Wer wegen einer Bagatelle im Krankenhaus erscheint, wird gnadenlos weggeschickt und an die nächste Ambulanz verwiesen. Es zählt zu den erklärten Zielen der Regierung, möglichst vielen Bürgern den Zugang zum Gesundheitssystem zu gewähren, selbst wenn sie in abgelegenen Gebieten leben. Deshalb versuchen die Behörden, ein flächendeckendes Ambulanzsystem aufzubauen.

Eine Ambulanz verfügt über fließendes sauberes Wasser, ein Telefon und Strom, der häufig mit einem Generator erzeugt werden muss. Doch leider fehlt es oft an der elementaren Ausstattung: eine Waage zum Wiegen der Babys, ein Maßband zum Messen der Kleinkinder, eine Uhr zum Ermitteln des Pulses oder ein Fieberthermometer. Es gibt häufig keine Laboreinrichtungen, um auch nur simple Bluttests zu machen, und keine Kühlschränke, um die Impfseren dauerhaft lagern zu können.

Dergleichen Mängel stelle ich bei meinen Recherchen in den Dorfambulanzen ständig fest. Meine Berichte darüber stoßen bei der Obrigkeit auf wenig Gegenliebe. Es fehle an Geld, heißt es lapidar. Eigentlich sollten meine Studien dazu beitragen, die medizinische Versorgung im ländlichen Raum zu verbessern ...

Leider mangelt es den Ambulanzen auch an ausgebildetem Personal. Meine Klassen mit Schwesternschülerinnen kann ich grob in drei Kategorien unterteilen: Eine Gruppe ist gesund und will in Südafrika bleiben. Die zweite Gruppe ist ebenfalls gesund, braucht den Ausbildungsnachweis jedoch vor allem, um sich leichter ins Ausland absetzen zu können. Diese Frauen sind in Großbritannien, Kanada oder Saudi-Arabien begehrte Arbeitskräfte. Andere wiederum zeigen mir in den Teepausen heimlich ihre Kaposi-Sarkome. Mit Tränen in den Augen deuten die Frauen auf die violett-schwarzen Flecken auf ihrer Haut. Das bedeutet Aids im Endstadium. Diese Schwestern haben meist nicht mehr lange zu leben.

Von den beiden letztgenannten Gruppen profitiert das südafrikanische Gesundheitssystem nur in geringem Maße. Ich kämpfe also auch an der Ausbildungsfront wieder verzweifelt gegen Windmühlen.

Die Ausbildung der Schwesternschülerinnen erfordert darüber hinaus sehr viel Fingerspitzengefühl. Nach den Theoriestunden werden die Frauen auf der Station direkt mit den kleinen Patienten konfrontiert. Ihre Diagnose müssen sie dann schriftlich abgeben. Diese Bögen werte ich aus und bespreche die Fehler vor der ganzen Klasse.

Dabei ist die hohe Kunst der Diplomatie gefragt. Denn nichts trifft einen Zulu härter, als öffentlich kritisiert zu werden und damit das Gesicht zu verlieren. So muss ich Loblieder auf die Diagnosen singen und meine berechtigte Kritik geschickt als gut gemeinten Verbesserungsvorschlag tarnen.

Die Kommunikation mit den Zulu-Frauen gestaltet sich auch in anderer Hinsicht als schwierig. Zwar zählen Englischkenntnisse zu den Grundvoraussetzungen, um diesen Heilberuf zu erlernen. Aber es ist Teil der Zulu-Tradition, dass Frauen nicht laut sprechen und ihrem Gegenüber nicht direkt ins Gesicht schauen dürfen. Zu diesem »höflichen« Verhalten werden die Mädchen von klein auf mit harter Hand erzogen. Folglich flüstern die Frauen in ihrem genuschelten Englisch in Richtung Fußboden – und ich verstehe meist kaum ein Wort.

Umso überraschter bin ich immer wieder, wenn die große Abschlussfeier eines Kurses stattfindet. Mit phantastischen Stimmen sowie perfektem Rhythmusgefühl gesegnet, schmettern die Frauen lauthals ihre Zulu-Lieder. Wenn der sechzehnköpfige Chor erklingt, ist bei den Sängerinnen jede Scheu wie weggeblasen. In den selbst gedichteten Texten spiegeln sich die Kurserlebnisse wider. Und natürlich handelt manche Strophe von der strengen Lehrerin Dr. André.

Wie Zulu den Brautpreis aushandeln

Meine Lieblingskrankenschwester in der Kinderstation heißt Zandile. Sie überragt alle ihre Kolleginnen – und das nicht nur körperlich. Zandile misst etwa 1,85 Meter und ist damit einen Kopf größer als die meisten anderen Schwestern. Sie ist eine wunderschöne Zulu-Frau Anfang dreißig.

Doch es sind ihre anderen Qualitäten, die die tägliche Zusammenarbeit mit ihr so erfreulich gestalten. Die ausgebildete Krankenschwester ist äußerst aufgeweckt, immer flexibel, wiss- und lernbegierig. Ständig bietet sie ihre Hilfe an. All das sind Eigenschaften, die ich bei manchen ihrer Kolleginnen vergeblich suche. Auf meiner Station ist sie für die größeren Kinder verantwortlich. Zandile sind ihre kleinen Patienten stets wichtiger als die pünktliche Teepause. Ihr Englisch ist perfekt. Ich schätze ihre Zuverlässigkeit. Wenn ich ihr einen Auftrag erteile, muss ich nichts mehr nachkontrollieren. Selbst in Momenten höchster Anspannung und Arbeitsbelastung bleibt sie immer fröhlich. Manchmal habe ich den Eindruck, sie lache den ganzen Tag.

Zandile ist geboren und aufgewachsen in Ulundi, einer typischen Zulu-Kleinstadt, etwa zwei Autostunden von Empangeni entfernt. Sie stammt aus einer armen Familie und hat sich mit Intelligenz und Fleiß zur Krankenschwester hochgearbeitet. Nun wohnt sie im Township Ngwelezana, nicht weit entfernt vom Hospital.

Mit ihrem Partner Bheki hat Zandile eine Tochter. Das drollige zweijährige Mädchen heißt Celiwe. Bheki, kleiner und gedrungener als die hoch aufgeschossene Zandile, ist ein freundlicher und gebildeter Mensch, mit dem ich gerne über

Politik debattiere. Gemessen am Wohlstandsniveau der Zulu muss man Bheki zu den betuchten Zeitgenossen zählen. Er ist bereits einmal geschieden, hat studiert und arbeitet als Ingenieur in einem Aluminiumwerk in Richards Bay.

Zandile und ich bilden ein harmonisches Team. So kommen wir uns schnell auch menschlich näher. Regelmäßig werfe ich am späten Nachmittag nach der Arbeit eine Decke sowie einen Picknickkorb ins Auto und wir fahren gemeinsam mit der kleinen Celiwe ans Meer. Oder wir treffen uns auf einige Partien Billard in meiner Wohnung und Zandile wird von mir bekocht.

Sie revanchiert sich mit Gegeneinladungen in ihr Haus. Glücklicherweise ist Ngwelezana ein vergleichsweise friedliches Township. Am anderen Ende von Empangeni liegt Esikaweni, ein Township, in das ich nicht einmal am Tag den Fuß setzen würde. Doch in Ngwelezana leben die Wohlhabenderen unter den Armen – so merkwürdig dies auch klingen mag.

Bei meinen Besuchen im Township genieße ich vor allem Zandiles Kochkünste. Sie weiht mich in die Geheimnisse der traditionellen Zulu-Küche ein. Typische Gerichte sind der Maisbrei Phutu oder Samp and Beans, eine Mischung aus gestampftem Mais mit roten und weißen Bohnen. Lecker finde ich auch Imifino, einen groben Spinat, den die Zulu meist neben ihren Hütten anbauen. Sogar Chakalaka mundet mir. Dabei handelt es sich um eine scharf eingelegte Gemüsebeilage, bestehend aus Karotten, Zwiebeln, Knoblauch, Gurken und allerlei Zutaten. Dazu wird gebratenes Hühnerfleisch gereicht – wobei es am Huhn kein Körperteil zwischen Kopf und Bein gibt, das ein Zulu verschmähen würde.

Eines Abends plaudere ich mit Zandile in ihrem gemütlichen kleinen Haus. Es verfügt über Wasser- und Stromanschluss, der unvermeidbare Fernseher darf sowieso nicht fehlen. Zandile erscheint mir heute noch besser gelaunt als sonst, sie strahlt über das ganze Gesicht. Rasch erfahre ich den Grund ihrer Freude.

»Doktor André, stellen Sie sich vor, was passiert ist«, platzt es aus ihr heraus. Obwohl wir längst Freundinnen sind, nennt sie mich mit Titel und beim Nachnamen. Das ist im Krankenhaus so üblich. Aber die im Deutschen gepflegte klare Unterscheidung zwischen Sie und Du existiert im Englischen ohnehin nicht.

»Was ist denn los, Zandile?«, frage ich zurück. »Was freut dich denn so?«

»Bheki will mich heiraten«, erklärt sie stolz. »Er hat mir einen Antrag gemacht.«

»Ich gratuliere«, erwidere ich und nehme sie in den Arm. Ich freue mich für Zandile, denn Bheki ist nicht nur ein netter Typ, sondern auch unter ökonomischen Aspekten eine gute Partie für eine Zulu-Frau.

»Ja, wir werden heiraten und danach wollen wir noch weitere Kinder haben«, sprudelt es aus ihr heraus. »Außerdem hat Bheki mir sogar versprochen, dass er sich später keine Zweitfrau nehmen wird.«

Auch wenn das Rechtssystem in Südafrika die Monogamie vorsieht, darf ein Zulu-Mann jederzeit eine Zweit- oder gar Drittfrau ehelichen, wenn er es sich leisten kann. Die Zahl der Ehefrauen hängt in erster Linie von der Finanzkraft des Mannes ab. Viele Ehefrauen oder auch Freundinnen zu haben, gilt als Zeichen von Wohlstand und Potenz. Solche Männer genießen hohes soziales Ansehen und können sich der Bewunderung ihrer Stammesgenossen gewiss sein. Auch die Großfamilie akzeptiert mehrere Ehefrauen eines ihrer Mitglieder. Die verschiedenen Ehefrauen müssen auf Geheiß des Mannes oft sogar unter einem Dach leben.

All das geht mir durch den Kopf, als Zandile mich mit einer weiteren Überraschung konfrontiert: »Ich möchte Sie bitten, bei den Lobola-Verhandlungen dabei zu sein. Dafür müssten Sie in meine Heimatstadt Ulundi kommen.«

Es ist eine große Ehre, die Zandile mir damit zuteil werden lässt. Die Bitte abzulehnen, wäre eine schwere Kränkung.

Außerdem verfolgt sie mit ihrem Ansinnen noch einen wichtigen Hintergedanken, den ich aber erst später erkenne.

Natürlich sage ich sofort zu, das bin ich ihr einfach schuldig. Außerdem dürfte die Teilnahme an Lobola-Verhandlungen die einmalige Chance bieten, mir einen tieferen Einblick in die Stammesriten der Zulu zu verschaffen.

Mit dem Begriff Lobola bezeichnen die Zulu das Brautgeld, um dessen Höhe erbittert gefeilscht wird. Die Familie »verkauft« das Mädchen an den Bräutigam. Früher wechselten elf Kühe den Besitzer, mittlerweile wird allerdings über Pseudo-Kühe verhandelt. Tatsächlich fließt bei diesem Kuhhandel schnödes Geld. Der Preis der Braut hängt von zahlreichen Kriterien ab: Alter, Schönheit, Jungfräulichkeit, Zahl der Kinder, Gebärfähigkeit, Bildungsgrad, Wohlstand ihrer Familie und – internationale Beziehungen. Bei letztgenanntem Punkt ist natürlich die Kinderärztin aus dem fernen Deutschland ein Pfund, mit dem sich trefflich wuchern lässt, was mir jedoch erst später klar wird.

Leider ist Lobola unter anderem ein wesentlicher Grund für die fatale Auflösung der Familienstrukturen bei den Zulu. Die meisten jungen Liebespaare können nicht heiraten, weil der Bräutigam zu wenig Geld besitzt. Die Gründung einer Familie, die Frauen und Kindern wenigstens ein Mindestmaß an materieller Sicherheit bieten würde, scheitert am fehlenden Lobola. Die Folge sind unzählige uneheliche Kinder, die in zerrissenen Familien aufwachsen. Der Nachwuchs wird traditionell von der Mutter des Vaters erzogen. Die Väter dagegen kümmern sich kaum um ihre Kinder. Und die leiblichen Mütter bleiben einsam in den Hütten ihrer Mütter zurück.

Einige Wochen nach dem denkwürdigen Abendessen bei Zandile brechen wir beide an einem Freitagmittag auf nach Ulundi. Die Fahrt in meinem kleinen Toyota dauert gute zwei Stunden und führt weg von der Küste ins Zentrum des Zululandes. Ulundi ist eine typische Zulu-Kleinstadt mit unzähligen Häusern und Hütten, einem Ladenzentrum, einer Schule, einer Dorfambulanz und sogar einer Landepiste für Kleinflugzeuge. Man kann sich ziemlich sicher sein, dort keinem einzigen Weißen zu begegnen.

Während wir unterwegs sind, löchere ich Zandile mit Fragen über die Lobola-Verhandlungen, die an diesem Wochenende stattfinden sollen.

»Wer führt denn diese Gespräche?«, will ich wissen.

»In meinem Fall übernimmt diese Aufgabe mein Onkel, gemeinsam mit meinen Brüdern. Denn mein Vater, der eigentlich zuständig wäre, ist schon lange tot.«

»Erwartet dich Bheki schon, wenn wir ankommen?«

»Nein«, meint Zandile. »Bheki, seine Familie und seine Freunde kommen erst morgen in Ulundi an.«

»Und wie lange dauern diese Gespräche?«

»Das ganze Wochenende. Es wird aber auch viel gegessen und noch mehr getrunken, getanzt und gefeiert.«

»Und welche Rolle spiele ich dabei?«, bohre ich weiter.

Auf diese Frage reagiert die ansonsten so auskunftsfreudige Zandile eher ausweichend und wenig konkret. Ich beschließe also, mich überraschen zu lassen.

Bei unserer Ankunft am späten Nachmittag werden wir mit großem Hallo empfangen. Es ist brütend heiß, mir kleben die Kleider am Leib. Trotz der Hitze ist die halbe Gemeinde zu einem ausgelassenen Happening zusammengeströmt. Zandiles Elternhaus entpuppt sich als winziges Gebäude. Das nur wenige Quadratmeter messende Wohnzimmer ist mit wuchtigen Möbeln vollgestopft und aus einer Ecke plärrt unentwegt der Fernseher.

Zandile hat mehrere Brüder, die samt Frauen, Freundinnen und einer riesigen Kinderschar angereist sind. Auch ein Bataillon von Onkeln und Tanten wuselt geschäftig herum. Ich rätsle, wo die zahllosen Gäste die Nacht verbringen. Mir wird dank der Tatsache, dass ich der »Stargast« aus Deutschland bin, einer der »luxuriöseren« Schlafplätze zugewiesen. In den kommenden beiden Nächten werde ich mein Haupt in einem winzigen Stall hinter dem Haus zur Ruhe betten. Auf dem Boden liegt eine speckige Matratze. Noch ahne ich nicht, dass ich die zweifelhafte Ehre genieße, diese Schlafstatt mit einer von Zandiles Tanten teilen zu dürfen. Immerhin sind im Haus eine primitive Toilette und ein Waschbecken vorhanden.

Als weiße Ärztin aus einem fernen Land werde ich von den Gästen wie ein Wunderwesen bestaunt. Rasch wird mir klar, dass sich Zandiles Familie mit meiner Anwesenheit schmückt. Ich werde Freunden und Nachbarn regelrecht vorgeführt.

Da das Haus mit Menschen überfüllt ist, findet die Feier überwiegend im Freien statt. Nach einem opulenten Essen steht exzessives Trinken und Tanzen auf der Tagesordnung. Ich habe CDs mit afrikanischer Musik mitgebracht und der Player funktioniert sogar. Schnell trommeln die mitreißenden Rhythmen die ganze Nachbarschaft zusammen. Die Spontaneität und Ausgelassenheit eines solchen Zulu-Festes kann nur ermessen, wer es selbst miterlebt hat.

Mitten im Getümmel fällt mir ein einsames kleines Mädchen auf, das offensichtlich von den vielen anderen Kindern gemieden wird. Die kleine Sihle sieht ziemlich verwahrlost und verdreckt aus. Sie hustet stark und auf ihrer Haut wuchern Geschwüre. Ihr Vater zieht sie alleine groß, die Mutter ist angeblich davongelaufen. Doch der Vater schenkt ihr kaum Beachtung. Und wenn, dann behandelt er Sihle wie eine kleine Sklavin.

Ich habe Mitleid mit Sihle und versuche vorsichtig, mich ihr zu nähern. Lächelnd fordere ich sie auf, sich neben mich zu setzen, und wechsle einige Worte Zulu mit ihr. Schnell habe ich das Vertrauen der Kleinen gewonnen und sie genießt es sichtlich, ein wenig mit mir zu kuscheln. Offensichtlich schenkt ihr der Vater keine Nähe oder Zärtlichkeit. Trotz der Fröhlichkeit um mich herum stimmt mich das Schicksal von Sihle ein bisschen traurig.

Am Morgen nach der Feier vermisse ich sie und erkundige mich nach ihrem Verbleib. Die Antwort schockiert mich: Sihle ist verprügelt und eingesperrt worden, weil sie sich mir aufgedrängt haben soll. Ich verteidige das Mädchen energisch, stoße aber auf taube Ohren. Obwohl ich Einspruch erhebe, bleibt Sihle für den Rest meines Aufenthaltes verschwunden.

Nach dem Frühstück beginnen die Frauen in der Küche mit den Vorbereitungen für das nächste Festmahl. In rauen Mengen werden Kartoffeln geschält und verschiedene Gemüsesorten geputzt und klein geschnitten. Leider ist mein Zulu nicht gut genug, um dem Geschnatter rund um den Herd folgen zu können. Aber eine von Zandiles Tanten spricht ein passables Englisch. Natürlich kreist unser Gespräch um die bevorstehende Hochzeit.

»Wenn Zandile erst einmal verheiratet ist, dann bestimmt ihr Mann alles: mit wem sie sprechen darf, ob sie weggehen darf oder wann sie beide Sex haben«, klärt mich die Tante auf. »Sie darf dann nicht mehr Nein sagen.«

»Aber das ist doch wie Vergewaltigung«, protestiere ich. »Was geschieht denn, wenn sich eine Frau dem widersetzt?«

»Dann wird sie eben von ihrem Mann verprügelt«, erklärt mir die Tante, als wäre es das Normalste auf der Welt.

»Und wenn sich Zandile trotz der Schläge verweigern würde?«, bohre ich weiter.

»Dann schleift sie ihr Mann zum Elternhaus und verlangt seine Lobola zurück«, prophezeit die Tante.

Da die Lobola ausschließlich zwischen den Männern ausgehandelt wird, stehen die Chancen eher schlecht, dass eine gedemütigte und misshandelte Frau wenigstens Zuflucht bei ihrer alten Familie oder ihren Brüdern nehmen könnte. Die männliche Solidarität verbietet es sogar, der eigenen Schwester zu helfen.

»Die Familie erwartet von der Frau, dass sie funktioniert«, bekräftigt die Tante.

Ich bin entsetzt über diese Worte, die mir unmissverständlich klargemacht haben, wie es um das hier herrschende Frauenbild bestellt ist.

Wenig später tritt das Unternehmen »Lobola« in die entscheidende Phase. Zandile bittet mich, mit ihren Brüdern mitzufahren. Das erste Treffen zwischen ihrer Familie und ihrem Zukünftigen finde der Zulu-Tradition gemäß einige Kilometer von ihrem Elternhaus entfernt statt. Ihr selbst sei es nicht erlaubt, dabei zu sein. Ich willige ein, obwohl mich das Prozedere einigermaßen verwirrt.

Wie zuvor abgesprochen, warten Bheki und seine Freunde in einem Auto an der Grenze des Ortes. Der seltsame Diskurs, der nun beginnt, entspricht den Ritualen der Zulu.

Die beiden Männergruppen – ich bin als einzige Frau dabei – begrüßen sich.

»Die Lobola-Verhandlungen können nicht stattfinden«, teilt einer von Zandiles Brüdern dem Bräutigam mit.

»Warum denn nicht?«, will Bheki natürlich wissen.

»Weil Zandiles Onkel, der die Gespräche führen muss, auf einen Baum geklettert ist. Er weigert sich, wieder herunterzusteigen«, berichten die Brüder.

Natürlich scheint diese Auskunft völliger Unsinn zu sein. Doch Bheki ist verpflichtet, die Zeremonie mitzumachen. Zandiles Brüder erzählen ihm, dass der Onkel mit einer entsprechenden Anzahlung so weit besänftigt werden könnte, dass er vom Baum heruntersteigt und die Verhandlungen dann beginnen könnten.

Dem guten Bheki bleibt nichts anderes übrig, als die Geldbörse zu zücken. Welche Summe er Zandiles Brüdern nach längerem Feilschen aushändigt, weiß ich nicht. Das Geld wird allerdings sogleich verwendet, um Einkäufe zu tätigen. Offenbar dient dieser merkwürdige Brauch vor allem dazu, die Auslagen für die teuren Lobola-Verhandlungen zumindest teilweise dem Bräutigam aufzubürden. Denn sollte es tatsächlich zwischen den beiden Familien zu keiner Einigung über das Brautgeld kommen und die Hochzeit damit scheitern, müsste der Clan der Braut die Kosten für die Lobola-Feiern alleine tragen.

Nach der gemeinsamen Fahrt zu Zandiles Elternhaus versammeln sich Bheki und seine Gruppe erst einmal brav vor dem Zaun. Sie müssen warten, bis sie eingeladen werden, das Grundstück zu betreten. Als diese Hürde genommen ist, beginnen die Männer im Garten ein ausgiebiges Palaver über das Wetter, die Politik sowie Gott und die Welt. Währenddessen hantieren die Frauen in der Küche weiter oder machen sich bei den Vorbereitungen zum Fest nützlich.

Gleichzeitig wird die Braut herausgeputzt wie ein Model. Ein Mädchen wäscht ihr die Füße, eine Freundin lackiert ihr die Nägel, eine andere flicht ihr aufwändig Zöpfe.

Als die Prozedur beendet ist, werden alle unverheirateten Frauen, darunter einige Nachbarinnen sowie natürlich Zandile und ich, aufgefordert, ins Wohnzimmer zu kommen. Wir sind zehn Frauen und müssen uns alle auf dem Boden niederknien.

»Die Frauen dürfen auf keinen Fall aufblicken oder gar einem der Männer ins Gesicht sehen«, wird mir eingebläut. Außerdem sind wir zu bedingungslosem Schweigen verdonnert. Während wir unsere Büßerstellung einnehmen, hängen einige Männer bereits bequem in den Sesseln. Dieser kleinen Gruppe der Verhandlungsführer gehören unter anderem der Bräutigam und Zandiles Onkel an.

Was nun beginnt, ist eine Szenerie, die ein wenig an einen römischen Sklavenmarkt erinnert. Jede der knienden, auf den Boden starrenden Frauen wird genau begutachtet. Ihr Wert wird von den Männern debattiert und festgelegt. Dabei wird natürlich auch der Körperbau der Frauen in Augenschein genommen. Gott sei Dank spreche ich zu wenig Zulu, um zu verstehen, was an Anzüglichkeiten über mich, die einzige weiße Frau, geäußert wird.

Die etwas entwürdigende Situation dauert eine volle Stunde. Meine Knie schmerzen. Endlich kommen die Männer zu dem Schluss, dass Zandile die Schönste von uns allen sei und folglich Bheki heiraten solle. Damit ist die »Auktion« beendet und wir müssen den Raum verlassen. Ich bin mir bewusst, dass diese Zulu-Prozedur jede europäische Feministin in Aufruhr versetzen würde. Mich dagegen fasziniert das abenteuerliche Geschehen und ich fühle mich keineswegs gedemütigt.

Im kleinsten Kreis legen die Männer dann den endgültigen Brautpreis fest. Zandile hat mir nie verraten, wie viel Geld Bheki für sie bezahlen musste. Von anderen Brautpaaren weiß ich aber, dass umgerechnet bis zu 10.000 Euro keine Seltenheit sind. Für die meisten Zulu-Familien ist das eine immense Summe. Auch dank der Anwesenheit der weißen Ärztin aus Deutschland, die den internationalen Stellenwert der Braut bescheinigte, dürfte Zandile nicht zum Schnäppchenpreis zu haben gewesen sein.

Die Einigung auf den Brautpreis wird von allen Anwesenden mit lautstarkem Jubel begrüßt. Mit dem Ende der Lobola-Gespräche können endlich die eigentlichen Feiern beginnen, die sich noch exzessiver als am Vorabend gestalten. Das Bier fließt in Strömen. Als ich zu meiner Matratze wanke, schnarcht dort bereits Zandiles betrunkene Tante.

Nach dem Frühstück am Sonntagmorgen fahre ich zurück nach Empangeni. Ich bin ziemlich erschöpft, dafür aber um eine einmalige Erfahrung reicher. Die Hochzeit soll schon bald in Bhekis Heimatstadt Durban stattfinden, und natürlich bin ich eingeladen.

Drei Monate nach meinem ersten Aufenthalt bin ich schon wieder in Ulundi. Dieses Mal obliegt mir die hohe Ehre, die Braut abzuholen und nach Umlazi zu chauffieren. In diesem gigantischen Township südlich von Durban findet an einem Samstag die Hochzeit statt. Hier ist Bheki zu Hause.

Während der mehr als dreistündigen Fahrt sitzen außer Zandile und mir noch drei erwachsene Frauen, die als Brautjungfern zum Einsatz kommen sollen, sowie drei Kleinkinder eingezwängt in meinem winzigen Toyota. Wieder einmal ist es extrem heiß und das Auto hat keine Klimaanlage. Zandile ist prachtvoll gestylt und trägt schon ihr weißes Hochzeitskleid, in dem sie hinreißend aussieht.

Auch ich habe mir für den feierlichen Anlass eine besondere Robe gekauft. Ich schlüpfe in einen traditionellen schwarzen Zulu-Rock, auf den unzählige in allen Farben schimmernde Plastikperlen gestickt sind. Das gute Stück wiegt acht Kilogramm. Ohrringe, Halsketten und Armreifen, die ebenfalls mit bunten Perlen verziert sind, runden mein Outfit ab.

Am Eingang des Townships angekommen, warten wir wie vereinbart an einem Taxistand auf Bheki, der schließlich mit einer Stunde Verspätung erscheint – was in Südafrika noch immer als pünktlich gilt.

Bheki trägt einen eleganten grauen Anzug mit Krawatte, wie bei einer Hochzeit in Europa. Da er und seine Zukünftige christlichen Glaubens sind, nimmt ein Pfarrer die Trauung vor. Sie findet mitten im Township in einem relativ kleinen Nebenraum des Pfarrhauses statt. Die Ehrengäste lassen sich auf einem Stuhlkreis nieder, das Brautpaar sitzt zentral vor dem Geistlichen. Alle anderen finden keinen Platz und müssen draußen warten.

Der Pfarrer hält eine endlose Ansprache auf Zulu. Neben mir sitzt ein Schwarzer, der mir die Kernaussagen übersetzt. Tatsächlich zählt der Priester in seinem Sermon sämtliche ehelichen Pflichten der Frau akribisch auf – diese erstrecken sich unter anderem auf den Haushalt, die Kinder, die Pflege der Schwiegereltern und natürlich den Sex. Von den Pflichten des Ehemannes ist nicht die Rede. Ich beobachte, wie Zandile immer wütender dreinblickt und in sich zusammensackt. Bhekis Grinsen wird hingegen immer breiter. Zum Schluss werden die Ringe getauscht und die Glückwünsche von Verwandten, Freunden und Kollegen entgegengenommen.

Danach fahren wir die kurze Strecke zu Bhekis Elternhaus, wo bereits eine riesige Menschenmenge auf die frisch Vermählten wartet. Aber warum tragen alle einen Besen in der Hand?

Während Zandile aussteigt, fuchteln sie mit dem Kehrwerkzeug herum und schreien in Richtung Braut: »Das ist der Besen, der auf dich wartet! Du bist jetzt die Makoti!«

Dieses Zulu-Wort lässt sich gut mit dem Begriff »Haussklavin« übersetzen. Eine Makoti steht morgens als Erste auf, macht Feuer und Tee, wenn alle noch schlafen, und bringt den Tee ans Bett der Schwiegereltern. Sie kocht, putzt, wäscht, bügelt, sammelt Feuerholz, schleppt Wasser, kümmert sich um die Kinder und geht am Abend als Letzte schlafen. Die Makoti arbeitet rund um die Uhr und sieht bald zehn Jahre älter aus als ihr Ehemann.

Diese Rolle hätte Zandile gedroht, wäre sie tatsächlich ins Haus ihrer Schwiegermutter gezogen. Als frisch Vermählte wäre sie dort auf der sozialen Rangliste ganz unten gestanden. In der Tat ist das ein Schicksal, wie es in der Zulu-Kultur unzählige junge Frauen erdulden müssen.

Das Essen für die Hochzeitsgäste wird aus riesigen gusseisernen Töpfen herausgeschöpft, an offenen Feuerstellen werden ganze Tiere gebraten und natürlich wird wieder viel getrunken.

Zu später Stunde geleitet ein Freund von Bheki mich aus dem Township. Für eine weiße Frau wäre es zu gefährlich, hier alleine unterwegs zu sein. Ich habe mir in Durban ein Hotelzimmer reserviert, in dem ich die Nacht vor der Rückfahrt nach Empangeni verbringe.

Natürlich endet Zandile nicht als Makoti ihrer Schwiegermutter. Sie lebt nach der Hochzeit gemeinsam mit Bheki, einem modernen und eher partnerschaftlich eingestellten Afrikaner, wieder in Ngwelezana. Als selbstständige und gebildete Frau hätte sie ihren Weg notfalls alleine gehen können. Doch darin unterscheidet sie sich von vielen ihrer südafrikanischen Geschlechtsgenossinnen.

Ich erinnere mich bis heute oft und gerne an meine Erlebnisse bei Zandiles Hochzeit. Meine Schlüsselerkenntnis daraus lautet: Zum Glück entstamme ich einer Kultur, in der Frauen respektiert werden, in welcher der Mann ein Partner und nicht der Gebieter ist.

Mein Auftritt in Jozini

Bereits kurz vor sieben Uhr am Morgen herrscht drückende Schwüle. Schwitzend stehe ich vor dem Haupteingang des Ngwelezana Hospitals. Mein Blick schweift über die Umgebung. Gleich hinter dem Zaun, der das Areal umschließt, beginnt das Elend. Das Krankenhaus wurde direkt in das Township gebaut. Ich kann auf den Hügeln die schiefen kleinen Hütten aus Brettern und Wellblech sehen, in denen die Menschen hausen.

In wenigen Minuten beginnt meine Fahrt in die Zulu-Kleinstadt Jozini. Sie liegt knapp drei Autostunden nördlich von Empangeni. Dort gibt es für Zehntausende von Menschen nur eine kümmerliche Ambulanz. Eine Fachärztin wie mich bekommen die Leute in Jozini nur alle Jubeljahre zu Gesicht.

Entgegen den sonstigen südafrikanischen Gewohnheiten holt mich Hansie auf die Minute pünktlich ab. Er wird mich mit einem Pickup-Truck nach Jozini bringen. Diese Fahrzeuge sind hier im Gegensatz zu Deutschland weit verbreitet. Im Volksmund werden sie auf Afrikaans »Bakkies« genannt.

Hansie van Vuuren hat, wie sein voller Name verrät, burische Vorfahren. Seine Muttersprache ist Afrikaans, was man seinem Englisch deutlich anhört. Der große stämmige Mann leitet die Sicherheitsabteilung der beiden Hospitäler in Empangeni. Sein Alter schätze ich auf etwa vierzig Jahre. Hansie trägt die unauffällige grau-blaue Uniform der Sicherheitsleute und einen Revolver offen am Halfter, denn unsere heutige Tour wird keine Kaffeefahrt.

Durch das offene Fenster des Bakkies hindurch begrüßt mich Hansie mit einem strahlenden Lächeln: »How are you, Irina?« Auf diese Standardfloskel antwortet man hier unter allen Umständen: »I feel very fine, thank you«, auch wenn man den Kopf gerade unter dem Arm tragen sollte.

Ich halte mich nicht mit langen Reden auf, sondern öffne die Tür, steige ein und mache es mir auf dem Beifahrersitz so bequem wie möglich. Für Smalltalk ist während der langen Fahrt noch Zeit genug. Wenigstens sind wir heute nur zu zweit unterwegs. Sonst muss ich oft hinten auf der offenen Ladefläche Platz nehmen.

Es ist eine ungewöhnliche Ehre, dass mich der Sicherheitschef höchstpersönlich nach Jozini kutschiert. Normalerweise würde er einen der schwarzen Fahrer für diese Tour einteilen. Doch Hansie hat offensichtlich ein Auge auf mich geworfen. Seitdem Fernando zurück nach Kuba entschwand, umwirbt er mich. Er ist ein fürsorglicher und zuverlässiger Mann, aber zu seinem Unglück ist er nicht mein Typ.

Dennoch bin ich sehr froh, dass Hansie bei dieser Tour dabei ist. Er ist ein umsichtiger und erfahrener Sicherheitsmann. Unsere Fahrt nach Norden könnte gefährlich werden, denn wir nähern uns der Grenze von Mozambique und Swaziland. In diesem Gebiet haben die südafrikanischen Sicherheitskräfte nicht viel zu melden. Hier treiben sich Schmuggler- und Räuberbanden herum. Wenn der Fahndungsdruck zu hoch wird, ziehen sie sich einfach über die Grenze zurück.

Unser allradgetriebener Bakkie könnte ihre Begierde wecken. Fahrzeuge dieser Art sind in Mozambique und Swaziland sehr begehrt. Und niemand stellt dort Fragen nach der Herkunft der Autos.

Erst vor wenigen Monaten sind während der Cholera-Epidemie drei Regierungsinspektoren in diesem Gebiet überfallen und ermordet worden. Sie hatten Wasseruntersuchungen vorgenommen. Die drei Männer waren von den Räubern ohne viel Federlesen erschossen worden, nur um ihrer Autos habhaft zu werden. Ich wage nicht, mir auszumalen, was mir als weißer Frau in den Händen derart skrupelloser Mörder drohen würde. Doch ich weiß, dass Hansie auf mich besonders gut aufpassen wird.

Auf der Nationalstraße 2 rollen wir nach Norden. Die N 2 ist zwar geteert, besteht aber nur aus einer Spur. Um diese Uhrzeit gehen Tausende von Kindern zur Schule. Sie laufen am Straßenrand entlang, scherzen und schubsen sich gegenseitig. Manchmal gehen kleine Mädchen in Viererreihen Hand in Hand mitten auf der Fahrbahn. Ich habe ständig Angst, dass eines der Kinder plötzlich vor dem Auto landet.

Hansie versucht mich abzulenken und verwickelt mich in ein Gespräch: »Was hast du denn in Jozini zu tun, Irina?«

»Ich muss dort einen Vortrag halten.«

»Und zu welchem Thema sprichst du?«

»Wie sich eine HIV-positive Mutter während der Schwangerschaft und der Stillzeit verhalten soll.«

Dann erläutere ich meinem Verehrer, dass ich dieses Referat im Rahmen eines neuen Aufklärungsprogramms halte. Es richtet sich bewusst an die Bewohner abgelegener Gegenden. Die Krankenschwestern in der Dorfambulanz von Jozini sind telefonisch über die Veranstaltung informiert worden. Sie sollten per Mund-zu-Mund-Propaganda kräftig die Werbetrommel rühren.

»Und was meinst du, wie viele Leute kommen werden?«, fragt Hansie weiter.

»Ich habe überhaupt keine Ahnung. Ich mache das heute zum ersten Mal.«

Während wir plaudern, fahren wir an Eukalyptuswäldern vorbei. Kilometerlang stehen die Bäume in Reih und Glied. Der schier endlose Stangenwald ist von Menschenhand angelegt, denn Eukalyptusbäume dienen zur Papiergewinnung. Einige Kilometer westlich der Straße erstreckt sich mein geliebter Hluhluwe-Umfolozi-Park. Mit Wehmut denke ich an Fernando, mit dem ich dort unvergessliche Stunden verbracht habe. Er fehlt mir sehr.

Nach einigen Zuckerrohrfeldern passieren wir den Zululand-Rhinozerus-Park, der sich in Privateigentum befindet. Hier kann man sich in einer Fünf-Sterne-Lodge einmieten und Tiere beobachten. Wir haben Glück: Am Zaun steht einer der urzeitlichen Kolosse und stiert in Richtung Straße. Leider werden diese majestätischen Riesen noch immer von Wilderern gejagt. Das aus dem Horn gewonnene Pulver soll potenzsteigernd wirken. In Zeiten von Viagra sollte derlei Hokuspokus eigentlich der Vergangenheit angehören.

Mit jedem Kilometer, den wir nach Norden vordringen, wird die Landschaft ursprünglicher. Die Zäune sind nicht mehr wie bei den modernen Farmen mit Draht gespannt, sondern aus Ästen geflochten. Wir sehen kleine Herden von Kühen, Schafen und Ziegen. Die Kühe sind der Reichtum jeder Zulu-Familie. Die Jungen müssen die verantwortungsvolle Aufgabe übernehmen, diesen Schatz zu hüten. Oft sieht man sie durch das Grasland laufen, mit einem langen Stock in der Hand. Während sie gehen, schlagen sie mit dem Stecken unentwegt vor sich auf den Boden. Durch die Erschütterungen werden Schlangen verscheucht. Dennoch werden täglich Kinder von den giftigen Reptilien gebissen. Ich selbst habe im Krankenhaus zahlreiche Schlangenbisse behandelt.

Immer wieder sitzen Händler am Straßenrand. Sie haben Ananas oder Avocados zu kunstvollen Türmen aufgeschichtet. Manche von ihnen bieten Holzschnitzereien an.

Die Menschen leben überwiegend in den typischen Zulu-Rundhütten, die mit Schilfgras gedeckt sind. Drei bis sechs solcher Hütten bilden eine Umuzi, die Wohneinheit einer Zulu-Familie. In einer der Hütten residiert der Mann, in den anderen seine Frauen mit den jeweiligen Kindern.

Kurz hinter dem Ort Mkuze biegen wir von der Nationalstraße ab. In gewagten Serpentinen windet sich die Straße die Lebombo Mountains empor. Ich bitte Hansie, an einem Aussichtspunkt kurz anzuhalten. Der Blick ist überwältigend: Unter uns erstreckt sich der riesige Jozini-See. Am Ufer erkennen wir eine Elefantenherde, die zum Trinken hierhergekommen ist. Am nördlichen Horizont verläuft bereits die Grenze zu Swaziland.

Ich bin fasziniert. Wieder einmal empfinde ich den ungeheuren Konflikt zwischen überirdischer Natur auf der einen und himmelschreiendem Elend auf der anderen Seite.

Hansie drängt zum Aufbruch. Auch Auto-Hijacker kennen diesen Rastplatz. Dennoch stoppen wir kurz an der Staumauer des Sees. Das Wasser fließt über den Damm und stürzt in Kaskaden hinab.

Da sich hin und wieder Touristen in diese Gegend verirren, haben einige Jungen einen florierenden Handel mit Amethysten begonnen. Die Gegend ist reich an diesen Kristallen. Die Kinder buddeln die lilafarben schimmernden Halbedelsteine aus und verkaufen sie für einige Rand. Manche der Amethysten haben die Größe eines Fußballs. In Deutschland ließe sich damit ein kleines Vermögen verdienen.

Wenig später erreichen wir Jozini. In einem riesigen Umkreis gibt es keinen größeren Ort. Eine typische Zulu-Kleinstadt wie Jozini erinnert an einen Ameisenhaufen in Aufruhr. Unzählige Händler bieten am Straßenrand ihre Waren feil: Obst, Gemüse, billige Kleidung, Schuhe, Gürtel, Uhren, Tontöpfe, selbst gewebte Wandbehänge sowie Teppiche aus Palmenblättern und Tausende Dinge mehr. Straßenfriseure setzen die Schere an und die Umstehenden kommentieren eifrig das Ergebnis des Kopfputzes. Es gibt eine Tankstelle und einige Stände mit dem üblichen Angebot für eine »gesunde« Ernährung: Chips, Kekse, Süßigkeiten, Cola, Bier und Zigaretten. Weiße Gesichter sucht man in dem Getümmel vergebens.

Wir zwängen uns mit dem Bakkie im Schritttempo durch die Menschenmassen. Hansie findet meinen Auftrittsort sofort. Die Community Hall hat die Größe einer kleinen Turnhalle. Etwa zwei- bis dreihundert Plastikstühle stehen kreuz und quer herum. An der Decke eiern drei uralte Ventilatoren vor sich hin. Obwohl die Veranstaltung gegen 10 Uhr beginnen soll, ist kaum jemand da. Hansie kann sich ein spöttisches Lächeln nicht verkneifen. Doch ich bin nicht beunruhigt, dass ich vor leeren Rängen predigen muss. Pünktlichkeit wird von den Menschen hier anders definiert.

Nach und nach trudeln die Zuhörer ein. Die Mütter haben ihre Säuglinge mit einem Tuch auf den Rücken gebunden.

Sie setzen sich hin und geben den Babys erst einmal ungeniert die Brust. Die Kinder, die schon laufen können, tollen herum. Ich hänge einige Poster auf und lege Informationsbroschüren aus. Langsam füllt sich die Halle. Auch mein Zulu-Übersetzer erscheint. Und sogar der Chief von Jozini erweist der weißen Frau aus der Fremde die Ehre. Zu meiner Überraschung sind viele Männer anwesend. Aber in einem derart abgelegenen Ort wie Jozini besitzt wohl jede Veranstaltung allerhöchsten Unterhaltungswert.

Als ich mit meinem Vortrag beginne, ist die Halle übervoll. Es ist unglaublich heiß und stickig. Die Luft ist geschwängert von den Ausdünstungen der vielen Menschen – und sie reichert sich langsam mit den Gerüchen an, die einer wachsenden Anzahl voller Windeln entsteigen. Dennoch lauschen die meisten Zuhörer konzentriert. Auch Hansie hört aufmerksam zu.

In der ersten Hälfte meiner Rede betone ich die Wichtigkeit eines HIV-Tests. Der kann in der Ambulanz kostenlos durchgeführt werden. Natürlich kann ich niemandem die Heilung von der Krankheit oder den Zugang zu antiretroviralen Mitteln versprechen. Doch ich appelliere dringend an die HIV-positiven Männer, auf ungeschützten Sex mit ihrer schwangeren oder stillenden Frau zu verzichten. Denn andernfalls drohen der Frau Reinfektionen mit dem Virus. Dadurch erhöht sich das Risiko deutlich, dass die Infektion auf das Baby überspringt.

Danach nehme ich die Frauen ins Gebet. Ich ermahne sie, ihre Babys ausschließlich zu stillen. Flaschennahrung hat zwar den Vorteil, dass kein HI-Virus übertragen wird. Doch Milchpulver können sich viele Frauen nicht leisten und außerdem wird es häufig mit verdrecktem Wasser angerührt. Nicht geleerte Fläschchen werden ohne Kühlschrank aufbewahrt und der Rest dem Säugling später eingeflößt. Beides führt zu Magen-Darm-Krankheiten, die für den Winzling oft tödlich enden. Das Risiko, an den Folgen verseuchter Flaschennahrung zu sterben, ist größer, als beim Stillen mit dem HI-Virus infiziert zu werden.

Zulu-Mütter füttern ihre Babys traditionell mit einem Mix aus Mutter- und Flaschenmilch sowie Tee und Maismehlbrei. Diese Mischung hat katastrophale Auswirkungen auf die Gesundheit der Kleinen, da sie ein doppeltes Risiko beinhaltet: sich mit dem HI-Virus zu infizieren und sich gleichzeitig eine tödliche Durchfallerkrankung einzuhandeln.

Nach meinem Vortrag beantworte ich noch viele Fragen. Zwar sind einige Zuhörer tief und fest eingeschlafen, doch der Schlussapplaus weckt sie wieder auf.

Hansie fährt mich zu einer nahe gelegenen Lodge, die wie fast überall von einem Weißen betrieben wird. Dort gönnen wir uns ein großes eiskaltes Wasser und bestellen einen Mittagssnack.

Vor Einbruch der Dunkelheit kommen wir wieder in Empangeni an. Obwohl ich mich wie erschlagen fühle, bin ich ausgesprochen zufrieden und glücklich.

Einsatz als Land-Kinderärztin

Einige Tage nach meiner Jozini-Tour breche ich zur Ntuze-Ambulanz auf. Dutzende kranke Kinder warten mitten in der Einöde auf meine Hilfe. Am frühen Morgen stehen der Kollege Robert, ein britischstämmiger Internist, und zwei ausländische Medizinstudentinnen samt unserer Ausrüstung zum Abholen bereit.

Hansie fährt heute nicht. Er hat uns einen schwarzen Fahrer zugeteilt, einen jungen Burschen, der sich mit dem Namen Siyabonga vorstellt. Das heißt auf Zulu »Danke«. Offenbar waren seine Eltern von Siyabongas Geburt recht beglückt. Das ist leider nicht immer der Fall. Ein gebräuchlicher Mädchenname bei den Zulu lautet Nthombifuthi – »schon wieder ein Mädchen«.

In den vergangenen Tagen hat es ziemlich heftig geregnet. Mir schwant Übles. Wahrscheinlich hat Hansie schon gewusst, warum er heute auf meine Gesellschaft verzichtet und uns lieber Siyabonga geschickt hat.

Die Ntuze-Ambulanz liegt in einer gottverlassenen Gegend etwa eine Autostunde nordwestlich von Empangeni. Nach wenigen Kilometern lassen wir die Teerstraße hinter uns. Wenn es trocken ist, kommt man auch auf einer Dustroad, wie sie in Südafrika genannt wird, ganz passabel voran. Aber durch den ständigen Regen hat sich die Dustroad in eine Mudroad, eine Matschstraße, verwandelt. Trotz des Allradantriebs greifen die Reifen unseres Bakkies im rotbraunen schmierigen Schlamm kaum. Im Schritttempo rollen wir dahin. Das Fahrzeug dreht sich ständig gegen die Fahrtrichtung, an jedem Hügel kann Endstation sein. Doch tapfer kämpfen wir uns weiter. Schließlich warten die Patienten schon lange auf uns.

Plötzlich taucht ein weiteres Hindernis auf. Ein Fluss hat sich gebildet, der quer über die Fahrbahn läuft. Siyabonga muss anhalten. Wir sind ratlos. Können wir es riskieren, einfach Gas zu geben und durchzupreschen? Was geschieht, wenn wir stecken bleiben? Dann stehen wir womöglich in der Wildnis mitten im Wasser. Wir könnten niemanden über unsere missliche Lage informieren. Das Handy findet kein Netz. Dass hier heute noch ein Auto vorbeikommt, erscheint mehr als fraglich. In Empangeni würde man uns erst nach Einbruch der Dunkelheit vermissen.

Während wir noch beratschlagen, sind die Bewohner der umliegenden Hütten auf uns aufmerksam geworden. Die Leute sind dankbar für jede Abwechslung und nähern sich neugierig unserem Bakkie. Immerhin haben wir mit Siyabonga einen Einheimischen dabei, der sich mit den Menschen auf Zulu unterhalten kann. Ein eifriges Palaver beginnt, von dem Robert, die Studentinnen und ich kein Wort verstehen.

»Was sagen diese Leute?«, frage ich Siyabonga.

»Das Wasser ist nicht tief. Wir können es riskieren. Aber alle müssen aussteigen und schieben«, erklärt uns der Fahrer.

Wir versammeln uns um den Bakkie und auch die hilfsbereiten Einheimischen legen mit Hand an. Mit vereinten Kräften schieben wir das Fahrzeug durch den Bach. Das fließende, schmutzig braune Wasser steht uns bis zu den Knien. Wir sehen aus wie Schlammschweine. Die durchdrehenden Reifen haben uns den Matsch ins Gesicht und in die Haare geschleudert. Und wir sind völlig durchnässt. Immerhin muss niemand frieren, denn es liegt eine lähmende Hitze über dem Land.

Wir bedanken uns bei den freundlichen Hüttenbewohnern. Ich frage mich, wie sie ihre Kleidung jemals wieder gereinigt bekommen. Sauberes Wasser ist für diese Leute eine Kostbarkeit. Ich muss meine verdreckten Jeans wenigstens nur in die Waschmaschine stecken.

Die Versorgung mit sauberem Wasser ist für die Menschen in den abgelegenen Rundhütten eine der größten Herausforderungen. Wasserholen ist natürlich Frauensache. Auch die Kinder werden zu dieser Fronarbeit eingespannt. Oft liegt der nächste Brunnen viele Kilometer entfernt. In dichter bevölkerten Gebieten hat die Regierung öffentliche Wasserhähne installiert. Dort müssen sich die Menschen nach dem langen Marsch oft über Stunden anstellen, ehe sie das begehrte Nass in die mitgebrachten Kanister abfüllen können. Danach werden die schweren Gefäße auf dem Kopf balancierend nach Hause getragen.

Viele schöpfen ihr Wasser einfach aus Flüssen, Bächen und Seen. Zersiedelung und Viehzucht belasten das Oberflächenwasser mit einer steigenden Schmutzfracht. Es ist mit Kolibakterien durchseucht. Typhus und Cholera drohen, die nächste Cholera-Epidemie ist nur eine Frage der Zeit.

Mit beträchtlicher Verspätung erreichen wir die Ntuze-Ambulanz. Um das Haus herum hat sich eine lange Schlange gebildet. Geduldig warten die Menschen in der prallen Sonne.

Darunter sind Mütter mit schreienden Säuglingen, aber auch viele zittrige Greise. Sie stehen hier schon seit dem frühen Morgen. Eine Sitzgelegenheit gibt es nicht.

Manche haben einen stundenlangen Fußmarsch hinter sich. Oft werden weit entfernt lebende Kranke von ihren Verwandten mit einer Schubkarre gebracht. Leider ist die Schlange häufig so lang, dass wir Ärzte nicht alle Patienten behandeln können. Viele müssen sich wieder heimschleppen, ohne den Arzt auch nur zu Gesicht bekommen zu haben. Sie können nur hoffen, dass sie noch leben, wenn wir das nächste Mal anreisen.

Die Ntuze-Ambulanz ist ein kleines ebenerdiges Haus. Es gibt Wasser und Strom. Manche Ambulanzen verfügen sogar über eine Klimaanlage. Wichtig ist ein Kühlschrank, damit Medikamente und Impfseren in der Hitze nicht verderben.

Rechts und links des Flurs liegen die winzigen Behandlungsräume. Sie sind spartanisch ausgestattet: eine Liege und ein paar vollgestopfte weiße Holzregale. Die drei Krankenschwestern, die hier arbeiten, haben bereits Vorbereitungen getroffen, die für mich bestimmten kleinen Patienten gewogen und ihren Blutdruck gemessen.

Außerdem leisten die Schwestern unverzichtbare Übersetzerdienste. Denn die hier lebenden Zulu sprechen kein Wort Englisch. Allerdings habe ich mir inzwischen die wichtigsten Zulu-Begriffe beigebracht. Ich kann beispielsweise nach dem Namen des Kindes fragen und mich erkundigen, wie lange es schon krank ist. Auch die gängigen Krankheiten kann ich auf Zulu herunterbeten. Mögen meine Sprachkenntnisse auch bescheiden anmuten, erleichtern sie mir doch den Zugang zu den Kindern und ihren Müttern erheblich.

Oft sind es gar nicht die Mütter, welche die Kinder in die Ambulanz bringen. Ich schätze, dass über die Hälfte von Großmüttern und Großvätern, Nachbarn, Tanten, älteren Geschwistern oder der neuen Freundin des Vaters begleitet werden. Der Grund dafür ist ebenso banal wie fatal: Zahllose

Mütter sind so schwer an Aids erkrankt, dass sie das Haus nicht mehr verlassen können. Oder sie sind bereits gestorben. Das Virus verwandelt Südafrika in ein Land der Waisenkinder.

Das Fehlen der Erziehungsberechtigten erschwert meine Arbeit. Denn für einen simplen HIV-Schnelltest, dessen Ergebnis binnen 30 Minuten vorliegt, benötige ich eine Einverständniserklärung. Die kann mir aber ein Achtjähriger, der tapfer seine vierjährige Schwester zur Ambulanz geführt hat, nicht geben.

Während ich fünfzig und manchmal mehr Patienten behandle, bringe ich noch einer Krankenschwester professionelle Untersuchungsmethoden bei. Ab morgen muss sie den Ansturm der Patienten wieder allein bewältigen. Ich komme frühestens in einigen Wochen wieder in die Ntuze-Ambulanz. Sobald der Termin meiner nächsten Visite hier feststeht, buchen die Schwestern ihre schlimmsten Fälle für diesen Tag.

Viele schwer kranke Kinder werden den Tag meiner Rückkehr aber nicht mehr erleben und vorher mangels Hilfe sterben. Ich bin die einzige Land-Kinderärztin für ein riesiges Gebiet, das sich von Empangeni aus rund 300 Kilometer nach Norden erstreckt. Man stelle sich vor, es würde für ganz Bayern nur einen Kinderarzt geben.

Am späten Nachmittag werde ich noch mit einem Notfall konfrontiert. Eine Großmutter trägt ihr etwa acht Monate altes Enkelkind auf dem Arm. Es ist kaum noch bei Bewusstsein. Das Mädchen heißt Nonjabulo, »Mutter der Freude«. Das arme Wesen hat Fieber, Durchfall, einen Pilz im Mund, einen Ausschlag am Po und vergrößerte Lymphknoten. Nonjabulo ist völlig ausgetrocknet und untergewichtig. Sie leidet sicher unter einem schweren Magen-Darm-Infekt, vielleicht ist sie auch HIV-positiv. Das Baby braucht in den kommenden Tagen unbedingt Infusionen. Wenn ich Nonjabulo in diesem Zustand zurückschicken würde, wäre das ihr Todesurteil, denn die Ntuze-Ambulanz ist über Nacht nicht besetzt. Es gibt hier keine Krankenstation.

Ich beschließe, Nonjabulo samt ihrer Oma im Bakkie mit ins Krankenhaus nach Empangeni zu nehmen. Das ist die einzige Überlebenschance für das Kind. Doch die Großmutter reagiert entsetzt auf meinen gut gemeinten Vorschlag. »Wer soll sich um die älteren Kinder kümmern, die ich allein in der Hütte zurückgelassen habe?«, klagt sie weinend. Eine unserer Krankenschwestern weiß Rat und beruhigt die alte Dame. Sie wohnt in ihrer Nähe und wird auf dem Nachhauseweg eine Nachbarin bitten, den plötzlich verwaisten Nachwuchs zu beaufsichtigen und zu versorgen.

Wir rumpeln los mit unserem Bakkie. Die Oma wiegt das Baby in den Armen, ich umklammere die Infusionsflasche. Der Rückweg bereitet mir Sorgen. Wenn der Fluss, der heute früh die Straße fast blockiert hatte, weiter angeschwollen ist, dann sitzen wir fest. Wir haben die sterbende Nonjabulo und ihre verzweifelte Großmutter dabei. Zudem droht uns eine ungemütliche und gefährliche Nacht in der Wildnis.

Doch wir haben Glück. Der Fluss ist tagsüber zu einem winzigen Rinnsal verkümmert. Wir erreichen Empangeni ohne weitere Zwischenfälle.

Bei Nonjabulo schlägt die Behandlung schnell an. Ich bin immer wieder verblüfft, wie schnell sich selbst todkranke Babys erholen können. Nonjabulo ist nicht HIV-positiv. Während die Kleine aufgepäppelt wird, habe ich ein Gespräch zwischen ihrer Oma und unserer Sozialarbeiterin arrangiert. Diese Mitarbeiterin des Krankenhauses erklärt der betagten Dame, wie sie in Zukunft Kindergeld für den Nachwuchs ihrer vor Kurzem gestorbenen Tochter erhält, den sie aufopferungsvoll großzieht. Das sind immerhin etwa 20 Euro pro Kind und Monat. Mit diesem Betrag ist Nonjabulos Aufwachsen gesichert. Nach vier Tagen startet ein Krankentransport zur Ntuze-Ambulanz, an Bord Nonjabulo und ihre Großmutter. Ich bin glücklich, weil ich in der Ambulanz die richtige Entscheidung getroffen habe. Manchmal gibt es auch ein Happy End in diesem Meer aus Leid und Tod.

Ein Kind wird vergessen und eine Seele abgeholt

Auf meiner Station zählen einige Kinder gleichsam zum Mobiliar. Sie sind anonym abgegeben oder einfach nicht mehr abgeholt worden. Einer der Dauerpatienten heißt Thabani. Der Zweijährige ist schwer behindert. Er hat während der Geburt zu wenig Sauerstoff erhalten, sein Gehirn weist irreparable Schädigungen auf. HIV-positiv ist er glücklicherweise nicht.

Zwar fahndet eine Sozialarbeiterin nach Thabanis Verwandten, aber offenbar sind die Angaben, die bei seiner Aufnahme archiviert worden sind, entweder falsch gewesen oder nicht korrekt notiert worden.

Thabani ist wegen einer akuten Lungenentzündung auf meiner Station gelandet. Erstaunlicherweise hat sich der Junge gut erholt. Nun ruht er in seinem Bettchen und strahlt jeden Menschen an, der vorbeikommt. Wenn man ihn anspricht, geht sofort ein Leuchten über sein Gesicht. Nachts liegt Thabani oft wach, ohne zu weinen. Regelmäßig schleiche ich mich bei ihm vorbei, um mir ein Strahlen abzuholen. Danach fällt mir alles wieder leichter.

Oft bedauere ich, selbst keine Kinder zu haben. Ich ertappe mich sogar bei dem Gedanken, dass ich Thabani adoptieren könnte. Doch plötzlich ist Thabani verschwunden. Ein Großvater hat sich seiner erinnert und den Jungen abgeholt – nach sechs Monaten. Ich werde wohl nie erfahren, wie es »meinem« Thabani ergangen ist.

Einmal wird mir auf der Station in Empangeni ein Achtjähriger gebracht, der unterernährt und HIV-positiv ist. Zugleich leidet er an schwerer Tuberkulose. Das Kind ist bewusstlos, alle haben es aufgegeben. Nur ich weigere mich, meiner inneren Stimme gehorchend, zu kapitulieren. So erhält der Junge Antibiotika und wird künstlich ernährt.

Als ich einige Tage später zur Morgenvisite erscheine, steht er aufrecht in seinem Bettchen und schreit: »Lambile! Lambile!« Das heißt auf Zulu: »Hunger!« In den kommenden Tagen haben die Schwestern alle Hände voll zu tun, den unersättlichen Appetit des Kleinen zu stillen. An der Hand seiner Mutter verlässt er laufend das Krankenhaus. Natürlich weiß ich, dass ich ihn nicht heilen konnte, aber ich habe ihm wertvolle Lebenszeit geschenkt.

Die Fremdartigkeit der Zulu-Kultur wird mir bei einem Erlebnis wenige Tage später wieder einmal bewusst. Mitten in der Kinderstation versammeln sich am helllichten Tag neun Zulu um ein Bett, in dem am Vortag ein Kind gestorben ist. Die Gruppe besteht aus Frauen und Männern, Jungen und Alten. Acht Personen knien um das leere Bett und murmeln wie in Trance Beschwörungsformeln. Leider verstehe ich kein Wort.

Ein Mann aus der Gruppe steht vor dem Gitterbett. Er hält den Zweig eines Baumes in der Hand. An dem etwa einen halben Meter langen Ast hängen frische Blätter. Mit dem Zweig streicht der Mann ruhig und konzentriert über die Matratze. Sein Gesicht wirkt sehr ernst.

Ich habe keine Ahnung, was gerade in meiner Kinderstation passiert. Aber ich spüre instinktiv, dass ich bei diesem Ritual nicht stören darf, und ziehe mich sofort zurück.

Natürlich will ich unbedingt wissen, was es mit dieser Prozedur auf sich hat. Ich frage eine der Schwestern: »Was geht denn hier vor?«

Ihre Antwort verblüfft mich: »Die Angehörigen holen die Seele des toten Kindes ab. Die Seele wird eingeladen, sich in den Zweig zu begeben.«

Die Zulu seien überzeugt, dass sie nicht nur den Körper, sondern auch die Seele eines verstorbenen Menschen abholen und bestatten müssten, erklärt mir die Krankenschwester weiter. Deshalb breche man einen Zweig des Mphafa-Baumes ab und gehe damit an den Ort, an dem die Person ihr Leben ausgehaucht hat. Denn die Seele halte sich noch genau an dieser Stelle auf.

»Erst wenn die Verwandten des toten Kindes davon überzeugt sind, dass dessen Seele in den Zweig gewandert ist, holen sie den Körper aus der Totenhalle des Hospitals«, weiß die Schwester. »Dann kann das Kind beerdigt werden.«

Später finde ich heraus, dass zwar der Körper des Verstorbenen bestattet wird, der Zweig aber, der zur Wohnstatt der Seele wurde, wird aufbewahrt, bis er vertrocknet ist und die Blätter verliert. Dann hat die Seele zu den Vorfahren gefunden und der Zweig kann entsorgt werden.

»Falsche« Polizisten

Um mich von dem harten Alltag in Empangeni ein wenig abzulenken, fahre ich am Wochenende gerne nach Durban. In einem Einkaufszentrum gibt es dort verlockende Geschäfte und ein Kino. Nach dem Vergnügen übernachte ich in Durban. Normalerweise fahre ich am späten Nachmittag los, aber rechtzeitig genug, um vor Einbruch der Dunkelheit anzukommen, denn in Südafrika dominiert ein rustikaler Fahrstil. Autos sind im Finstern ohne Licht unterwegs und tote Kühe liegen unverhofft mitten auf der Fahrbahn. Vor allem als allein reisende Frau sollte man es tunlichst vermeiden, nachts Auto zu fahren.

Auf Südafrikas gut ausgebauten Autobahnen gilt generell ein Tempolimit von 120 Stundenkilometern. Angesichts von jährlich rund 18.000 Verkehrstoten kontrolliert die Polizei häufig mit Radarfallen die Geschwindigkeit.

Auf einer meiner Fahrten werde ich am Ende eines lang gezogenen Abhangs auf der Autobahn herausgewunken. Ich parke mein Auto auf dem Seitenstreifen hinter dem Polizeifahrzeug.

»Sie sind mit Tempo 135 unterwegs gewesen. Bitte geben Sie mir Ihren Führerschein«, eröffnet mir einer der beiden Polizisten, ein stämmiger Schwarzer.

Ich bin geständig und händige ihm meinen internationalen Führerschein aus, der in Südafrika anerkannt wird.

Der Polizist prüft das Papier. »Das ist kein südafrikanischer Führerschein. Sie müssen mitkommen.«

Ich stutze. Wieso soll ich wegen dieser Bagatelle zur Polizeiwache? Beim Arbeitstempo der hiesigen Polizei dauert es sicher ewig, bis der Fall aufgenommen ist. Dann muss ich den Weg in der Dunkelheit fortsetzen. Ich versuche, den Polizisten mit guten Argumenten zu überzeugen: »Ich räume ja ein, zu schnell gefahren zu sein. Sie haben meine Adresse. Sie haben meine Telefonnummer. Sie geben mir nun den Strafzettel und ich bezahle. Wieso soll ich auf die Wache kommen?«

Doch die Polizisten bleiben unnachgiebig. Nun bekomme ich es gehörig mit der Angst zu tun. Diese Polizisten wollen mich entweder ausrauben, vergewaltigen oder beides. Leider sind derlei Vorfälle bei der südafrikanischen Polizei nicht auszuschließen. Zudem sind Halsabschneider unterwegs, die sich als Polizisten verkleidet haben. Legendär ist die Geschichte einer Busladung japanischer Touristen, die von »Polizisten« ausgeplündert wurden. Wer in einsamen ländlichen Gebieten von der Polizei angehalten wird, der sollte besser durchstarten.

Dazu entschließe ich mich nun ebenfalls, renne auf die Fahrbahn, winke wie wild, schreie um Hilfe und versuche, das nächste Auto anzuhalten. Als die Polizisten das sehen, steigen sie in ihr Fahrzeug und verschwinden. Daraufhin kehre ich zu meinem Auto zurück und gebe Gas.

Immerhin muss ich tatsächlich einen Strafzettel bezahlen. Aber es wäre ein schwacher Trost für mich, zu wissen, das Opfer echter Polizisten geworden zu sein.

Streit um ein totes Baby

Im September 2002 kommt es zu einem Vorfall, der mein Leben binnen weniger Minuten in eine völlig neue Richtung lenkt. Schuld sind vier meiner unabänderlichen Eigenschaften: Ich bin weiß, eine Frau, beruflich kompetent und ich lasse mir nicht alles gefallen.

Seit Januar bin ich überwiegend als Land-Kinderärztin in den Dorfambulanzen unterwegs. Allerdings muss ich weiter die ungeliebten Nacht- und Wochenenddienste im Ngwelezana Hospital leisten. Anfang September entnehme ich meinem neuen Dienstplan, dass ich an einem Samstag zum Nachtdienst im Empangeni Hospital, dem früheren Krankenhaus der Weißen, antreten soll. Offenbar gibt es eine Personallücke und ich muss aushelfen. Über die dortige Situation bin ich nicht mehr auf dem Laufenden. Seit vielen Monaten habe ich das Empangeni Hospital nicht mehr betreten.

Den Nachtdienst einer Kinderärztin dominiert die Behandlung der Neugeborenen nach Kaiserschnitten. Da die Mütter oft sehr krank sind, wird der Routine-Eingriff regelmäßig angewandt. Die Operation nehmen Chirurgen vor. Ich muss unmittelbar danach die Neugeborenen verarzten. Manche Frühchen leiden an einem Herzfehler oder sind behindert. Auch Zwillinge kommen oft per Kaiserschnitt zur Welt.

Der fragliche Dienst beginnt unverhofft ruhig. Aber man soll ja bekanntlich die Nacht nicht vor dem Morgen loben. In voller Montur lege ich mich im Nachtdienst-Zimmer hin und gönne mir einen kurzen Schlaf. Immerhin habe ich bereits einen kompletten Arbeitstag hinter mir. Plötzlich läutet das Telefon: »Kaiserschnitt. Sie müssen sofort kommen.«

Es ist ein Uhr. Ich renne im Laufschritt zum Operationssaal und bin drei Minuten nach meiner Alarmierung dort. Als ich die Tür zum OP-Nebenraum öffne, glaube ich meinen Augen nicht zu trauen: Das Kind ist bereits auf der Welt. Gewöhnlich wird man gerufen, bevor die Chirurgen das Skalpell ansetzen. Offenbar hat man vergessen, mich rechtzeitig zu informieren.

An dem Kind hantiert ein mir unbekannter schwarzer Arzt in voller Montur herum – Haube, Mundschutz, Handschuhe,

OP-grüner Kittel und Überschuhe. Blitzschnell streife ich ebenfalls sterile Haube, Mundschutz, Kittel sowie Gummihandschuhe über und beginne, das Frühchen zu behandeln. Auf den ersten Blick sieht das kleine Mädchen tot aus: kein Atem, keinerlei Bewegungen. Mein Kollege hat es intubiert und drückt per Handblasebalg Luft in seine winzigen Lungenflügel.

Anscheinend steht das Leben des Kindes auf dem Spiel. In dieser Lage hält man sich nicht mit langen Begrüßungsfloskeln auf. Bei einem Herzstillstand zählt jede Sekunde. Denn wenn das Gehirn nicht möglichst schnell mit Sauerstoff versorgt wird, drohen irreparable Schäden oder der Tod. Nun hat der Arzt drei Möglichkeiten: künstliche Beatmung, Herzmassage und eine Adrenalinspritze. Wenn diese Therapien richtig eingesetzt werden, springt das Herz im Normalfall wieder an. Ich habe es oft genug selbst erlebt.

»Hat das Kind einen Puls?«, frage ich den mir unbekannten Mediziner.

Die Antwort kommt wie ein Keulenhieb: »Das müssen Sie schon selbst herausfinden!«

Manchmal neigt man unter extremem Stress zu Unhöflichkeit. Das ist mir auch schon passiert. Ich lege mein Stethoskop auf das Herz des Kindes. Kein Puls. Sofort beginne ich eine Herzmassage. Der Kollege setzt unterdessen die Beatmung fort.

»Bitte ziehen Sie eine Spritze mit Adrenalin auf«, sage ich zu der danebenstehenden Krankenschwester. Dieses Medikament erweist sich häufig als äußerst wirkungsvoll.

Doch die Schwester findet leider auf Anhieb keine passende Nadel. Sie beginnt eine unsystematische Suche. Währenddessen setzen wir die Herzmassage und die Beatmung fort. Beides muss aufeinander abgestimmt sein, wenn es wirken soll. Der Arzt mir gegenüber drückt den Blasebalg in viel zu langsamem Rhythmus. So würde man einen Erwachsenen beatmen, aber niemals ein Frühchen.

»Bitte beatmen Sie schneller!«, fordere ich ihn auf.

Er reagiert mit einem brüsken Nein.

Nun haben wir ein gewaltiges Problem. Ich bin hier die Kinderärztin und trage die Verantwortung. In deutlich dominanterem Ton wiederhole ich meine Anordnung: »Beatmen Sie das Kind schneller!«

Daraufhin lässt der Unbekannte den Blasebalg fallen und stürmt an der Schwester vorbei aus dem Raum. Sie starrt mich an, als hätte sie ein Gespenst gestreift.

»Wer ist denn dieser Arzt?«, frage ich.

»Doktor Youba«, stößt die Schwester gepresst hervor.

Eigentlich kann ein Mediziner alleine ein Kind kaum wiederbeleben. Ich unterbreche die Herzmassage und schnappe mir den verwaisten Blasebalg. Verzweifelt ringe ich um das Leben und die Gesundheit des Mädchens. Ich beatme im richtigen Rhythmus. Wie erhofft, fängt das kleine Herz zu schlagen an. Die Adrenalingabe ist damit überflüssig. Ich bin sehr erleichtert. Um den Tubus im Gesicht des Säuglings festkleben zu können, brauche ich nun ein Stück Pflaster.

»Geben Sie mir ein Pflaster«, fordere ich die Schwester auf.

Erneut wird sie nicht fündig und verlässt den Raum, um anderswo zu suchen. Unverdrossen beatme ich das Kind weiter. Mit der rechten Hand drücke ich den Blasebalg, mit der linken halte ich den Tubus fest. Wenn ich mit einer Hand loslasse, ist das Mädchen tot.

Plötzlich springt die Tür auf und Dr. Youba stürzt herein. Er brüllt wie ein Irrer: »Doktor André weigert sich, das Kind zu behandeln! Doktor André will dem Kind nicht helfen!«

Während er lauthals weiterschreit, versucht er, mich von dem Säugling wegzuschubsen. Er reißt mir meine Maske vom Gesicht, zerrt mir den OP-Kittel vom Leib.

Ich kann mich nicht wehren, denn ich darf den Tubus nicht loslassen. Wenn er nur wenige Millimeter verrutscht, ist das Kind endgültig verloren. Ich rufe so laut ich kann: »Help! Help me! Help!«

Aber nur die Schwester erscheint, mit dem Pflaster in der Hand. Die Szene mit zwei tobenden Ärzten in OP-Kleidung lässt sie erstarren. Sie drückt sich versteinert gegen die Wand.

Mit dem Mut einer Löwin plärre ich weiter auf Dr. Youba ein: »Ich brauche Ihre Hilfe nicht! Verlassen Sie den Raum! Wenn Ihnen etwas nicht passt, dann rufen Sie doch meinen Chef an!«

Diese Idee beruhigt den Furor meines Kontrahenten offenbar und er verschwindet wortlos.

Mein ganzer Körper vibriert. Mit zitternden Fingern klebe ich den Tubus mit dem Pflaster fest. Dann bringe ich das Kind in die Station. Tränen laufen mir übers Gesicht. Wie in Trance lege ich das Mädchen ins Wärmebett, schließe den Tubus an das Beatmungsgerät an. Ich setze dem Kind eine Nadel und lege die Infusion. Dann prüfe ich den Zuckergehalt des Blutes. Da dieser zu gering ist, spritze ich eine Minimenge an Zucker.

Dennoch atmet das Kind immer noch nicht selbstständig. Es zeigt nicht die geringste Regung. Nach den Vorschriften in Empangeni soll man als Mediziner seine Bemühungen einstellen, wenn ein Baby zehn Minuten nicht atmet und sich nicht bewegt. In diesem Fall verstoße ich bewusst gegen diese Regel. Anschließend protokolliere ich jede meiner Handlungen, denn dieser Vorfall dürfte ein gewaltiges Nachspiel haben.

Gegen 2.20 Uhr rufe ich meinen Vorgesetzten an, um ihm den Fall zu schildern. Zu meiner Überraschung erweist er sich als bestens informiert. Dr. Youba hat ihn noch vor mir aus dem Bett geklingelt und ihm offenbar die absurdesten Lügen über den Zwischenfall aufgetischt. Daraufhin bitte ich meinen Chef, ins Krankenhaus zu fahren, um sich selbst ein Bild von der Situation zu verschaffen.

Tatsächlich taucht er gegen drei Uhr auf. Er fängt an, das immer noch völlig leblose Neugeborene zu untersuchen. Der Tubus sitzt perfekt und die von ihm veranlasste Blutgasanalyse ergibt einwandfreie Werte – ich habe zweifelsfrei alles richtig gemacht. Kommentarlos fährt er wieder heim.

Gegen vier Uhr verziehe ich mich wieder in den Ruheraum. Ich bin restlos fertig mit den Nerven. Mein Nachtdienst dauert noch vier Stunden. Was passiert, wenn ich zu einem weiteren Notfall gerufen werde und wieder auf den gewalttätigen Dr. Youba treffe? Ich kann nicht einfach weglaufen. Das wäre ein Kündigungsgrund.

Ich brauche unbedingt Schutz. Deshalb telefoniere ich mit der auch nachts besetzten Pforte und fordere einen Sicherheitsmann an. Doch die beiden Security-Leute sind unauffindbar. Angeblich gehen sie gerade Streife und kontrollieren Parkplätze.

In meiner Verzweiflung kommt mir ein rettender Gedanke. Ich rufe meinen Freund und Verehrer Hansie van Vuuren an, den Chef des Sicherheitsdienstes. Wer, wenn nicht er, könnte dafür sorgen, dass ich für den Rest der Nacht Schutz bekomme? Ich schildere Hansie kurz, was passiert ist. Seine Antwort löst in mir grenzenlose Erleichterung aus: »Beruhige dich, Irina. Ich bin in zehn Minuten bei dir und lasse dich nicht mehr aus den Augen.«

Hansie erscheint wie versprochen. Er trägt seine Dienstuniform und seinen Revolver gut sichtbar am Halfter. Wir setzen uns ins Nachtdienst-Zimmer und ich beginne, ihm nochmals den Hergang der Auseinandersetzung zu schildern. Da läutet erneut das Telefon. Die Chirurgen wollen ein weiteres Baby per Kaiserschnitt zur Welt bringen und fordern meine Anwesenheit.

Gott sei Dank habe ich Hansie an meiner Seite. Wir machen uns einsatzbereit und legen beide vorschriftsgemäß sterile Kleidung an: Haube, Mundschutz, Handschuhe und OP-Kittel. Wir sehen aus wie Vermummte. Von Hansies Sicherheitsuniform ist nichts mehr zu erkennen. Nur der großkalibrige Revolver sorgt für eine unverkennbare Wölbung des grünen OP-Kittels.

Eine Krankenschwester bringt mir das Neugeborene zur Versorgung herein. Es ist kerngesund. Ich mache es für die

Verlegung in die Station fertig. Von Dr. Youba ist weit und breit nichts zu sehen.

Plötzlich geht die Tür auf. Die beiden Sicherheitsleute platzen herein. Als ich sie gebraucht hätte, schienen sie wie vom Erdboden verschluckt. Die beiden Männer gehen entschlossen auf Hansie zu und fordern ihn auf: »Kommen Sie mit! Sie sind festgenommen!«

Hansie aber zieht nur lässig seinen Mundschutz herunter und grinst. Als die beiden Sicherheitsleute ihren Chef erkennen, bekommen sie große Augen. Nie zuvor habe ich zwei schwarze Männer so kreidebleich werden sehen. Ihrem Gestammel entnehmen wir, dass sie alarmiert worden seien, weil Doktor André angeblich ihren schwer bewaffneten Freund in den OP-Saal eingeschleust habe.

Hansie bleibt bis zum Dienstschluss bei mir. Obwohl ich in dieser Nacht nicht mehr angefordert werde, nimmt er den Vorfall sehr ernst und rät mir, schriftlich und offiziell Beschwerde beim Medizinischen Manager des Hospitals sowie bei der südafrikanischen Ärztekammer einzulegen. Außerdem sollte ich Dr. Youba wegen seines tätlichen Angriffs bei der Polizei anzeigen und die Deutsche Botschaft in Pretoria informieren.

Kurz bevor ich endlich aufbrechen kann, ruft mich die Oberschwester an. »Warum haben Sie mir den Vorfall nicht gemeldet?«, keift sie in gebieterischem Ton ins Telefon.

»Ich bin Ärztin und damit nicht verpflichtet, die Oberschwester zu informieren. Mein ärztlicher Vorgesetzter weiß natürlich Bescheid«, antworte ich ihr.

Von logischen Argumenten will die Oberschwester allerdings nichts wissen: »Sie sind eine weiße Ärztin und haben mich nur deshalb nicht informiert, weil ich schwarz bin.«

Nun bin ich baff. Diese Frau wirft mir unverhohlen vor, ich sei eine Rassistin. »Ich weiß doch gar nicht, dass Sie eine Schwarze sind«, erwidere ich. »Ich kenne Sie doch gar nicht«.

Daraufhin legt die Oberschwester wortlos auf.

Am Sonntag früh gegen acht Uhr trenne ich mich von Hansie. Ich bin seit 24 Stunden im Dienst und mit den Nerven am Ende. Dennoch kann ich nicht gleich heim in den Wohnblock fahren. Für neun Uhr habe ich einem Bekannten meine Hilfe versprochen. Er ist ein alter schwarzer Mann namens Sithembiso. Ich habe ihn vor einigen Wochen kennengelernt, als ich zum Spaß einmal Golfabschläge geübt habe. Sithembiso geht einem ungewöhnlichen Erwerbszweig nach, um seine Familie durchzubringen: Er sucht verlorene Golfbälle und verleiht sie anschließend an Spieler. Da er bettelarm ist, hat er mich gebeten, seine neun Kinder kostenlos zu untersuchen. An diesem Sonntag hat er die ganze Schar eigens auf den Golfplatz gebracht. Natürlich kann ich ihn nun nicht im Stich lassen.

Während ich die Kleinen untersuche, fühle ich mich zutiefst deprimiert. Ich liebe dieses Land und opfere so viel, um seinen Menschen zu helfen. Dennoch bin ich immer wieder unerklärlichen Attacken schwarzer Kollegen ausgesetzt und spüre, dass viele schwarze Schwestern nicht zu mir halten.

Als ich am späten Vormittag endlich zu Hause bin, haben die »Buschtrommeln« das nächtliche Intermezzo bereits bis in unseren Ärztewohnblock getragen. Ein Kollege nach dem anderen meldet sich bei mir. Einige kennen Dr. Youba. Er ist Jungarzt und lebt erst seit drei Wochen in Südafrika. Er hat sein Domizil ebenfalls in unserem Wohnblock aufgeschlagen. Bislang war er mir noch nicht begegnet. Meine Kollegen berichten, dass er schon einmal gewalttätig geworden sei. Als er nachts eine Tür nicht habe öffnen können, habe er sie einfach eingetreten. Diese Nachricht macht mir noch mehr Angst.

Über Mittag formuliere ich meine Briefe an die Ärztekammer und den Medizinischen Direktor. Da ich daheim über ein Faxgerät verfüge, schicke ich meine offizielle Beschwerde in der gleichen Stunde weg. Dann fasse ich den Zwischenfall in einem Schreiben an die Deutsche Botschaft zusammen, das ich ebenfalls per Fax versende.

Nur ein paar Minuten später klingelt mein Telefon. Obwohl es Sonntagnachmittag ist, meldet sich ein Mitarbeiter der Botschaft in Pretoria. Er ist Deutscher, wir reden in unserer Muttersprache miteinander. Seine Nachricht jagt mir trotz der extremen Hitze eiskalte Schauer über den Rücken: »Wenn Ihnen Ihr Leben lieb ist, dann verlassen Sie noch heute Empangeni. Und schlafen Sie auf gar keinen Fall mehr in Ihrer Wohnung.«

Ich bin wie gelähmt und bringe nur noch ein »Warum?« heraus.

»Sie haben sich einen Todfeind gemacht. Es wäre für Ihren Kollegen ein Leichtes, einen Killer auf Sie anzusetzen.«

Panik steigt in mir hoch. Hastig werfe ich die wichtigsten Utensilien und einige Kleidungsstücke wild durcheinander in meinen größten Koffer und flüchte mit meinem Auto. Ich schlüpfe bei einer guten Freundin unter, die eine Fahrstunde entfernt lebt.

Am Montagmorgen fahre ich nach Empangeni zurück. Ich stoppe bei der Polizeiwache und erstatte Anzeige gegen Dr. Youba. Die Polizisten jedoch reagieren sichtlich gelangweilt. Danach suche ich einen Arzt auf. Er schreibt mich wegen des erlittenen Traumas für eine Woche krank.

Glücklicherweise gewährt mir meine Freundin Kerry Asyl. Meine frühere Mitbewohnerin lebt inzwischen in Johannesburg. Südafrikas Wirtschaftsmetropole liegt etwa eine Tagesreise entfernt von Empangeni. Dort findet mich wenigstens kein Auftragskiller, tröste ich mich.

Für Donnerstag ist eine Anhörung des Falles angesetzt. Während ich zurück nach Empangeni fahre, mache ich mir Gedanken, wie es nun weitergehen soll. Meine Tage in Empangeni sind auf jeden Fall gezählt. Dann habe ich eine Eingebung: Bei Konferenzen bin ich schon öfter von Noeleen Phillips, der Managerin des Hospitals in Port Shepstone, angesprochen worden. Sie suche dringend eine Kinderärztin. Bislang habe ich immer abgelehnt.

Ich halte am Straßenrand an, zücke mein Handy, rufe die Auskunft an und lasse mir die Nummer des Krankenhauses in Port Shepstone geben. Schon beim ersten Versuch ist mir das Glück hold und ich werde zu Noeleen Phillips durchgestellt. Ich schildere ihr kurz meine Situation und frage sie, ob ich sofort mit der Arbeit in Port Shepstone beginnen könne. Nur eine viertel Stunde später ruft sie mich zurück: Bereits am Montag soll ich antreten. Ich bin unendlich erleichtert.

Bei der Anhörung sehe ich Dr. Youba erstmals ohne OP-Gesichtsmaske. Die anwesenden Krankenhaus-Oberen haben sich in meiner Abwesenheit längst eine Strategie ausgedacht: Rückkehr zur Normalität und Versöhnung zwischen Dr. Youba und Dr. André. Der Zwischenfall soll möglichst vollständig und schnell unter den Teppich gekehrt werden. Es soll vor allem nichts nach außen dringen.

Als Erster schildert Dr. Youba dem erlauchten Gremium den Ablauf der Ereignisse. In einer bizarren Verdrehung sämtlicher Tatsachen behauptet er allen Ernstes, ich hätte ihn angegriffen. Die Krankenschwester, die Zeugin seiner Attacke war, entlarvt seine Aussage als dreistes Lügenmärchen. Daraufhin ändert er seine Taktik. Er behauptet, ein »harmloser Streit« sei aufgebauscht worden.

Nach endlosem Palaver werden wir aufgefordert, uns zu versöhnen. Doch ich weigere mich, diesem Mann die Hand zu reichen. Durch seinen sinnlosen Wutanfall hat er mein Engagement in Empangeni beendet.

Wenigstens muss ich bei meinen Vorgesetzten nicht zu Kreuze kriechen, um meine Stelle zu behalten. Mit der Zusage aus Port Shepstone in der Tasche ist für mich Empangeni bereits Geschichte. Meinem Antrag auf Versetzung wird sofort stattgegeben.

Um mir den Ausbruch dieses Kollegen zu erklären, bin ich bis heute auf Mutmaßungen angewiesen. Wegen seines kulturellen Hintergrundes war er es offenbar nicht gewohnt, von einer Frau Anordnungen entgegenzunehmen. Zum männlichen Chauvinismus gesellte sich schwarzer Rassismus. Denn diese Frau war noch dazu weiß.

Auch mein weißer Unterstützer Hansie wird anschließend auf lange Zeit den Anfeindungen seiner schwarzen Mitarbeiter ausgesetzt sein. Die Sicherheitsmänner werfen ihrem Chef vor, den Mitgliedern seiner Truppe wegen einer Weißen die Loyalität verweigert zu haben. Ich bin Hansie bis heute unendlich dankbar für seine selbstlose Hilfe.

Der Auslöser der Affäre war ein unschuldiges winziges Wesen, das zum Zeitpunkt der Anhörung längst tot war. Mein Chef hat die Beatmung des Mädchens am nächsten Tag beendet. Es hatte nie eine Überlebenschance – es war gehirntot.

Es macht mich traurig, dass mein letzter Patient in Empangeni dem Tode geweiht war – trotz aller ärztlichen Kunst und all meines Einsatzes.

Port Shepstone

Das Regionalkrankenhaus in Port Shepstone thront auf einem Hügel direkt am Indischen Ozean. Wenn man hinaus aufs Meer blickt, erkennt man mächtige Frachtschiffe, die langsam vorüberziehen. Sie steuern den größten Hafen Südafrikas an, der etwa 120 Kilometer entfernt in Durban liegt. Manchmal laufen im Krankenhaus alle freudig erregt an die Fenster. Dann sieht man majestätische Wale vorbeischwimmen. Wenn sie ausatmen, steigt eine Gischtfontäne meterhoch in den meist azurblauen Himmel.

Selbstredend war die Behandlung in dem wuchtigen fünfstöckigen Flachbau früher den Weißen vorbehalten. Bis zum Ende der Rassentrennung 1994 mussten die Schwarzen ein Hospital aufsuchen, das zwölf Kilometer landeinwärts liegt.

Als ich im September 2002 meinen Dienst in Port Shepstone antrete, warten auf den überfüllten Gängen ausschließlich schwarze Patienten auf meine Hilfe. Jährlich verarzte ich nur zwei oder drei weiße Kinder. Sie stammen aus armen Familien, die sich die Behandlung in einer Privatklinik nicht leisten können. Dabei leben in dieser Region Südafrikas relativ viele Weiße. Denn die South Coast um Port Shepstone hat in Südafrika einen Ruf wie die Côte d'Azur in Frankreich.

Auch im südafrikanischen Winter, also zur Zeit des deutschen Sommers, herrscht hier ein mildes, feucht-warmes Klima. Frost oder Schnee sind unbekannt. Auf Plantagen werden hier sogar Bananen angebaut.

An Weihnachten kommen scharenweise Menschen aus Johannesburg oder Pretoria, um in dieser Region ihren Urlaub zu genießen. Zehntausende Südafrikaner besitzen hier Strand- oder Ferienhäuser. Exzellente Restaurants locken mit frischen Fischgerichten, prächtigen Steaks und den ausgezeichneten südafrikanischen Weinen.

Direkt gegenüber dem Krankenhaus liegt ein hervorragend sortiertes Shopping Center. Es wird überragt von den Türmen der Lutheraner- und der Baptisten-Kirche. Die ersten Weißen, die sich hier niedergelassen haben, waren Siedler aus Norwegen. Deshalb heißt einer der Strände von Port Shepstone »Oslo Beach«. Er liegt nur wenige Kilometer weiter, umwuchert von üppiger subtropischer Natur. Der Wechsel von Empangeni nach Port Shepstone ist auf den ersten Blick ein Umzug aus der Primitivität im Busch zurück in die Wonnen der Zivilisation.

Doch die Idylle trügt. Sobald ich meinen Arbeitsplatz betrete, befinde ich mich im Würgegriff wohlbekannter Probleme: Aids, Tuberkulose, Unterernährung ... Nur mit Malaria und Cholera werde ich hier nicht konfrontiert.

Die Kinder- und die Wöchnerinnenstation sind auf verschiedenen Stockwerken untergebracht. Täglich laufe ich viele Kilometer über den abgewetzten hellgrünen Linoleumboden. Die Notaufnahme liegt sogar außerhalb des eigentlichen Gebäudes in einer besseren Baracke. Im Untersuchungszimmer herrscht drangvolle Enge. Zwei Patientenliegen sind nur durch eine schulterhohe Mauer voneinander getrennt. Privatsphäre ist ein Fremdwort. Hier finden nach der Diagnose die Beratungsgespräche mit den Müttern statt.

Der Eingang zur Kinderstation sieht aus wie die Pforte zu einem Gefängnis. Er wird von stabilen Gittern, die bis zur Decke reichen, verunziert. Tagsüber stehen hier zwei Sicherheitsleute herum, denn es sind bereits Babys aus der Kinderstation entführt worden. Und nachts schließt man das schwere Gittertor, um zu verhindern, dass nicht mehr ganz so kranke Kinder aus Langeweile zu Erkundungstouren durch das Hospital aufbrechen.

Auch sonst herrscht das übliche Chaos. Es gibt bis zu meiner Ankunft zwar eine Kinderstation mit achtzig Betten und eine Kinderambulanz, aber keinen fest angestellten Kinderarzt. Die kleinen Patienten werden halbtags von einem pensionierten burischen Kollegen betreut. Doktor Rian Cronje sieht aus wie Mitte siebzig, er ist fast taub und so gut wie blind. Seinen medizinischen Wissensstand hat er offensichtlich zum letzten Mal in den 1960er-Jahren aufgefrischt. Trotzdem weiß er alles besser. Cronje ist ein kleiner buckliger Mann, den der Altersstarrsinn fest in den Klauen hat.

Er besteht darauf, mich bei den Visiten zu begleiten. Lautstarke Auseinandersetzungen im Beisein von Jungärzten, Krankenschwestern, Müttern und Kindern sind die Folge. Als ich eine von ihm angeordnete Therapie ändern möchte, erleidet Cronje einen cholerischen Anfall. »Das geht nicht!«, brüllt er mich an.

Ich schreie zurück. Denn erstens macht mich so viel Inkompetenz wütend und zweitens würde mich der arg schwerhörige Senior sonst gar nicht verstehen.

Nach drei Tagen ist für mich klar, dass es so nicht weitergehen kann. Ich marschiere zum Medizinischen Direktor und beschwere mich. »Dr. Cronje kann seine eigene Schrift nicht mehr lesen«, erkläre ich. »Er zittert beim Schreiben so sehr, dass die Schwestern seine Rezepte nicht entziffern können.«

Natürlich weiß er von diesen Problemen: »Wir wollen Cronje schon seit Jahren loswerden. Doch leider hatten wir zu dem Mann bislang keine Alternative.« Wegen seiner Verdienste müsse man ein wenig Rücksicht walten lassen.

Ich aber lehne jede Verantwortung ab, wenn ich Patienten mit Cronje gemeinsam betreuen soll. Das Urteil fällt salomonisch aus: Die Kinderstation wird geteilt. Jeder bekommt seine eigenen Patienten zugeteilt, keiner darf dem anderen ins Handwerk pfuschen.

Zu meiner Verblüffung hält unser gegenseitiger Nichtangriffspakt. Mir tun zwar seine Patienten leid, aber andererseits könnte ich den täglichen Ansturm alleine ohnehin nicht bewältigen.

Die Defizite im Krankenhaus sind nicht nur personeller Natur. Es existiert keine Intensivstation für Neugeborene und Kinder. Es gibt kein einziges Beatmungsgerät. Einmal müssen wir einen Säugling fünfzehn Stunden per Handblasebalg beatmen, ehe endlich der ersehnte Hubschrauber landet, der das Kind nach Durban bringt. Und die Wärmebettchen für die Frühgeborenen hat man in eine winzige Rumpelkammer gequetscht.

Doch es gelingt mir, nach und nach Verbesserungen durchzusetzen. Das Management unterstützt meinen Reformkurs. Kangaroo Mother Care wird mit Erfolg eingeführt. Und ich kann regelmäßig Schulungen besuchen.

Im Jahr 2003 fliege ich für drei Wochen nach Malawi. In Lilongwe, der Hauptstadt des bettelarmen südostafrikanischen Staates, bildet die Weltgesundheitsorganisation Kinderärztinnen aus ganz Afrika in der Behandlung von schwerst unterernährten Kindern aus. Ich bin die einzige südafrikanische Kinderärztin unter den zwanzig Medizinerinnen aus ganz Schwarzafrika. Jede von uns hat schon Kinder untersucht, die nur zehn Kilogramm wogen, obwohl sie zehn Jahre alt waren. Das entspricht normalerweise dem Durchschnittsgewicht eines Einjährigen.

In Malawi werden uns fundierte WHO-Studien vorgelegt. Sie revolutionieren die bislang gültigen Behandlungsmethoden. Das Lehrprogramm ist so dicht, dass ich nicht einmal Zeit finde, mir Lilongwe anzusehen.

Bei meiner Rückkehr sprühe ich vor Tatendrang. Schon am nächsten Tag lasse ich mir einen Termin bei Noeleen Phillips geben. Es gelingt mir, sie für das Projekt zu begeistern, obwohl ich einen ganzen Katalog an Forderungen aufstelle. Ich brauche einen Kühlschrank, genügend Mutterbetten neben den Babybetten, eine Krankenschwester, die nur noch die unterernährten Kinder füttert, sowie eine Diätassistentin, die ich selbst anlernen werde. Als Noeleen Phillips alles vorbehaltlos zusagt, schwebe ich im siebten Himmel. Mit Feuereifer mache ich mich ans Werk. Von der Skepsis der Kollegen und Schwestern lasse ich mich nicht bremsen.

In Malawi habe ich gelernt, dass die Herzen unterernährter Kinder Organe sind, die nur kleine Mengen Flüssigkeit pumpen können. Deshalb kann schon eine 500-Milliliter-Infusion tödlich sein, weil die Flüssigkeitsmenge im Körper zu schnell steigt. Bis dato hatte als herrschende medizinische Lehrmeinung gegolten, ein ausgetrocknetes und unterernährtes Kind mit viel Elektrolytlösung zu versorgen. Wenn es dann kurz nach dem Legen der Infusion gestorben war, hatten wir Ärzte stets geglaubt, leider zu spät aktiv geworden zu sein.

Außerdem werden die fast verhungerten kleinen Patienten ab sofort mit einer Spezialnahrung versorgt. Sie kann problemlos überall hergestellt werden. Die Zutaten sind im Krankenhaus leicht aufzutreiben: Milch, Wasser, Zucker, Öl und Elektrolyte. Das Mischungsverhältnis wird dem jeweiligen Patienten angepasst. Das bringe ich der Diätassistentin bei.

Radikal verändert wird auch der Rhythmus der Nahrungsaufnahme. Die schwerst unterernährten Kinder erhalten anfangs jede halbe Stunde eine Mini-Ration. Dann werden sie für vier bis sechs Wochen alle zwei bis drei Stunden gefüttert, egal ob bei Tag oder Nacht. Das Programm wird auf Kinder jeden Alters angewandt, von Säuglingen bis zu Zwölfjährigen.

Einige Wochen nach dem Start des Projekts geschieht das Unerwartete. Bei den schwerst unterernährten Kindern, die ich bislang behandelt hatte, egal ob in Kimberley, Empangeni oder Port Shepstone, war die Mortalität immer sehr hoch. Nun gelingt es uns, die Sterblichkeitsquote erheblich zu senken, obwohl viele Kinder HIV-positiv sind. Ich beobachte an Wunder grenzende Erholungen, wo sonst unbarmherzig der Tod regierte.

Plötzlich wollen viele Kinderkrankenschwestern in meiner Spezialstation arbeiten. Da dort auch die Mütter während der wochenlangen Behandlung anwesend sind, entwickeln sich viele Freundschaften.

Sogar die Lokalpresse wird auf die kleine Sensation im Port Shepstone Hospital aufmerksam. Reporterin Judi Davis vom »South Coast Herald« berichtet im Oktober 2003 in einer großen Reportage mit mehreren Bildern von der Arbeit der »young German doctor Irina André«. In der Überschrift werde ich als »unbesungene Heldin im Kampf gegen die Unterernährung« gefeiert.

In Südafrika erhalten zu dieser Zeit rund 10 Prozent aller Kinder zu wenig zu essen. Etwa 3 Prozent gelten als schwerst unterernährt. Geschätzte 25 Prozent aller südafrikanischen Kinder sind für ihr Alter unterentwickelt. Unglücklicherweise hat sich an diesen dramatischen Zahlen bis heute kaum etwas verändert.

Kräuter- und Geisterheiler

Eines Tages behandle ich ein sechsjähriges Mädchen, dessen ganzer Körper mit etwa fünf Zentimeter langen, frisch vernarbten Schnittwunden verunziert ist. Das Kind ist offenbar zuvor bei einem Inyanga, also einem Kräuterheiler, oder einem Sangoma, einem Geisterheiler, gewesen. Dabei wurde dem Mädchen die Haut aufgeritzt und die Wunden wurden mit einer Heilpflanzentinktur bestrichen. Offenbar zeigte diese Rosskur nicht die erwünschte Wirkung, denn sonst wäre die Kleine nicht bei mir gelandet. Immerhin bleiben dem Kind Infektionen erspart, wie ich sie leider nach derlei Schneidereien mit nicht desinfizierten Messern oft sehe. Dies tritt vor allem auf, wenn das Kind HIV-positiv, also das Immunsystem in seiner Leistungsfähigkeit eingeschränkt ist.

Nahezu jeder Zulu – egal welchen Bildungsniveaus – wird im Krankheitsfall zunächst einen Inyanga oder einen Sangoma aufsuchen. Man sollte deren Fähigkeiten nicht von vorneherein als Hokuspokus und Scharlatanerie verurteilen. In ihren Reihen wird ein bis zu 4.000 Jahre altes Wissen über die Heilwirkung bestimmter Pflanzen und Tierteile über Generationen hinweg bewahrt. Bei Liebeskummer sowie Familien- und Finanzproblemen werden Inyangas und Sangomas auch als »Psychotherapeuten« aktiv. In beiden Gruppen finden sich sowohl Männer als auch Frauen. Es gibt sogar einige Weiße, die auf diesem Feld weit außerhalb unserer schulmedizinischen Weisheiten tätig sind.

Der Sangoma wirft Knochen und kann aus deren Bild Informationen entnehmen. Er vermag sich selbst in Trance zu versetzen und den Kontakt zu den Vorfahren seines Patienten zu knüpfen. Letzteres ist besonders wichtig. Denn für die meisten Schwarzen sind Krankheitssymptome keine Folge von beispielsweise Viren oder Bakterien, sondern sie befürchten im Krankheitsfall, dass sie die Geister gegen sich aufgebracht oder einen ihrer Vorfahren verärgert haben. Schlimmstenfalls könnte eine andere Person sogar einen Fluch gegen den Kranken ausgesprochen haben.

Die Schwarzen versuchen, sich mit der Hilfe sogenannter »Muthi« gegen böse Geister zu schützen. Dabei kann es sich um Teile von Pflanzen oder Tieren und leider sogar von Menschen handeln.

Muthi vom Menschen gelten als sehr mächtig. Deshalb werden vor allem immer wieder Kinder ermordet, denen die Zunge, die Augen, die Brustwarzen oder die Geschlechtsteile entfernt werden. Schrecklicherweise muss das Muthi dem noch lebenden Organismus entrissen werden. Natürlich sind menschliche Muthi streng verboten. Doch die Medien berichten immer wieder über die Verhaftung von Sangomas, die damit gehandelt haben.

Die Zulu und andere schwarze Stämme glauben an die innere Reinigung des Körpers. Sie trinken literweise Meerwasser, um Erbrechen auszulösen. Beliebt sind auch Einläufe mit Meerwasser, die zu heftigem Durchfall führen. Wenn sie mit

Kräutern versetzt verabreicht werden, kann dies bei Kindern zu Löchern in der empfindlichen Darmwand führen. Das überleben oft nicht einmal die Kinder, die es bis in den OP-Saal eines Krankenhauses schaffen.

Die Inyangas und Sangomas sind fähig, hoch wirksame Kräutersäfte herzustellen, die zum Beispiel bei Schwangeren die Wehen vorzeitig auslösen. In Südafrika laufen Projekte, um die traditionelle Heilkunst der Schwarzen mit der modernen Humanmedizin zu verbinden. Die Übergänge sind durchaus fließend. Im Krankenhaus in Port Shepstone arbeiten konventionell ausgebildete Schwestern, die in ihren Heimatdörfern als Inyangas oder Sangomas tätig sind.

Eine kurze Zeit des Glücks

Die Anfangsjahre in Port Shepstone zählen zu den glücklichsten in meinem bisherigen Leben. Das Betriebsklima im Krankenhaus stimmt. Ich kann viel bewegen, um die Versorgung meiner Patienten zu verbessern.

Auch meine Wohnverhältnisse gestalten sich erfreulicher als in Empangeni. Zu Beginn habe ich zwischen einer kaum befahrenen Eisenbahnstrecke und dem Strand eine Doppelhaushälfte an der North Road gemietet. Mit der Zeit erschließt sich mir jedoch, dass die Gegend keinen guten Ruf hat. Nachts treiben sich hier Prostituierte und Drogendealer herum. Ganz in der Nähe meiner Haustür werden ein Freier und seine Liebesdienerin in flagranti erschossen. Die Polizei findet das Paar in eindeutiger Stellung vor.

So beschließe ich, mir einen Lebenstraum zu verwirklichen. Einige Kilometer vom Hospital entfernt kaufe ich mir im April 2004 ein Haus. Es liegt nur wenige Meter vom Strand entfernt. Wenn ich abends heimkomme, stürze ich mich noch schnell in die warmen Fluten des Indischen Ozeans. Und vor dem Einschlafen lausche ich der Brandung. Meine beiden Katzen genießen den Auslauf im Garten. In Empangeni konnten sie das Zimmer nicht verlassen.

Außer den Katzen tapst seit Kurzem auch ein knuddeliger Hundewelpe herum. Es handelt sich um einen Boerbull, einen burischen Farmhund. Diese Rasse wird nur in Südafrika gezüchtet. Früher hat man sie in Rudeln zur Löwenjagd eingesetzt. Binnen zehn Monaten wächst sich der putzige Zorro zu einem 70 Kilogramm schweren Ungetüm aus. Der »Dicke«, wie ich ihn gerne nenne, bewacht tagsüber, wenn ich in der Arbeit bin, mein Haus. Meinen Freunden und mir gegenüber verhält er sich lammfromm. Doch wehe, ein Einbrecher würde es wagen, über den Zaun zu steigen. Mit seinem mächtigen Maul könnte Zorro ihn problemlos außer Gefecht setzen. Später hole ich mir aus dem Tierheim noch Spoekey, eine putzige, aber schlaue Straßenkötermischung, die etwa ein Zehntel von Zorros Gewicht auf die Waage bringt.

Zorro ist bald mein treuester Gefährte. Eigentlich fehlt mir zum perfekten Glück nur noch eine neue Liebe. Ich spüre, dass Port Shepstone der Ort ist, den ich unbewusst gesucht habe. Hier möchte ich auf Dauer bleiben.

Aber leider wird mein Leben bald von schwersten Stürmen erschüttert werden.

Brutales Mobbing

Bis zum Sommer 2004 läuft im Krankenhaus alles bestens. Doch leide ich, wie alle anderen Kollegen, unter dem enormen Druck und Stress. Die Handy-Bereitschaft rund um die Uhr geht an die Nerven. Der ständige Zeitmangel löst in mir ein unentwegtes Schuldgefühl aus. Immer wieder fühle ich mich schlecht, weil ich nicht genug Zeit für meine vielen Patienten habe.

Gleichzeitig setze ich weitere Neuerungen durch. Wie bereits in Kimberley und Empangeni fällt mir auch hier unangenehm auf, dass die kranken Kinder nur drei Mahlzeiten am Tag erhalten. Nie gibt es einen Snack zwischendurch, eine Banane oder einen halben Apfel. Oft schaffen die Kinder ihre Mahlzeiten nicht und lassen die Hälfte übrig. Kurze Zeit später sind sie wieder hungrig, bekommen aber nichts.

Eines Tages habe ich einen Einjährigen auf der Station. Er ist ganz allein. Die für die Essensausgabe zuständige Krankenschwester setzt ihm sein Schüsselchen mit Brei vor. Der Kleine ist sehr hungrig, aber er kann einfach noch nicht selbstständig essen. Eine Stunde später wird das volle Schüsselchen von der desinteressierten Schwester ungerührt wieder eingesammelt. Derweil weint der Junge herzzerreißend, weil ihn der Hunger quält.

Es muss dringend etwas geschehen. In Absprache mit dem Management setze ich durch, dass Kinder unter zwei Jahren täglich fünf bis sechs Mahlzeiten erhalten. Und die Schwestern werden angehalten, dass Kinder unter zwei Jahren, die alleine auf der Station sind, gefüttert werden müssen.

Als nächstes größeres Projekt plane ich die Einrichtung einer Sprechstunde speziell für HIV-positive Kinder. Langsam kommt Struktur in die Organisation der Kinderstation und die Regierung genehmigt die Schaffung einer Oberarzt-Stelle. Leider kann ich mich dafür nicht bewerben. Ich bin zwar voll qualifizierte Kinderärztin, aber aus bürokratischen Gründen wird meine Ausbildung von der südafrikanischen Ärztekammer nicht anerkannt.

Die Stelle wird deshalb an Frau Dr. Roberts vergeben. Sie ist ebenfalls Ausländerin, hat aber im Gegensatz zu mir ihre Facharztausbildung zur Kinderärztin in Südafrika absolviert. Ihr Mann ist ebenfalls Mediziner.

Bislang waren mein ungeliebter Kollege Cronje und ich weitgehend uns selbst überlassen. Nun müssen wir uns mit einer Vorgesetzten anfreunden.

Schon unsere erste Begegnung verläuft merkwürdig. Ich bin bei einem Braai für alle Ärzte, den die Krankenhausleitung organisiert hat. Wir stehen in kleinen Grüppchen im Garten herum, plaudern und fachsimpeln über Belanglosigkeiten. Gemeinsam mit Noeleen Phillips und Dr. Roberts, dem Ehemann meiner künftigen Chefin, beratschlage ich gerade ein medizinisches Problem, als eine mir unbekannte Frau einen seltsamen Auftritt hinlegt. Sie stürmt auf Dr. Roberts zu, ergreift ihn beim Arm, zerrt ihn weg und keift lautstark: »Das ist ja, als ob man keinen Mann mehr hätte!«

Die Umstehenden schauen sich ratlos an und schütteln die Köpfe. Rasch bringe ich in Erfahrung, dass die eifersüchtige Unbekannte die neue Ärztin ist. Bei Frau »Dr. Seltsam« handelt es sich um meine zukünftige Vorgesetzte.

Am Tag ihres Amtsantrittes beordert mich Dr. Roberts in ihr Büro. Sie kommt ohne Umschweife zur Sache: »Ich halte Sie fachlich für völlig unfähig. Deshalb werde ich einer weiteren Verlängerung Ihres Vertrages auf keinen Fall zustimmen. Sie können schon mal anfangen zu packen.«

Damit ist die Audienz beendet.

Ich bin völlig konsterniert und kann mich nicht einmal mehr wehren. Dr. Roberts will mich unzweifelhaft loswerden. Ich liebe Südafrika und will auf Dauer in Port Shepstone leben. Gerade habe ich ein Haus gekauft und muss einen Kredit abbezahlen. Und nun ist meine Zukunft abhängig von dieser Person. Ich brauche unbedingt ihre Unterschrift für die Verlängerung meiner Arbeitserlaubnis und meines Visums. Wenn ich meine Stelle verliere, muss ich zurück nach Deutschland. Mein Lebenstraum wäre zerstört.

Dr. Roberts' nächstes Opfer ist der alte Dr. Cronje. Er kapituliert schon nach wenigen Tagen vor der Boshaftigkeit unserer neuen Chefin und kündigt freiwillig. Da sich in Südafrika Ärzte nicht wie in Deutschland ab einer gewissen Altersgrenze zur Ruhe setzen müssen, kann er jedoch woanders noch praktizieren, so lange er will. Jahre später höre ich, dass Dr. Cronje auch in hohem Alter noch tätig war.

Für mich beginnt im September 2004 die schlimmste Phase meines Berufslebens. Ich bin das Opfer brutalen Mobbings. Dr. Roberts lässt keine Gelegenheit aus, mich öffentlich zu demütigen. Wenn ich am Morgen meinen Arbeitsplatz betrete, kommen mir die Tränen. Tagsüber laufe ich oft weinend durch die Flure. Dr. Roberts richtet täglich mehrere schriftliche Beschwerden über mich an das Hospitalmanagement. Schließlich wird ihre Flut von Aktennotizen über die »inkompetente Dr. André« nicht mehr angenommen. Leider setzt sich die Krankenhausleitung nicht genügend für mich ein, obwohl sie meine Arbeit schon seit Jahren kennt.

Ohne Angabe von Gründen beendet Dr. Roberts das Projekt Kangaroo Mother Care. Und sie lässt die von mir geschaffene Spezialstation für schwer unterernährte Kinder schließen, mit der wir Hunderte von Leben gerettet haben. Skrupellos vernichtet sie alles, was ich in Port Shepstone mühsam aufgebaut habe. Offensichtlich fühlt sie sich durch eine kompetente Untergebene bedroht und ist krankhaft eifersüchtig.

Die Auseinandersetzung mit Dr. Roberts spitzt sich immer mehr zu. Ich soll in einem 200 Kilometer von Port Shepstone entfernten Krankenhaus beweisen, dass ich überhaupt als Ärztin arbeiten kann. Glücklicherweise lerne ich genau in dieser beruflich schwierigen Phase Peter über das Internet kennen. Als er mir einige Wochen später anbietet, mich nicht weiter dieser unnötigen Demütigung auszusetzen, beende ich schweren Herzens vorläufig meine Arbeit als Kinderärztin.

Doch das Leben schreibt die ungewöhnlichsten Drehbücher. Eine Folge dieser Mobbingattacke ist, dass ich nun Zeit habe, zur Vorsorge zu gehen, wodurch mein Krebs noch relativ frühzeitig erkannt wird. Dadurch bin ich höchstwahrscheinlich vor dem Tod bewahrt worden ...

Ein neues Leben

Ich öffne die Augen und erkenne verschwommen die Einrichtung der Isolierstation. Es ist, als ob ich aus einem endlosen Traum erwache. Ich habe keine Ahnung, wie lange ich hier schon liege.

Neben meinem Bett sitzt Peter. Obwohl er einen Mundschutz trägt, erkenne ich, wie liebevoll er mich anblickt: »Sugarplum, wie fühlst du dich?«

Langsam ordnen sich meine Gedanken. Nach und nach erinnere ich mich an die Stunden vor meiner Bewusstlosigkeit, an den Brustkrebs, die Chemotherapien, die entsetzlichen Schmerzen und die morphinähnlichen Medikamente, die mir gespritzt worden sind.

Wieder dringt Peters Stimme an mein Ohr. Seine Frage bahnt sich mühsam den Weg durch mein erwachendes Gehirn: »Irina, wie geht es dir?«

»Ich fühle mich etwas besser«, flüstere ich.

»Ich habe dir eine Kleinigkeit mitgebracht«, erwidert Peter zärtlich. »Deine Schwester Bettina hat mir einige Fotos gemailt, die ich dir ausgedruckt habe.«

Er hält mir das erste Bild vor die Augen. Ich sehe verschiedene Weihnachtsplätzchen.

»Bettina hat sie gebacken. Und weil sie die Plätzchen nicht schicken kann, hat sie sie per E-Mail gesendet«, erklärt er mir.

Er hat noch ein Foto von Bettina parat. Zu sehen sind lustige Kuscheltiere, wie ich sie liebe. Die knuffigen Plüschviecher tragen alle einen Mundschutz und halten ein Schild in ihren Pfoten. Darauf steht: »Gute Besserung, Irina!«

Peter klebt die Bilder an die Wand gegenüber. Stundenlang schaue ich sie an. Irgendwann meine ich sogar, den Duft der Plätzchen zu riechen.

Die Fotos sind für mich ein Lebenszeichen aus einer anderen Welt. Dank der Bilder kann ich dem Behandlungsraum wenigstens geistig entfliehen. Die Isolierstation kommt mir vor wie ein Gefängnis.

Offensichtlich schlägt die Behandlung endlich an. Mein Immunsystem kommt wieder auf Touren. Nach einer Woche in der Isolation darf ich nach Hause. Wegen der Krise muss die Chemotherapie allerdings verändert werden. Das bedeutet, dass ich statt der ursprünglich geplanten acht Giftinfusionen nun vierzehn mit geringerer Dosis ertragen muss. Diese Tortur dauert weitere drei Monate.

Nachdem ich dieses Martyrium unter Aufbietung meiner letzten Kraft hinter mich gebracht habe, beginnen vier Wochen später die Bestrahlungen meiner Brust. Damit soll das lokale Wiederauftreten von Krebszellen verhindert werden. Im Behandlungsraum liege ich nackt wie ein Stück Fleisch auf dem sterilen Tisch und darf mich nicht bewegen. Vor dem Start der Kanonade schließen sich hinter mir bedrohlich die metallenen Panzertüren. Es tut nicht weh, aber auf Dauer verbrennen die Strahlen die Haut auf meinem Oberkörper. Über sieben Wochen darf kein Wasser an meine Haut, ich kann mich nicht waschen, nicht duschen und nicht in den Pool springen. Die Qualen scheinen kein Ende zu nehmen.

Peter begleitet mich jeden Tag ins Onkologische Zentrum. Vor der letzten Therapie bittet er mich, einen Koffer zu packen, denn er habe eine Überraschung für mich.

Nach der Behandlung fahren wir in ein nicht weit entfernt liegendes Wildtierreservat. Peter hat die teuerste Lodge für uns gebucht. In der Badewanne schwimmen Rosenblätter, überall brennen Kerzen, der Champagner ist kalt gestellt.

Meine Freude ist unbeschreiblich, obwohl ich noch immer sehr schwach bin und aussehe wie ein Gespenst. Meinen Kopf zieren fünf Millimeter lange Haarstoppel und meine Brust ist verbrannt. Aber ich weiß: Es ist vorbei, das Schlimmste ist geschafft.

Peter zieht ein Schächtelchen heraus und stammelt entgegen seiner gewohnten Eloquenz herum: »Ich – ich weiß nicht, ob es der richtige Augenblick ist ...«

Er öffnet das Kästchen und steckt mir einen Ring mit drei großen Diamanten an den Finger: »Willst du mich heiraten, Irina?« In diesem Moment bin ich die glücklichste Krebspatientin der Welt.

Schwere Entscheidung

Nach meinem Sieg über den Krebs stehe ich an einem weiteren Wendepunkt meines Lebens. Ich habe überlebt. Die Zeit, die vor mir liegt, wiegt nun noch kostbarer.

Eigentlich möchte ich so schnell wie möglich in meinen Beruf als Kinderärztin zurückkehren. Da meine frühere Chefin Dr. Roberts inzwischen längst das Weite gesucht hat, hofft das Management des Port Shepstone Hospital auf meine rasche Rückkehr. Auch das nur einige Kilometer von meinem Wohnort entfernt liegende Murchison Krankenhaus signalisiert Interesse.

Doch ein schnelles Engagement als Kinderärztin scheitert an bürokratischen Hürden. Denn mit meiner Kündigung im Februar 2005 ist meine Arbeitserlaubnis für Südafrika erloschen – und damit sogar meine Aufenthaltsgenehmigung. Nur eine wegen meiner schweren Krankheit erteilte Ausnahmegenehmigung bewahrt mich vor der Ausweisung nach Deutschland. Allerdings habe ich einen Antrag auf dauerhafte Aufenthaltserlaubnis gestellt, der in einem langwierigen Verfahren von den Behörden geprüft wird.

So habe ich viel Zeit, nachzudenken und mich mit Verwandten und Freunden zu beraten. Ich telefoniere häufig mit

Bettina in Deutschland. Meiner Zwillingsschwester fühle ich mich nach meiner Krankheit trotz der räumlichen Distanz näher als je zuvor.

Bettina erteilt mir einen unmissverständlichen Rat: »Irina, ich glaube nicht, dass es eine gute Idee ist, wieder als Kinderärztin zu arbeiten. Du würdest erneut täglich mit Leiden und Sterben konfrontiert. Es ist Zeit für etwas Buntes und Fröhliches!«

Tatsächlich plagen auch mich Zweifel, ob ich die Belastungen aushalte, die in der Kinderstation auf mich warten. Ich würde mich bewusst der Gefahr einer erneuten Krebserkrankung aussetzen. Es gibt Länder, in denen Brustkrebs bei Ärztinnen und Schwestern als Berufskrankheit anerkannt wird. Der medizinische Zusammenhang zwischen stressigen Nachtdiensten und Brustkrebs ist wissenschaftlich nachgewiesen. Denn durch die unregelmäßigen Arbeitszeiten gerät der Hormonkreislauf der betroffenen Frauen durcheinander.

Natürlich berate ich mich auch mit Peter. Er will mich jedoch in meiner Entscheidung nicht beeinflussen. »Du musst selbst wissen, was du willst«, meint er nur. »Aber ich werde dich unterstützen, wie immer du dich entscheidest.«

Es ehrt Peter, dass er in dieser Frage strikte Neutralität bewahrt. Denn er weiß, dass wir uns kaum noch sehen würden, wenn ich wieder als Kinderärztin tätig würde.

Während ich noch unschlüssig bin, muss ich mir zudem schweren Herzens eingestehen, dass mein Körper noch viel zu schwach ist, um den beruflichen Herausforderungen gerecht zu werden. Mein Immunsystem liegt noch immer am Boden. Die Ansteckungsgefahr, der ich im Krankenhaus ausgesetzt wäre, ist immens.

Im August 2006 fasse ich den Entschluss, mich vorerst nicht mehr um eine Anstellung als Kinderärztin zu bemühen. Ironie des Schicksals: Nur wenige Tage später erhalte ich meine uneingeschränkte Aufenthaltserlaubnis für Südafrika – und damit auch die uneingeschränkte Arbeitsgenehmigung. Aber ich weiß jetzt, dass ich nicht in das aufreibende Arbeitsleben im Hospital zurückkehren kann. Ich muss mir selbst unbedingt mehr Zeit gönnen, wenn ich den Krebs für den Rest meines Lebens in Schach halten will.

Außerdem warten bereits neue Aufgaben auf mich. Noch während meiner Chemotherapie haben Peter und ich ein großes Haus mit Garten, Blick auf das Meer und eigenem Zugang zum Strand gekauft. Wir lassen das Gebäude aufwändig umbauen und erweitern, einschließlich eines eigenen Hauses für unsere Maid Happiness und einer Einliegerwohnung für Bettina, wo sie und andere Gäste Platz finden. Bei ihrem ersten Besuch nimmt meine Zwillingsschwester ihr Reich mit einem kleinen Schild in Besitz. Darauf steht: »Bettina's Rubbercell«, was mit »Gummizelle für Bettina« durchaus korrekt übersetzt ist. Nicht dass sie eine solche bräuchte, aber wenn es ihr bei ihren Besuchen mit Peter und mir zu bunt wird, sagt sie immer aus Spaß: »Ich will in meine Gummizelle.«

Kurz vor Weihnachten 2006 ist Peter beruflich zu einer Schiffstaufe nach Japan eingeladen. Er bittet mich, ihn zu begleiten, und öffnet mir damit die Augen für eine mir bislang völlig unbekannte Kultur. Peter dagegen ist mit den Gepflogenheiten im Land der aufgehenden Sonne bestens vertraut. Er hat dort mehrere Jahre gelebt und beherrscht die Sprache dementsprechend gut.

Während der Verhandlungen, die Peter in Tokio dienstlich mit Reedern und Werftbetreibern führt, absolviere ich ein eigenes »Damenprogramm«. Ich bewundere die faszinierende Fähigkeit der Japaner, auf so engem Raum miteinander auszukommen. Offensichtlich rühren daher ihr enormer Respekt füreinander und ihre ausgeprägte Höflichkeit. Die japanischen Gewohnheiten in Sachen Kleidung, Wohnkultur und Essen unterscheiden sich diametral von denen in Europa. So servieren uns in einem Spitzenrestaurant servile Geishas in edlen Kimonos vierzehn verschiedene Gänge. An einem anderen Abend versumpfen wir in einer Karaoke-Bar.

Beim Besuch von Hiroshima werde ich schmerzhaft mit den Folgen der ersten Explosion einer Atombombe konfrontiert. Ich besichtige das Museum und den zur Ruine ausgebrannten Dom, der als Mahnmal mitten in Hiroshima steht.

Dabei erinnere ich mich an mein persönliches Engagement gegen die Atomkraft. In den 1980er-Jahren sollte in Wackersdorf, einem Dorf nördlich von Regensburg, eine atomare Wiederaufarbeitungsanlage (WAA) gebaut werden. Trotz meines Kampfes gegen die Apartheid in Südafrika haben einige Aktivisten und ich selbst oft die Zeit gefunden, am Bauzaun der WAA gegen das umstrittene Vorhaben zu demonstrieren. Teilweise herrschten dort bürgerkriegsähnliche Zustände. Im Frühjahr 1989 ist das irrsinnige Projekt von der Industrie sang- und klanglos abgeblasen worden, nicht zuletzt wegen des unbeugsamen Widerstandes der Bürger.

Bei den offiziellen Terminen während der Japanreise bringen die japanischen Geschäftsmänner Peter den höchsten Respekt entgegen. Erstmals wird mir voll bewusst, was für eine hohe Stellung er tatsächlich bekleidet. Umso mehr bewundere ich die natürliche Bescheidenheit, die ihn im normalen Alltagsleben auszeichnet.

Einige Zeit nach dieser Reise kann sich Peter von seinen beruflichen Verpflichtungen für zwei Wochen freimachen. Wir nutzen die Gelegenheit, um gemeinsam zehn Tage im Krügerpark zu verbringen. Dieser größte und bekannteste Nationalpark Südafrikas ist etwa so groß wie Bayern und liegt eine Tagesfahrt nordöstlich von Port Shepstone an der Grenze zu Mozambique.

Bereits als wir uns dem Eingangstor nähern, bin ich aufgeregt. Peter und ich haben je ein Fernglas und einen Fotoapparat griffbereit. Die Autofenster sind heruntergekurbelt.

Im Schritttempo fahren wir durch den von Menschenhand fast unberührten Busch. Wir tauchen ein in eine faszinierende Welt, in der sich sämtliche Sinnesorgane öffnen. Der ständige

Zivilisationslärm verstummt. Ich starre mir die Augen aus dem Kopf, rieche Tiere, ehe ich sie sehe, höre feinste Geräusche.

Der alltäglichen Lärmkulisse entronnen, werden wir Menschen im Naturpark schnell still. Peter und ich flüstern nur noch miteinander, sobald wir Wildtiere erblicken.

Der Krügerpark ist wie ein Bilderbuch über Afrika: Elefanten mit ihren Babys kreuzen unseren Weg ebenso wie Antilopen, Wasserbüffel, Nilpferde, Nashörner, Zebras, Giraffen und Krokodile. Bei aller Begeisterung sollte man allerdings nie vergessen, dass man es mit wilden Tieren zu tun hat. Jedes Jahr fallen unvorsichtige Touristen den hungrigen Löwen und Leoparden zum Opfer.

Tagelang holpern wir meist über Staubstraßen. Nachdem wir lange eine karge Steppe durchquert haben, erklimmen wir mit unserem Allradauto einen Hügel. Auf dessen Spitze liegt ein Aussichtspunkt, an dem man kurzzeitig das schützende Auto verlassen darf.

Dort bietet sich uns ein unvergesslicher Anblick: endlose Weite, roter Staub, grüne Akazienbäume und in der Ferne eine Herde von Giraffen, die mit wippenden Hälsen majestätisch dahinziehen.

Am nächsten Tag nähern wir uns einer Wasserstelle. Bereits von Weitem hören wir Schakale heulen. Neugierig biegen wir mit unserem Auto um eine Ecke. Vor uns im Gras krümmt sich ein verletzter Leopard. Er kann nicht mehr laufen. Mehrere Schakale attackieren den gefleckten Räuber, obwohl sie die Pranken und Zähne des Leoparden eigentlich fürchten. Der Leopard hat jedoch keine Chance zu entkommen. Die Szene rührt mich, denn das erhaben schöne Tier wird nicht überleben.

Im Krügerpark kann der Jäger jederzeit zum Gejagten werden. Das trifft sogar auf Peter und mich zu, obwohl wir nur mit der Kamera auf der Pirsch sind. Urplötzlich erschrecken wir durch lautes Trompeten direkt hinter uns. Ein riesiger Elefantenbulle bricht aus dem Busch auf die Straße, das Geräusch unseres Autos hat ihn aufgescheucht. Der wutschnaubende Gigant rennt wie entfesselt hinter uns her. Wir geben unserem Geländewagen die Sporen und fliehen.

Was wir im Naturpark gemeinsam erleben, bringt Peter und mich noch näher zusammen. Wir genießen es in vollen Zügen, dass wir gemeinsame Interessen teilen: die Liebe zur ungebändigten Natur und zu den vielseitigen Landschaften Südafrikas. Eigentlich sind wir beide zur Ungeduld neigende Zeitgenossen. Aber wenn es gilt, ein Tier zu beobachten, können wir stundenlang reglos sitzen.

Jeden Abend, wenn wir nach zwölf aufregenden und anstrengenden Stunden im Auto todmüde in unsere Betten sinken, schwören wir uns gegenseitig: »Morgen machen wir es anders. Morgen drehen wir nur eine kleine Runde und kehren bald ins Camp zurück.«

Am nächsten Tag jedoch stehen wir wieder bereits im Morgengrauen an der Ausfahrt des Camps und warten ungeduldig, dass sich die Schranke endlich hebt. Im Abendrot erreichen wir das Camp buchstäblich in letzter Minute, bevor sich unmittelbar hinter uns für zwölf Stunden die Pforte schließt.

Aber auch in den Camps droht Gefahr. Beim Rückweg vom Restaurant beleuchten wir eines Abends mit Taschenlampen den Weg. Plötzlich nehme ich unmittelbar vor mir eine schemenhafte Bewegung wahr. Eine Schlange schnellt ihren Kopf nach oben. Es ist eine Schwarze Mamba, das gefährlichste Reptil Südafrikas. Ihr Biss endet unweigerlich mit dem Tod. Zutiefst erschrocken und jede Art von hektischen Bewegungen vermeidend schleichen wir rückwärts von der angriffslustigen Schlange weg.

Nach dieser Begegnung der unheimlichen Art wälze ich mich die ganze Nacht schlaflos im Bett herum. Die Belohnung für den erlittenen Schrecken erfolgt mit Sonnenaufgang. Von unserer Terrasse aus erkenne ich einen Leoparden, der auf einem Baum auf der Lauer liegt. Begeistert beobachten wir die wunderschöne Raubkatze, die uns gelassen bei unserem Frühstück zusieht.

Peter und ich sind bei dieser Tour durch den Krügerpark überglücklich, dass wir uns gefunden haben. Erstmals sind wir beide mit einem Partner vereint, der die Leidenschaft des anderen für den Busch bedingungslos teilt.

Zu Beginn des Jahres 2007 ist Bettina zu Besuch in Südafrika. Peter und ich machen mit meiner Zwillingsschwester einen Ausflug in die Drakensberge, die etwa drei Autostunden nordwestlich von Port Shepstone über 3.000 Meter aufragen. Das weitgehend menschenleere und fruchtbare Farmland rund um das mächtige Gebirgsmassiv liegt auf etwa 1.500 Metern Höhe. Hier kann es im südafrikanischen Winter, also im Juli und August, eisig kalt werden. Ergiebige Schneefälle sind keine Seltenheit.

Kurz vor dem Ort Underberg halten wir an, denn ein malerisches Panorama raubt uns den Atem. Eingebettet in sanfte saftig-grüne Hügel glitzert ein kleiner See unterhalb unseres Standortes azurblau im Sonnenlicht. In dem Gewässer liegt eine winzige Insel, auf der einige Büsche und zwei Bäume wachsen. In deren Geäst brüten mehrere Vogelkolonien. Dahinter zeichnen sich am Horizont die schroffen Felswände der Drakensberge ab. Versteckt neben dem See ruht hinter hohen Bäumen eine kleine Farm, deren Rundhütten etwa einen halben Meter hoch mit Reet belegt sind.

Der paradiesische Anblick lässt Peter fast erstarren. »Ich habe als kleiner Junge während der Ferien viel Zeit auf der Farm eines Onkels verbracht. Dort habe ich die glücklichsten Momente meiner Kindheit verbracht«, erzählt er uns.

Dann kommt aus heiterem Himmel seine Frage: »Könntest du dir vorstellen, nach meiner Pensionierung auf einer Farm mit mir zu leben, Irina?«

Ich bin völlig perplex, denn auf eine solche Idee wäre ich niemals gekommen. Aber ich muss nicht lange nachdenken und antworte sofort: »Je dichter an der Natur, desto besser. Ich komme mit.«

Nur wenige Tage später entdeckt Peter im Internet, dass die Farm zum Verkauf steht. Bald darauf sind wir beide stolze Eigentümer des Anwesens. Wir erwerben auch den Teil des Sees, an dem unser Grundstück endet. Und die Insel im See entpuppt sich als Refugium für fünfzehn verschiedene Vogelarten, darunter den seltenen Kronenkranich.

Tränen in Lesotho

Wenn ich auf der Terrasse unserer Farm sitze, richtet sich mein Blick auf das wuchtige Bergmassiv, das sich wenige Kilometer entfernt vom südafrikanischen Himmel abhebt. Am Morgen sind die Gipfel in der reinen Luft oft gut erkennbar. Nachmittags ballen sich über den Bergen manchmal mächtige Gewitter zusammen. Dort oben verläuft die Grenze zum kleinen Königreich Lesotho, das ganz von Südafrika umgeben ist und dessen Gebiet durchschnittlich auf über 1.800 Meter Höhe liegt. Es ist, abgesehen vom Gipfel des Kilimandscharo, der kälteste Fleck auf dem afrikanischen Kontinent.

Nur wenige Kilometer von unserer Farm entfernt beginnt der Sani Pass, eine der spektakulärsten Bergstraßen der Welt. Die unbefestigte Strecke ist nur mit Geländewagen zu bewältigen. Der letzte Abschnitt bis zur Zollstation von Lesotho, die auf 2.865 Meter Höhe liegt, wurde in den fast senkrecht aufragenden Felsen geschlagen. Die Straße windet sich in gewagten Serpentinen nach oben und ist an vielen Stellen so schmal, dass kaum zwei Autos nebeneinander Platz haben. Im gähnenden Abgrund rosten die Wracks zahlreicher Fahrzeuge vor sich hin, die samt Insassen in die Tiefe gestürzt sind. Irgendwelche Absperrungen oder gar Leitplanken sucht man vergeblich. Eine Tour über den Sani Pass gilt auch unter ausgebufften Globetrottern als eines der letzten Abenteuer dieser Welt.

Am Steuer unseres allradgetriebenen Geländewagens habe ich die Strecke mittlerweile schon häufig bewältigt. Gerne chauffiere ich Gäste hinauf ins höchste Pub Afrikas, das direkt neben der Zollstation liegt. Dort kann man sich bei einem Kaffee, Bier oder Glühwein von der haarsträubenden Fahrt erholen und eine grandiose Fernsicht genießen. Im südafrikanischen Winter liegt der Schnee dort oben manchmal meterhoch. Es sind sogar schon Touristen eingeschneit worden, die mit dem Hubschrauber gerettet werden mussten.

Das Königreich Lesotho verdankt seine Existenz vor allem der Tatsache, dass die schroffe und karge Gebirgsgegend landwirtschaftlich nicht nutzbar und damit für die weißen Siedler uninteressant war. So kam es kaum zur Durchmischung der Bevölkerung. Rund 97 Prozent der Bewohner gehören der Volksgruppe der Sotho an. Da sie nie unter Kolonialherrschaft standen, haben sie sich ihre Sprache und Kultur weitgehend bewahrt.

Lesotho zählt zu den ärmsten Ländern der Welt und rangiert hinsichtlich der Wirtschaftskraft weit hinter Südafrika. Die Regierung in der Hauptstadt Maseru unterstützte die Apartheid-Politik des Regimes in Pretoria nicht und gewährte sogar ANC-Aktivisten und Widerstandskämpfern Zuflucht. Dafür revanchierte sich Südafrika bis zur politischen Wende 1990 mit Wirtschaftssanktionen und führte Militäraktionen gegen den wehrlosen Zwergstaat durch.

In großen Teilen Lesothos gibt es kaum Teerstraßen und auch die restliche Infrastruktur ist unterentwickelt.

Die Ökonomie von Lesotho basiert zum größten Teil auf der Subsistenzwirtschaft. Es werden Mohairschafe, Rinder und Ziegen gehalten. Ein wenig Geld wirft der mit Wasserkraft erzeugte Strom ab, der nach Südafrika verkauft wird. Zehntausende Männer aus Lesotho schuften beim großen Nachbarn und schicken Geld an ihre Familien.

Leider haben die Arbeiter aus den südafrikanischen Ballungszentren auch das HI-Virus bis in die abgelegenen Dörfer des Gebirgsstaates eingeschleppt. Aids wütet in Lesotho noch schlimmer als in Südafrika. Rund die Hälfte aller Kinder im Land sind Waisen.

Durch Zufall wird meine Zwillingsschwester Bettina auf den »Arbeitskreis Lesotho« der St.-Petri-Kirchengemeinde in Langen bei Bremerhaven aufmerksam, wo sie zu Hause ist. Die Mitglieder sammeln Geld und Sachspenden für die Missionsschule eines kanadischen Ordens in Pitseng. Über 1.000 Kinder werden dort unterrichtet. Etwa 300 von ihnen, die meisten davon Waisen, leben unter erbärmlichen Umständen im angeschlossenen Internat. Bettina und ich beschließen, uns selbst einen Eindruck von der Lage in Pitseng zu verschaffen. So beginnen wir eine Reise, die für mich sehr beeindruckend, für Bettina aber lebensverändernd sein wird.

An der Pitseng High School angekommen, werden wir von Sister Juliet Lithempa, der Schulleiterin, begrüßt. Sie macht uns mit vier Lehrerinnen bekannt, die sich ohne Lohn in ihrer Freizeit um die Aids-Waisen an der Schule kümmern. Sie haben einen »Anti-Aids-Club« gegründet, der für die verwaisten Kinder eine Art Elternersatz sein soll. Die Lehrerinnen führen uns auf dem Schulgelände herum.

Bettina und ich sind entsetzt, als wir sehen, unter welch jämmerlichen Bedingungen die Kinder hausen. Trotz der Minusgrade bei Nacht sind die Fenster im Schafsaal längst zerbrochen. Auf den meisten Betten liegt nicht einmal eine wärmende Decke.

»Die Kinder klammern sich in Frostnächten aneinander, um nicht zu erfrieren«, erklärt uns eine Lehrerin.

Bettina bricht mitten im Gebäude in Tränen aus. »Ich konnte mir bisher nicht vorstellen, dass Kinder so leben müssen«, schluchzt sie.

Als wir die Schulküche betreten, trifft uns der nächste Schock. Der Raum hat winzige Fenster, die Wände sind rabenschwarz und der Rauch, der von den drei offenen Feuern ausgeht, zieht zur Tür hinaus. Auf den Feuerstellen stehen drei riesige Töpfe, in denen Maisbrei und Kohlsuppe zubereitet werden. Zum Umrühren stellen sich die Köchinnen auf alte Stühle.

Auf die sanitären Anlagen trifft der Begriff »unbeschreiblich« zu. Man riecht sie bereits auf 50 Meter Entfernung. Für 1.000 Schüler gibt es nur Plumpsklos, kein Toilettenpapier und keinen Waschsaal. Den jungen Mädchen sind Binden oder Tampons unbekannt. Als »Dusche« dienen einige bunte Plastikschüsseln. Sie werden mit eiskaltem Wasser gefüllt, das den Kindern über den Kopf geschüttet wird.

Angesichts des Elends, das wir in Pitseng vorfinden, ist die große Kiste mit Schulbedarf, Obst und Süßigkeiten, die wir mitgebracht haben, wie ein Tropfen auf den heißen Stein. Da Bettina und ich erkannt haben, dass sich die vier Lehrerinnen aufopferungsvoll um ihre Schützlinge kümmern, beschließen wir, dieser Schule zu helfen. Denn Lesotho ist so arm, dass Waisenkinder keinerlei staatliche Unterstützung erhalten.

Wir erkundigen uns, was die Schule dringend braucht. Vor allem Decken fehlen, damit die Kinder endlich nicht mehr frieren müssen. Es mangelt an Schulkleidung, Toilettenartikeln und Schulmaterialien.

Nach unserer Rückkehr halten Bettina und ich Vorträge über die schlimmen Zustände in Pitseng und sammeln dabei Geld für unsere Versorgungsfahrten. Auch Peter unterstützt großzügig unser Vorhaben.

Nur zehn Wochen nach unserem ersten Besuch beginnt im Juni 2008 das Abenteuer. Bei unserem ersten Trip ziehen wir mit meinem Allradgeländewagen einen mit 3,5 Tonnen Gütern beladenen Anhänger die Bergpässe nach Lesotho hinauf. Zum Glück sind drei Kinderkrankenschwestern aus Regensburg dabei, die mich gerade besuchen. Sie sind sofort Feuer und Flamme für das Projekt und helfen mit. Bis Pitseng sind wir drei Tage unterwegs.

Die unbändige Freude der Kinder ist überwältigend. Mit Hilfe der Lehrerinnen verteilen wir in der Aula der Schule stundenlang die mitgebrachten Waren. Die Kinder können ihr Glück nicht fassen. Immer wieder kommen Mädchen zu mir und fragen: »Darf ich das wirklich behalten?«

Plötzlich tippt mich eine der Lehrerinnen an: »Irina, Sie müssen unbedingt hinausgehen. Sie müssen auf dem Schulhof Fotos machen.«

Was ich dort sehe, bringt mich zum Weinen. Mehrere hundert Kinder haben ihre nagelneuen Decken ausgepackt, sich darin eingehüllt und fangen an zu tanzen und zu singen. Sie sind überglücklich. Ich mache endlos Fotos, die ich später bei meinen Vorträgen zeige und für Poster und Kalender verwende.

Meine Zwillingsschwester Bettina ist leider bei dieser Reise nicht dabei, weil sie in Deutschland bleiben musste. Sie ruft mich aber jede viertel Stunde auf dem Handy an und will genau wissen, was gerade passiert. Wir erhalten sogar einen Anruf von Lesothos Botschaft in Berlin. Die Diplomaten, die uns mit den Formalitäten geholfen haben, wollen erfahren, ob bei der Einreise mit dem schwer beladenen Anhänger alles geklappt hat.

Schweren Herzens fahren die drei Krankenschwestern Gabi Baum, Christina Hegner, Christa König und ich selbst am Abend wieder über die Grenze nach Südafrika. Als wir nach einem langen anstrengenden Tag bei Minusgraden endlich in unseren warmen Hotelbetten liegen, schlafen wir selig ein. Denn wir wissen: Heute Nacht friert im Internat kein einziges Kind. Das nächste Mal wollen wir auch Decken für die anderen Kinder mitbringen.

Zehn Monate später ist es wieder so weit. Diesmal kann ich gemeinsam mit Bettina den zweiten Hilfsgütertransport nach Pitseng durchführen. Die Schulleitung und die Kinder wissen, was kommen wird, und bereiten sich auf das Ereignis vor. Wir werden wie weltberühmte Superstars empfangen. Hunderte von Kindern und die Dorfbewohner erwarten uns weit vor der Schule. Sie stehen am Straßenrand, schreien und klatschen. Alle versuchen, uns durch das offene Autofenster zu berühren.

Die Kinder haben eine eigene Show für uns vorbereitet. Sie tragen Gedichte vor, sie tanzen, singen und führen ein kleines Theaterstück zum Thema Aids auf, das uns unter die Haut geht.

Ein fröhlich anmutendes »Lied an die Eltern« wird mir von einer Lehrerin übersetzt. Die Kinder singen auf Sotho: »Lieber Vater, liebe Mutter, warum habt ihr uns so früh verlassen? Wisst ihr nicht, dass wir euch brauchen? Aber wir haben uns und helfen uns gegenseitig.«

Die Lehrerinnen überreichen uns trotz ihres winzigen Lohns etwas sehr Wertvolles. Sie haben für jede von uns ein original Sotho-Kleid nähen lassen. Das bedeutet ungeheuer viel. Dieses Geschenk drückt aus, dass sie uns als Sothos betrachten, als Menschen, die zu ihrem Stamm gehören.

In den Sotho-Kleidern passieren wir bei der Rückfahrt die Grenze zwischen Lesotho und Südafrika. Trotz des heftigen Regens stürmen sämtliche Grenzposten aus ihren Büros nach draußen. Sie umarmen uns und fragen: »Woher haben Sie diese Kleider?« Dann erklären sie uns, welch hohe Ehre uns zuteil wurde.

Bettina und ich haben seither einen Traum. Wir wollen ein Internat für die Kinder von Pitseng bauen, die keine Eltern mehr haben. Das Gebäude soll kleine Schlafzimmer, saubere Toiletten und Duschen mit warmem Wasser bekommen. Gemeinsam wollen wir alles unternehmen, diesen Traum Wirklichkeit werden zu lassen.

Unsere Maid Happiness

Während meiner Versorgungsfahrten nach Lesotho, unserer Aufenthalte auf der Farm in den Bergen oder Reisen nach Deutschland kümmert sich Happiness um das Haus in Port

Shepstone und um die beiden Katzen und Hunde. Happiness ist unsere Maid, wie die Haushälterinnen in Südafrika genannt werden. Jeder südafrikanische Haushalt, der es sich leisten kann, beschäftigt eine Maid. Sie erledigt jede nur denkbare Arbeit, putzt, wäscht, bügelt, kocht, spült ab, kauft ein, füttert die Tiere und kümmert sich oft genug in weißen Familien sogar um die Erziehung der Kinder.

Happiness Nzimande, so der volle Name unserer Maid, ist Mitte vierzig, hat nie eine Ausbildung absolviert, drei Kinder zur Welt gebracht, ist Witwe – und wie ich mittlerweile weiß, hat sie Aids. Ihr Leben lang musste sie hart arbeiten. In Happiness' Person spiegelt sich ein Schicksal wider, das Hunderttausende von schwarzen Südafrikanerinnen teilen.

Ihre Zulu-Eltern haben Happiness den Vornamen Nthombincane gegeben. Das heißt »kleines Mädchen«. Wie die meisten Schwarzen führt sie aber auch einen englischen Vornamen, bei dem sie sogar von ihrer Familie gerufen wird.

Happiness ist mir von Nachbarn empfohlen worden. Sie ist eine sehr zuverlässige, ehrliche, fleißige und religiöse Frau. Vor allem während meiner Krankheit hat sie mich unglaublich unterstützt. Peter und ich entlohnen sie weit überdurchschnittlich und behandeln sie mit Respekt – beides ist in Südafrika keine Selbstverständlichkeit. Vor allem junge Hausmädchen werden von ihren Arbeitgebern oft sogar als sexuelles Freiwild betrachtet.

Happiness logiert kostenlos in einem Haus wenige Meter neben unserem. Es ist mit Fernseher, Küche und Bad komfortabel ausgestattet. Während der Woche wohnt sie alleine bei uns, am Wochenende bei ihrer Familie im Township.

Dank ihres festen Arbeitsplatzes kann Happiness ihren Kindern eine gute Ausbildung gewährleisten. Ihr zwanzigjähriger Sohn hat gerade das Abitur gemacht, sein fünf Jahre jüngerer Bruder besucht das Gymnasium. Außerdem hat sie eine zweiundzwanzigjährige Tochter, die bereits drei Kinder zur Welt gebracht hat, von denen aber zwei schon gestorben sind

– ich ahne, an welcher Krankheit. Happiness' Mann ist schon vor vielen Jahren ums Leben gekommen.

Eines Tages erhalte ich einen Anruf von Happiness' Familie: Sie sei krank, habe Probleme mit der Lunge. Ich lasse Happiness ausrichten, sie solle so lange daheim bleiben, bis sie sich erholt hat. Dann höre ich zwei Wochen nichts mehr von ihr. Leider versäume ich es für einige Tage, meine SMS zu checken. Als ich endlich dazu komme, lese ich eine furchtbare Nachricht: »Happiness stirbt«. Die SMS von ihrer Familie ist bereits zwei Tage alt.

Telefonisch alarmiere ich sofort Peter in seinem Büro in Durban: »Ich muss zu Happiness ins Township. Ich bin der einzige Mensch, der sie vielleicht noch retten kann.«

Doch Peter verbietet mir strikt zu fahren: »Irina, es hat in der vergangenen Nacht wie aus Kübeln geschüttet. Im Township gibt es keine befestigte Straße. Wenn du mit dem Auto stecken bleibst, sitzt du als weiße Frau alleine im Township fest. Es ist viel zu gefährlich.«

Peters gut gemeinte Warnung schlage ich dennoch in den Wind. Ich muss unbedingt zu Happiness.

Unser Auto parke ich am Ende der Teerstraße und laufe zu Fuß weiter durch den Morast. Endlich erreiche ich die Hütte von Happiness' Familie. Ihre Angehörigen führen mich zu ihr.

Happiness ist blau im Gesicht. Sie bekommt kaum noch Luft und hat mindestens 10 Kilogramm abgenommen. Happiness ist fast tot. Die Diagnose ist für eine erfahrene Ärztin wie mich leicht zu stellen: Aids im Endstadium mit schwerer Lungenentzündung. Ich habe schon Hunderte Menschen daran sterben sehen.

Da Happiness unmöglich laufen kann, fordere ich ihre Angehörigen auf, eine Schubkarre zu besorgen. Wir tragen Happiness aus der Hütte, legen sie in das betagte Gefährt und schieben sie durch den Matsch den Hügel zum Auto hoch.

Als wir endlich im Krankenhaus ankommen, leidet Happiness an schwerer Atemnot. Jede Minute kann es mit ihr zu

Ende gehen. In der Notaufnahme verweigert man ihr jedoch die notwendige schnelle Hilfe. Erst müsse sie offiziell als Patientin registriert werden. Wegen des Ansturms an Patienten an diesem Tag beträgt die Wartezeit bis zur Aufnahme allerdings mehrere Stunden.

Doch die Krankenhausbürokraten haben die Rechnung ohne mich gemacht. Da ich mich im Port Shepstone Hospital gut auskenne und dort Freunde habe, besorge ich Happiness auf eigene Faust eine Infusion und eine Sauerstoffflasche mit Maske.

Ich bin gerade noch rechtzeitig gekommen. Wenige Stunden später wäre Happiness tot gewesen. Ihr HIV-Test fällt positiv aus, ihre Immunwerte sind katastrophal.

Während der nächsten zwei Wochen besuche ich Happiness täglich im Krankenhaus und sorge dafür, dass sie ihre Medikamente erhält. Dann ist sie endlich über den Berg. Ich bringe sie in ihre Wohnung neben unserem Haus und pflege sie zwei Monate.

Nachdem die unmittelbare Lebensgefahr gebannt ist, muss die Langzeittherapie mit antiretroviralen Medikamenten beginnen. Diese sind inzwischen kostenlos erhältlich, aber nur, wenn der Patient sich zuvor einer fünftägigen Schulung unterzieht, um sicherzustellen, dass er die komplizierte Einnahmeprozedur begreift. Wem die Selbstdisziplin fehlt, diese Schulung durchzuhalten, der bekommt keine Medikamente.

Neben dem Patienten muss ein naher Angehöriger oder eine Person des Vertrauens an dem Seminar teilnehmen. So komme ich in den zweifelhaften Genuss einer fünftägigen Schulung auf Zulu. Ich verstehe kaum ein Wort und bin natürlich die einzige Weiße.

Aber wir sind am Ende erfolgreich. Die Tabletten werden nun kostenlos an Happiness ausgehändigt.

Am Anfang zögert Happiness, die Medikamente einzunehmen. Sie hat von Nebenwirkungen gehört. »Man vergiftet sich«, befürchtet sie.

Ihre Bedenken räume ich aus, indem ich auf meine Krebserkrankung verweise: »Ich musste auch furchtbar giftige Tabletten einnehmen, um zu überleben.«

Das leuchtet Happiness ein. Da sie außerdem noch Diabetes hat, schluckt sie täglich etwa vierzig verschiedene Tabletten mit religiöser Inbrunst auf die Minute genau. Ihr Handy erinnert sie daran.

Unsere Maid hat unglaubliches Glück gehabt, dass sie diese schwere Lungenentzündung überlebt hat. Sie hat ihr früheres Gewicht zurückerlangt und ist wieder voll arbeitsfähig.

In unserer Straße ist in nahezu jeder Familie schon einmal eine Maid gestorben. Happiness jedoch hat überlebt.

Ich bin mir aber der Tatsache schmerzlich bewusst, dass Happiness' Lebenserwartung eingeschränkt ist. Das Greisenalter wird sie nicht erreichen. Aber vielleicht werden ihr noch einige Jahre bei guter Lebensqualität geschenkt.

Da Happiness ihre Wochenenden mit ihren Familienangehörigen verbringt, von denen die Hälfte an unbehandelter Tuberkulose leidet, bauen wir ihr ein eigenes Haus. Eine Ansteckung mit TB könnte ihr Todesurteil sein.

Übrigens gibt Happiness gegenüber ihren Nachbarn und Freunden offen zu, dass sie HIV-positiv ist und entsprechende Medikamente nimmt. Ihr Verhalten ist sehr mutig, denn gewöhnlich droht diesen Menschen die Stigmatisierung und der Ausschluss aus der Familiengemeinschaft. Die Reaktion von Happiness' Umfeld dagegen fällt grotesk anders aus: Man glaubt ihr die Krankheit einfach nicht, weil sie zu »gesund« aussieht.

Die kollektive Verdrängung der Aids-Katastrophe ist umso erstaunlicher, weil die Schwarzen in den Townships inzwischen an fast jedem Wochenende gemeinsam ihrer hauptsächlichen Freizeitbeschäftigung nachgehen – dem Besuch von Beerdigungen. Da ein Begräbnis bei den Zulu eine langwierige Zeremonie bedeutet, erfolgen die Beerdigungen meistens am Samstag oder Sonntag. Dabei wird der Tote offen in seiner

Hütte aufgebahrt. Angehörige und Freunde sitzen um ihn herum. Sämtliche Nachbarn aus dem größeren Umkreis werden eingeladen und bekocht.

Die Grabstelle liegt bevorzugt in der Nähe der Hütte des Toten, denn die Angehörigen wollen den Kontakt mit dem Geist des Verstorbenen aufrechterhalten.

Schock in der Nacht

Aids und Gewalt sind die Geißeln, die Südafrika fest im Griff haben. Das Land ächzt unter einer der weltweit höchsten Kriminalitätsraten. Täglich werden Unschuldige zu Opfern skrupelloser Verbrecher. Trotz aller Vorsichtsmaßnahmen bleiben auch Peter und ich nicht verschont.

Peter besitzt südlich von Durban im Vorort Winkelspruit ein Appartement. Es liegt nahe am Flughafen. Die Wohnung wird von Peter vor allem genutzt, wenn er früh am Morgen zum Airport muss oder spät am Abend nach der Arbeit nicht mehr ins rund 120 Kilometer entfernte Port Shepstone fahren möchte. Einmal pro Woche übernachte auch ich in Winkelspruit, wenn ich in Durban Einkäufe erledigt habe – und um Peter das tägliche Pendeln nach Port Shepstone zu ersparen.

Das Appartement ist Teil einer größeren neuen Wohnanlage, die in einen Steilhang zum Meer hin gebaut wurde. Von unserer Terrasse aus genießen wir den Blick auf den Indischen Ozean und die Skyline von Durban. Vom Wohn- und Schlafzimmer führen deckenhohe Glastüren auf die Terrasse hinaus, die etwa drei Stockwerke über einer Rasenfläche schwebt.

Als wir die Wohnung erwerben, schlage ich Peter vor, innen vor den Glastüren sogenannte Trellidoors anzubringen. Dabei handelt es sich um verschiebbare Gitter, die absperrbar sind. Trellidoors sind in Südafrika weit verbreitet, weil man dank dieser Technik die Fenster und Türen offen lassen kann, ohne Eindringlinge befürchten zu müssen.

Aber Peter hält zusätzliche Sicherungsmaßnahmen für unnötig. »Wie soll jemand auf die rund zehn Meter hoch liegende Terrasse gelangen?«, lautet sein schlagendes Argument.

Im September 2006 übernachten Peter und ich gemeinsam in Winkelspruit. Peter schläft tief und fest. Gegen drei Uhr quält mich wieder einmal eine Schwitzattacke, die durch die Medikamente ausgelöst wird, die ich nach meiner Erkrankung einnehmen muss.

Ich schlüpfe aus meinem Bett und trete durch die offene Schlafzimmertür hinaus auf die Terrasse, um mir an der frischen Meeresluft Abkühlung zu verschaffen. Auf einmal habe ich das Gefühl, beobachtet zu werden. Schnell verschwinde ich zurück ins Bett.

Aber ich kann nicht mehr einschlafen. Peter will ich nicht wecken. Er fliegt am Morgen nach Japan und muss deshalb um 4.30 Uhr aufstehen.

Die Tür zwischen Schlaf- und Wohnzimmer steht einen Spalt offen. Im Wohnzimmer brennt Licht. Der Schalter kann sich doch unmöglich von alleine umgelegt haben!

Schließlich stehe ich erneut auf, gehe kurz ins Wohnzimmer und mache das Licht aus. Danach schleiche ich auf Zehenspitzen zurück in mein Bett.

Grübelnd liege ich im Dunklen. Plötzlich huscht eine Person an unserem Bett vorbei und schließt von außen die Tür. Ich bin geschockt und liege wie erstarrt. Mein Herz rast. Ich wage es nicht, Peter aufzuwecken.

»Das ist nicht passiert«, rede ich mir ein. »Ich habe mir das nur eingebildet.« Das sage ich mir so lange, bis ich tatsächlich wieder einschlafe.

Knapp zwei Stunden später werde ich wach, weil Peter suchend und fluchend durch die Wohnung läuft. Er vermisst seinen Aktenkoffer, seine Brieftasche, seine Autoschlüssel. Alles war für die Abreise vorbereitet.

In diesem Moment wird es mir siedend heiß. Jetzt ist klar: Ich habe heute Nacht Einbrecher gesehen.

Die Pässe, die Kreditkarten, die Flugtickets, die Führerscheine und alle Schlüssel für unsere Autos und Häuser sind weg. Die Diebe waren sogar nervenstark genug, mit Hilfe der Schlüssel den Geländewagen aus der Garage zu holen, obwohl sie eigentlich befürchten mussten, von mir gesehen worden zu sein. Auf der Terrasse finden wir eine Mütze und eine Jacke, die sie zurückgelassen haben.

Peter muss seine Geschäftsreise nach Japan absagen. Ich rufe eine Freundin aus Port Shepstone an, die mich morgens um sechs Uhr abholt. Wir rasen gemeinsam zurück nach Port Shepstone, um den Einbrechern zuvorzukommen. Mithilfe der erbeuteten Schlüssel könnten sie auch unser dortiges Haus ungestört ausräumen. Sofort lasse ich sämtliche Schlösser austauschen.

Danach fahre ich erneut nach Winkelspruit. Die Polizei nimmt meine Zeugenaussage auf. Ich berichte von meiner unheimlichen nächtlichen Begegnung.

»Sie hatten unglaubliches Glück, dass Sie nicht geschrien haben«, erklärt mir der Polizist. »Andernfalls wären Sie wahrscheinlich beide im Bett liegend erschossen worden.«

Bei den Einbrechern handle es sich um eine skrupellose Bande, die mit Sicherheit bewaffnet sei. »Dank ihrer Revolver haben diese Kriminellen keine Angst, erwischt zu werden«, erläutert der Polizist. Die Handschrift des Einbruchs deute darauf hin, dass es sich um eine Gruppe handle, die in unserem Wohnblock schon mehrfach aktiv geworden sei. Darüber waren wir leider nicht informiert worden.

Wie jemand auf unsere hoch liegende Terrasse gelangen konnte, kann nicht einmal die Polizei schlüssig erklären. Manche dieser Banden, so hören wir, hätten Kinder im Einsatz, die trainierte Kletterkünstler seien.

Am Nachmittag laufen Peter und ich zur Beruhigung am Strand entlang. Wegen meines nächtlichen Schweigens macht er mir nicht den geringsten Vorwurf. Im Gegenteil. Peter ist überzeugt: »Irina, du hast uns beiden das Leben gerettet.«

Nach dem Vorfall raten uns Freunde, eine psychologische Betreuungsmaßnahme zu beginnen. Manche Einbruchsopfer leiden jahrelang unter einem Trauma und können nicht mehr schlafen. Beide verzichten wir auf das Angebot.

Ich gestehe aber, dass ich mich einige Monate in unserer Wohnung nicht mehr wohlfühlte, obwohl in den nächsten Tagen die Handwerker anrückten und Trellidoors montierten.

Der Einbruch bei uns war nach Überzeugung der Polizei professionell und von langer Hand geplant. Diese Erkenntnis löst Beklemmung aus. Denn man weiß, dass man ständig von Kriminellen beobachtet und ausgespäht wird. Viele Südafrikaner reagieren auf die permanente Bedrohung, indem sie sich Waffen zulegen. Das ist relativ einfach.

In unserem Haus in Port Shepstone haben wir – abgesehen von einem unbedeutenden Vorfall – bisher Ruhe vor Einbrechern. Wahrscheinlich haben wir das vor allem meinem bulligen Hund Zorro zu verdanken.

Unser Geländewagen dürfte sich inzwischen in Zimbabwe oder Mozambique befinden. Organisierte Banden arbeiten in Südafrika regelrecht Bestelllisten ab. In den Nachbarstaaten fragt niemand nach der Herkunft teurer Autos.

Die südafrikanische Polizei ist angesichts des Ausmaßes der Kriminalität überfordert. Vielen Gewalttätern bedeutet ein Menschenleben gar nichts. Im Durchschnitt stirbt in Südafrika jeden Tag ein Polizist im Dienst. Leider gibt es auch korrupte Sicherheitskräfte, die mit Kriminellen erfolgreich zusammenarbeiten.

Ich kann Touristen, die nach Südafrika kommen, nur den dringenden Rat geben, jede gefährliche Situation zu vermeiden. Man sollte unbedingt auf die Empfehlungen des Hotelpersonals hören. Einheimische wissen in der Regel, wann man sich wo gefahrlos aufhalten kann. Auf keinen Fall sollte man per Anhalter fahren oder in der Nacht das Auto benutzen.

Wie sehr sich mein Sicherheitsdenken während der Jahre in Südafrika geschärft hat, veranschaulicht ein Beispiel aus

Regensburg. Während eines Besuches stehe ich mit meinem Leihwagen an einer Ampel in der Altstadt. Plötzlich kommen drei ausgelassen herumalbernde Jugendliche auf mein Auto zu. Für einen Moment steigt Panik in mir hoch. Ich will trotz der roten Ampel Vollgas geben. In letzter Sekunde beruhige ich mich: »Du bist in Regensburg – und nicht in Durban!«

Ein komplexes Land

Wird Südafrika durchstarten oder wird es wie der Rest des Kontinents von der Globalisierung abgehängt? Ich wage keine Prognose. Denn in Südafrika ist immer auch das Gegenteil dessen wahr, was man gerade meint.

Einerseits entsteht langsam ein schwarzer Mittelstand. Es gibt immer mehr schwarze Millionäre – und weiße Arme. Die Regierung hat in den Townships Millionen kleiner Häuser gebaut, um den Ärmsten ein Dach über dem Kopf zu geben.

Andererseits strömen unzählige Armutsflüchtlinge aus den Nachbarländern nach Südafrika. Vor allem aus Zimbabwe, wo ein politisches Chaos eine Hungersnot verursacht hat, kommen viele verzweifelte Menschen über die Grenze.

Auch wenn die Arbeitslosigkeit immer noch extrem hoch ist, sind mittlerweile viele Schwarze in gut dotierte Jobs aufgerückt. Im Gegenzug haben in den vergangenen zehn Jahren etwa 800.000 hervorragend ausgebildete junge Weiße, darunter zahlreiche Ärzte, dem Land den Rücken gekehrt. Sie gehen nach Australien, Großbritannien, Kanada, Neuseeland und sogar nach Dubai.

Weiße haben geringere Chancen, eingestellt oder befördert zu werden. Dies ist die Folge einer Empfehlung der Regierung an die Unternehmen, bei gleicher Qualifikation schwarzen Bewerbern den Vorzug zu geben. Firmen, die sich nicht an diese Vorgabe halten, bekommen keine Aufträge der Regierung.

Mit dem Exodus der Weißen verliert Südafrika dringend benötigte Fachleute. Die Infrastruktur verfällt zusehends.

Südafrika hat zwar seit dem Jahr 1990 als eines der wenigen Länder auf dem afrikanischen Kontinent eine funktionierende parlamentarische Demokratie entwickelt. Aber seit dem Jahr 1994 regiert ausschließlich der ANC. Die unangefochtene Stellung im politischen System macht die Partei anfällig für Korruption und Vetternwirtschaft. Dass sich Ende 2008 mit dem Congress of the People (COPE) eine Gruppe vom ANC abspaltete, die bei der letzten Wahl auf Anhieb 8 Prozent der Stimmen errang, zeigt die fortschreitende Erosion innerhalb des ANC.

Einerseits ist das südafrikanische Parlament etwa zu einem Drittel mit Frauen besetzt, andererseits sind Frauen immer noch hilflos der Diskriminierung und weitgehend wehrlos der Gewalt durch Männer ausgeliefert.

Auf der einen Seite eroberte in der Person von Nelson Mandela im Jahr 1994 eine Persönlichkeit das Präsidentenamt, die weltweit höchstes Ansehen genießt und deren persönliche und politische Integrität niemals in Frage stand. Auf der anderen Seite thront nun in Gestalt von Jacob Zuma ein Mann auf dem Präsidentensessel, der bislang zwanzig Kinder mit verschiedenen Ehefrauen und Freundinnen in die Welt gesetzt hat und unter anderem wegen Vergewaltigung und Korruption vor Gericht stand.

Einerseits hat sich Mandelas Traum, eine südafrikanische Regenbogen-Nation zu bilden, bis jetzt kaum erfüllt. Zwar arbeiten die Südafrikaner in Unternehmen und Verwaltungen zusammen, doch im Privatleben scheinen die ethnischen Trennlinien fast unüberwindbar. Andererseits fiebert im Jahr 2009 das ganze Land gemeinsam der Fußball-Weltmeisterschaft entgegen.

Südafrika ist und bleibt ein äußerst komplexes Land. Hier treffen so viele Bevölkerungsgruppen aus aller Welt aufeinander. Südafrika ist ein Schmelzkessel der verschiedensten Kulturen, Hautfarben, Sprachen, Religionen, Tänze, Lieder und Essgewohnheiten. Die Spannungen, die daraus erwachsen, werden nie völlig verschwinden – genau diese Spannungen sind es aber auch, die die Lebendigkeit und Intensität des Landes ausmachen.

Es grenzt an ein Wunder, dass Südafrika den Übergang vom Apartheid-Regime zur Demokratie ohne Bürgerkrieg vollbracht hat.

Dennoch besitzt der Satz, den John Daries einmal in einem Brief an mich formuliert hat, noch immer Gültigkeit: »Dieses Land hat vier Träger des Friedensnobelpreises hervorgebracht – aber es hat noch immer keinen Frieden.«

Verrückt vor Glück

Auf alle Fälle bleibt Südafrika ein Land für Menschen, die Herausforderungen lieben – also für Menschen wie mich!

Ich liebe dieses Land und ich habe hier auch den Mann meines Lebens gefunden. Am 4. April 2009 heiraten Peter und ich auf unserer Farm in den Drakensbergen. Zu unserer Hochzeit kommen achtzig Gäste von vier Kontinenten.

Es herrscht Kaiserwetter. Die alten Eichen im Farmgarten stehen in voller Blätterpracht. Unser See glitzert im Sonnenlicht. Seine Oberfläche reflektiert das Panorama der nahen Berge. Ich trage ein elfenbeinfarbenes Kleid mit langer Schleppe und einen Schleier, der mit zartlila Stiefmütterchen geschmückt ist.

Das Ja-Wort geben wir uns auf dem mit Rosenblättern bestreuten Bootssteg unseres Sees. Dort treten Peter und ich nicht vor einen Traualtar, sondern unter einen mit Gerbera und Proteen geschmückten Baldachin. Die Zeremonie leitet der Theologie-Professor Gunther Wittenberg aus Pietermaritzburg, mein alter Freund aus Zeiten des Widerstandes gegen die Apartheid.

Als Peter und ich uns das Ja-Wort geben und die Ringe anstecken, rast nur noch ein Gedanke durch meinen Kopf: »Ich werde verrückt vor Glück!« Wir beide strahlen um die Wette.

Nach der Trauung fordert Peter mich auf: »Nenne mir irgendein Traumland deiner Wahl. Dorthin wird unsere Hochzeitsreise führen.«

Natürlich kennt er meine Antwort längst: »Es gibt nur ein Land, das dafür in Frage kommt: Südafrika!«

Danksagung

Meinem Co-Autor Harald Rast, dem es mit viel Geduld, Verständnis und Einfühlungsvermögen gelungen ist, mein Leben wahrheitsgetreu und authentisch niederzuschreiben. Und seiner Frau Gabi, die viel auf ihren Mann verzichten musste und sich immer wieder konstruktiv eingebracht hat.

Den Mitgliedern des Arbeitskreises Südliches Afrika in Regensburg, insbesondere Birgit Beck und Ingrid Maltz, die sich uneigennützig für andere Menschen engagieren und die meine engsten und treuesten Freundinnen sind.

Meinen Eltern und Geschwistern, die immer für mich da waren, und ganz besonders meiner Zwillingsschwester Bettina, ohne die mein Leben einfach nicht mein Leben wäre.

Meinem Mann Peter für seine bedingungslose Liebe während der Zeit meiner Krankheit und für die Unterstützung aller Projekte, die ich nur mit seiner Hilfe verwirklichen kann.

All den mutigen Menschen in Südafrika, denen ich begegnet bin und die mich gelehrt haben, die Hoffnung nie aufzugeben.

Nachwort von Harald Rast

An Allerheiligen 2006 flog ich erstmals nach Südafrika. Diese Reise sollte eine der intensivsten Erfahrungen meines Lebens werden. Als Journalist begleitete ich eine zehnköpfige Gruppe von Mitgliedern und Freunden des Arbeitskreises Südafrika und Aids (SAAIDS).

Diese von der Südafrikanerin Denise Landes gegründete Organisation sammelt in Ostbayern – wo Denise Landes damals mit ihrem deutschen Mann und ihren Kindern lebte – Geld für ein Aids-Waisen- und Schulspeisungsprojekt in den Townships von Kapstadt, der Heimatstadt von Denise Landes. Ich hatte mehrfach über die Arbeit und verschiedene Aktionen von SAAIDS berichtet und wollte mir selbst ein Bild von der Lage in Südafrika verschaffen, mich über das Hilfsprojekt in Kapstadt informieren – und natürlich darüber schreiben.

Die Reise führte die Gruppe unter anderem in das zwei Flugstunden entfernte Durban und dessen Umgebung. Dort standen die Besichtigung eines Sterbehospizes für hoffnungslos an Aids erkrankte Menschen, der Besuch bei deutschen Ordensschwestern in der Zulu-Stadt Nkandla und die Visite in einem Kinderdorf, in dem Aids-Waisen eine neue Heimat und Familie erhielten, auf dem Programm.

Am Flughafen von Durban lernte ich Irina André kennen. Die deutsche Kinderärztin war mit Denise Landes befreundet und die beiden Frauen hatten vereinbart, dass Irina, die in der Nähe von Durban lebte, während des dreitägigen Aufenthaltes die »Reiseführerin« für die Gruppe aus Bayern spielen sollte.

Da die genannten Orte Hunderte von Kilometern auseinander liegen, verbrachten wir viel Zeit in unseren Autos. Damit ich mir möglichst viele Informationen verschaffen konnte, wurde mir das Privileg zuteil, gemeinsam mit Irina zu fahren. Souverän beherrschte die zierliche Frau die Kunst, den schweren schwarzen Geländewagen durch das südafrikanische Verkehrschaos zu steuern – und mich gleichzeitig unaufhörlich mit Informationen über Südafrika und ihr aufregendes Leben zu füttern.

Bald quoll mein College-Block über von Notizen. Ich erinnere mich bis heute an den Moment, als ich stutzte und zu Irina sagte: »Irina, was du mir hier erzählst, das ist kein Zeitungsartikel – das ist ein Buch.« Damals haben wir beide nur schallend über diese spontane Idee gelacht.

Doch nach meiner Rückkehr ließ mich dieser in Südafrika geborene Gedanke nicht mehr los. Als Irina für Juli/August 2007 einen Gegenbesuch in Regensburg ankündigte, beschloss ich, mich mit engen Freunden und erfahrenen Journalisten-Kollegen zu beraten. Der einhellige Tenor lautete: Ihr müsst diese Geschichte erzählen.

Nun galt es, noch die wichtigste Frage zu klären: Würde die Hauptperson überhaupt ihre Zusage geben?

Da Irina gutes Essen liebt und meine Frau Gabi eine brillante Köchin ist, wurde das Subjekt meiner schriftstellerischen Begierde mit einem mehrgängigen Menu und exzellentem Wein in eine wohlwollende Stimmung versetzt.

Danach saßen wir an diesem heißen August-Abend mit gefüllten Rotweingläsern auf der Terrasse meines Hauses und ich stellte Irina die Gretchenfrage. Sie strahlte mich an und sagte ohne eine Sekunde zu zögern zu. Schon im Oktober 2007 landete ich erneut in Durban.

Irina hatte die Recherche-Tour für unser gemeinsames Projekt perfekt geplant. Gemeinsam fuhren wir knapp 1.000 Kilometer nach Kimberley. Dort hatte Irina im Jahr 1998 ihre erste Stelle als Kinderärztin angetreten. Die Rollenverteilung während der Fahrt durch die Wüste war die gleiche wie ein Jahr zuvor: Irina erzählend am Lenkrad, ich schreibend auf dem Beifahrersitz.

In Kimberley quartierten wir uns im Haus zweier früherer Ärzte-Kollegen von Irina ein. Sie empfingen uns wie verloren geglaubte Kinder und überschütteten uns mit ihrer Gastfreundschaft und Zuneigung.

Irina und ich verbrachten einen Tag im Kimberley Hospital. Mit Erlaubnis der Verwaltung zeigte sie mir ihre früheren Wirkungsstätten. Fast in jeder Station, in der wir auftauchten, gab es ein großes Hallo. Schwestern und Ärzte, mit denen sie zusammengearbeitet hatte, fielen Irina begeistert um den Hals. Bei manchen Krankenschwestern flossen Tränen der Wiedersehensfreude. Doch wir hörten von den älteren Schwestern auch traurige Geschichten über ihre gestorbenen Kinder, die alle der Geißel Aids zum Opfer gefallen waren.

Die deutsche Kinderärztin hatte in Kimberley offenbar einen bleibenden Eindruck hinterlassen. Doktor André war auch nach acht Jahren unvergessen. Unzählige Male wurde ihr die gleiche Frage gestellt: Wann fangen Sie endlich wieder an, in Kimberley zu arbeiten?

Ähnliche Szenen spielten sich wenige Tage später bei unserer Visite im Ngwelezana Hospital in Empangeni ab. Dieses Krankenhaus liegt mitten in einem Township im Zulu-Gebiet. Auch hier hatte uns das Management eine Tour durch das Haus gestattet. Diesem Besuch verdanke ich einen der beklemmendsten Momente meines Lebens. Bei einem Blick in die Sterbestation der HIV-Kranken sah ich Dutzende Männer, die qualvoll ihrem unausweichlichen Ende entgegensiechten. Nie werde ich den warmen und widerwärtigen Geruch des nahenden Todes vergessen, der mir dort in die Nase stieg.

Gemeinsam besichtigten Irina und ich ihren dritten südafrikanischen Arbeitsplatz. Auch hier erinnerten sich viele Schwestern an die dynamische deutsche Kinderärztin. Das Port Shepstone Hospital liegt nur wenige Kilometer von Irinas heutigem Wohnort entfernt.

Ihr Haus besitzt einen direkten Zugang zum Strand des Indischen Ozeans. Dort schrieben wir die erste Hälfte dieses

Buches. Der feucht-heiße, salzige Seewind und das nie endende Rauschen des Meeres förderten dabei die Motivation. Wann immer Irina mich allein ließ, bewachte mich ihr mächtiger Hund, der treue Zorro, wie seinen Lieblingsknochen. Nachts schlich sich ihr zweiter Hund, die knuddelige Spoekey, heimlich durch die geöffnete Terrassentür und legte sich neben mein Bett.

Die andere Hälfte von »Kap meiner Hoffnung« verfassten wir auf der Farm von Peter und Irina in den Drakensbergen. Sie liegt in einer Landschaft, die Gott in einer glücklichen Stunde geschaffen haben muss. Wenn ich vom Bildschirm meines Laptops aufsah, fiel mein Blick in den azurblauen See neben dem Farmhaus oder er streifte in die majestätischen Drakensberge, die wenige Kilometer entfernt in den südafrikanischen Himmel ragen.

Insgesamt verbrachte ich mehrere Monate bei Irina in Südafrika. Bei intensiven, ja manchmal aufwühlenden Gesprächen ließen wir Südafrikas Geschichte und Irinas Leben Revue passieren. Als sie mir mit Tränen in den Augen vom furchtbaren Sterben ihres ersten Mannes Wilhelm erzählte, wütete draußen ein Gewitter, wie man es nur im Gebirge erlebt. Genau in dem Moment, als Irina in ihrem Bericht bei Wilhelms Tod angelangt war, schlug ein Blitz ein. Es gab einen gewaltigen Knall, der Strom war ausgefallen. Obwohl ich esoterischer Anwandlungen absolut unverdächtig bin, kann ich diesen Zufall nicht vergessen.

Ich möchte Irina und ihrem Mann Peter für ihre Gastfreundschaft und das in mich gesetzte Vertrauen danken. Mein Respekt gilt Irina für ihr geradezu waffenscheinpflichtiges Gedächtnis, dank dessen sie sich selbst nach Jahrzehnten an unzählige Einzelheiten erinnert hat. Besonders beeindruckt hat mich dabei, dass sie äußerst lebendig und spannend erzählen kann und sich dabei großteils fast schriftreif auszudrücken vermag.

Ich bewundere Irina für ihren Mut und ihre Bereitschaft, sich zu öffnen und ihr Leben preiszugeben – und damit manche längst vergrabenen Schmerzen aufs Neue zu durchleiden.

Danken möchte ich auch meiner Frau Gabi, die mich häufig entbehren musste. Ohne ihren ständigen Zuspruch und ohne ihre Mitarbeit würde es dieses Buch wohl nicht geben. Bedanken möchte ich mich nicht zuletzt bei meiner Tochter Sandra, die ihren Papa oft vermisst hat. Zwei Südafrika-Safaris voll hinreißender Begegnungen mit Tieren waren zumindest der Versuch einer Entschädigung.

Ich habe Südafrika beim Schreiben von »Kap meiner Hoffnung« geatmet, gefühlt, gelebt und vor allem lieben gelernt.

Adlersberg im November 2009

Spendenmöglichkeiten

Falls Leserinnen und Leser für von HIV/Aids betroffene Kinder und ihre Familien spenden möchten, kann ich folgende Spendenorganisation und Projekte empfehlen:

Die Waisenkinder der Pitseng High School in Lesotho

Meine Zwillingsschwester Bettina und ich möchten einen Schlafsaal für die Waisenkinder, die in der Pitseng High School aufgenommen wurden, bauen. Er soll saubere Duschen und Toiletten bekommen. Wenn möglich, wollen wir darüber hinaus Verbesserungen an der gesamten Infrastruktur der High School unterstützen.

Spendenkonto: Irina André
Konto 100 646 997, BLZ 750 900 00
Volksbank Regensburg eG, Stichwort: Pitseng

Für Spenden aus der Schweiz, Österreich oder sonstigem
Ausland: IBAN: DE 75 7509 0000 0100 6469 97
BIC: GENODEF1R01

Da wir noch dabei sind, einen eigenen gemeinnützigen Verein zu gründen, können wir leider noch keine Spendenbescheinigungen ausstellen.

Eine steuerlich absetzbare Alternative wäre daher die finanzielle Unterstützung des folgenden Projektes:

Elonwabeni

Der von Denise Landes und ihrem Mann gegründete Arbeitskreis Südafrika und Aids (SAAIDS) engagiert sich seit Jahren für von Aids betroffene Menschen in Südafrika.

Elonwabeni (»Ort des Glücklichseins«) heißt das Kinderzentrum, das der Arbeitskreis im November 2006 in Kapstadt eröffnet hat. Kinder aus von Aids betroffenen Familien finden hier Zuflucht und auch vorübergehend ein Zuhause.

Jeweils sechs Kinder leben mit einer Hausmutter zusammen. In Notfällen können bis zu sieben Kinder pro Haus aufgenommen werden. In der familiären Atmosphäre kann gezielt auf jedes Kind eingegangen werden.

Elonwabeni betreut und fördert nicht nur die Kinder, sondern – das ist der Grundsatz – auch deren Familienangehörige beziehungsweise mögliche Pflegefamilien in einem »family support programme«, damit die Kinder in vorhandene Familien zurückkehren können.

Spendenkonto: SAAIDS
Konto 36 039 832, BLZ 750 500 00
Sparkasse Regensburg

Für Spenden aus der Schweiz, Österreich oder sonstigem
Ausland: IBAN: DE 45 7505 0000 0036 0398 32
BIC: BYLADEM1RBG

Wenn Sie eine Spendenquittung wünschen, vergessen Sie bitte nicht, Ihren Namen und Ihre vollständige Adresse anzugeben.

Kontaktadressen:

www.saaids.de
www.e-cfc.org

Die Spendengelder fließen in beiden Fällen direkt und zu 100 Prozent in die Projekte in Lesotho bzw. Südafrika.

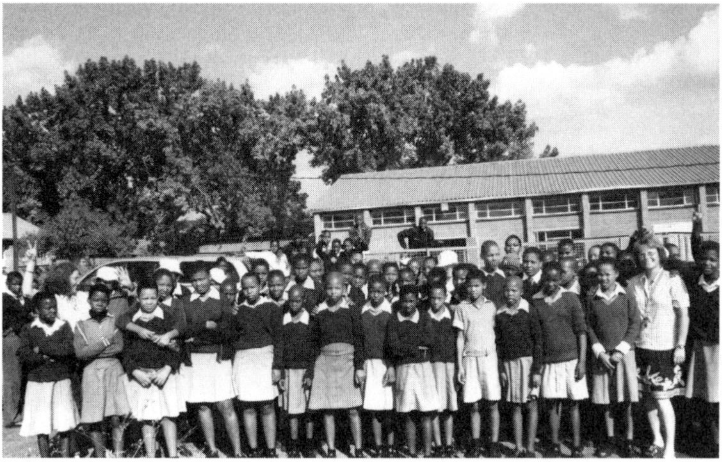

Den Großteil meiner Erlöse aus dem Verkauf dieses Buches werde ich für Entwicklungsprojekte in Lesotho und Südafrika zur Verfügung stellen.

3. Auflage 2010

www.a1-verlag.de

Aus persönlichkeitsrechtlichen Gründen wurden in diesem Buch teilweise Namen geändert und einige wenige Orte verfremdet.

Satz: Fotosatz Kretschmann GmbH, Bad Aibling

Litho: Kochan & Partner GmbH, München

Typographie, Umschlagentwurf und Gestaltung: Konturwerk, Herbert Woyke

Titel: Das Portrait von Irina André-Lang fotografierte Johannes Hauser, das Landschaftsmotiv im Hintergrund stammt von Gerald Hinde/getty images.

Druck und buchbinderische Verarbeitung: Friedrich Pustet KG, Regensburg

Papier Innenteil: 90 g/m² Werkdruck holzfrei bläulich weiß von Schleipen

Papier Schutzumschlag: 135 g/m² BVS Bilderdruck vollgestrichen glänzend

Papier Überzug: 115 g/m² Surbalin Seda terrakotta von Peyer

Papier Vor- und Nachsatz: 135 g/m² Surbalin linea kirschrot von Peyer

Gesetzt aus der 11,25/13,5 Punkt Adobe Garamond regular

Printed in Germany

ISBN 978-3-940666-13-0

Bildnachweis: Alle Fotos privat
außer: »Hochzeit in den Drakensbergen« (Malcolm Venter)